国家出版基金项目
NATIONAL PUBLICATION FOUNDATION

中西医结合临床研究新进展大系

总主审　陈可冀　吕玉波

总主编　吴伟康　陈达灿

中西医结合亚健康研究新进展

主编　罗仁

人民卫生出版社

图书在版编目（CIP）数据

中西医结合亚健康研究新进展 / 罗仁主编. —北京：人民卫生出版社，2017

（中西医结合临床研究新进展大系）

ISBN 978-7-117-24634-7

Ⅰ．①中…　Ⅱ．①罗…　Ⅲ．①亚健康－中西医结合疗法　Ⅳ．①R441

中国版本图书馆 CIP 数据核字（2017）第 126366 号

人卫智网　www.ipmph.com	医学教育、学术、考试、健康，购书智慧智能综合服务平台
人卫官网　www.pmph.com	人卫官方资讯发布平台

中西医结合亚健康研究新进展

主　　编：罗　仁

出版发行：人民卫生出版社（中继线 010-59780011）

地　　址：北京市朝阳区潘家园南里 19 号

邮　　编：100021

E - mail：pmph @ pmph.com

购书热线：010-59787592　010-59787584　010-65264830

印　　刷：中国农业出版社印刷厂

经　　销：新华书店

开　　本：787 × 1092　1/16　印张：11

字　　数：268 千字

版　　次：2017 年 4 月第 1 版　2017 年 4 月第 1 版第 1 次印刷

标准书号：ISBN 978-7-117-24634-7/R · 24635

定　　价：42.00 元

打击盗版举报电话：**010-59787491**　**E-mail：WQ @ pmph.com**

（凡属印装质量问题请与本社市场营销中心联系退换）

中西医结合亚健康研究新进展

主　编　罗　仁

副主编　赵晓山　曹明满

编　委（按姓氏笔画为序）

王　天　邝柳燕　毕建璐　刘炳然　刘艳艳

孙晓敏　李　斐　杨乐斌　肖　雅　吴升伟

吴六国　吴秀琼　陈洁瑜　经　嫒　项　磊

聂晓莉　姬彦兆　黄　沁　谌祖江　蒋平平

韩双双

中西医结合临床研究新进展大系

编委会

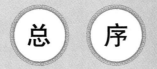

总　序

　　我国现实存在着有辉煌灿烂文明史和历久弥新医疗经验的中医药学，也存在着当代日新月异发展的现代医药学。新中国成立以来，我国政府积极推进中西医药学优势互补、共同进步，成效显著、成果迭出。1978年，我国恢复招收研究生制度，国务院学位委员会确定中西医结合医学为一级学科，先后在全国范围内招收此专业的硕士及博士研究生。随后，不少中医药大学先后增设招收中西医结合的点或系，分别有五年制及七年制等专业设置，取得了很好的学科建设以及中医药与中西医结合后继人才培养的经验。2003年4月，我国政府进一步颁布了《中华人民共和国中医药条例》，其中第三条规定："国家保护、扶持、发展中医药事业，实行中西医并重的方针，鼓励中西医互相学习，互相补充，共同提高，推动中医、西医两种医学的有机结合，全面发展我国中医药事业"。此举实与当年由哈佛归来被誉为"哈佛三杰"的中国国学大师陈寅恪、吴宓、汤用彤先生倡导之"昌明国粹、融汇新知"相契合。大家都以包容和理解的姿态对待这一利国利民的举措。

　　我国现正进入建设全民健康、全面小康国家的关键时期，需要培养造就更多更为优秀的服务社会民生、服务于提高人民健康水平的全科医生、中西医结合医生，为提高城乡人民的健康水平作出贡献。广州中医药大学第二附属医院（广东省中医院）不但在全国中医医院建设、中医药专业学术水平和服务水平以及组织传承名老中医学术经验方面均名列全国榜首，而且在中西医并重与结合方面，成效与业绩也十分突出，有所谓"中医在前头，西医要跟上"一贯办院的学术与临床进步的方向性思考。

　　为适应高素质中医药学、中西医结合医学专业医师及学生专业水平的培养要求，广东省中西医结合学会和广东省中医院共同筹划，组织了一大批学术造诣深厚、临床经验丰富的专家，编写出该套《中西医结合临床研究新进展大系》，《大系》由广东省中西医结合学会会长吴伟康教授和广东省中医院院长陈达灿教授任总主编，涵盖皮肤性病学、妇科学、高脂血症、高血压、肾脏病学、糖尿病学、睡眠医学、肿瘤学、影像学、神经系统疾病、亚健康等学科和相关疾病，理论联系实际，至为实用。谨以此序祝贺该《大系》的问世。

中国科学院院士、国医大师　陈可冀

2016年8月于北京

前　言

　　20世纪80年代，就有学者提出"亚健康"这个词，似乎并没有引起学术界的注意，而让我关注"亚健康"缘于一个故事。2002年，我出差从珠海回广州，坐在大客车上，前面一对恋人，小伙子坐着不说话，闭目养神，小姑娘站在旁边唠唠叨叨，确也是使人心烦，男的不理女的，女孩有意见，问男的为什么不说话，男的说"我很困"，女孩又说"你有病吗?"，男的回答说"我没有病，我是亚健康!"。此言一出，女孩再也不说话了，安静地坐车回到广州。我当时想，这男孩真聪明，用"亚健康"三个字保护了自己，保护了爱情! 但我又一想，作为教授的我并不清楚什么是亚健康! 真是"三人行，必有我师焉"。回到广州后，我给学生开了个会，布置他们找文献、查进展，了解到只有科普性的几篇文章及2册书，更没有科研立项和成果! 因此，我们提出修正一下我的研究方向——研究亚健康!

　　2004年，我们在国家中医药管理局的领导下，发起成立了中华中医药学会亚健康专业委员会，并发布了《亚健康临床指南》。2005年，我和广东省中医药局的邝日建副局长一起组织成立了广东省中医药学会亚健康专业委员会，我们研究制定《亚健康判定标准》。有了国家和省级的学术组织及《指南》《标准》，奠定了亚健康的可持续性发展的基础。

　　自此以后，我和我的团队集中精力在亚健康的科研和临床工作，一是研究亚健康调查量表，开展大样本的流调，明确了亚健康的发生率；二是探讨亚健康的动物模型，研究亚健康的发生机制；三是研究干预亚健康的临床方案及有效中成药；四是撰写相关的科普专著与文章，开展科普讲座；五是培养亚健康的人才队伍。通过一系列工作和多年努力，得到了社会和行业组织的认可，产生了较大的社会效应和学术影响。2014年，根据陈可冀院士的提议，时任广东省中西医结合学会会长吴伟康教授和广东省中医药学会会长吕玉波教授组织编写《中西医结合临床研究新进展大系》，要求我把亚健康的研究也作为丛书之一总结一下，以期能更好地推广亚健康研究。为此，我和我的团队把我们近十余年的工作进行了较系统的总结，遂成此书。

　　本书是以我们研究亚健康的历程和工作总结，虽然取得一些成就，但也有不少谬误之处，谨望同行专家及广大读者批评指正。

罗　仁

2017年2月

目 录

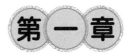

亚健康的概述

第一节 健康的新观点

一、健康的概念

（一）现代医学对健康的认识

何谓健康？英语中的健康（health）一词源于公元 1000 年英国盎格鲁撒克逊族的词汇中，其主要含义为安全的、完美的、结实的。我国翻译常"健康"与"卫生"通用，但从广义来看 health 的含义广于"卫生"。1947 年，世界卫生组织（WHO）给"健康"下了这样的定义："健康不仅仅是没有疾病和衰弱的状态，健康乃是一种在身体上、精神上和社会上的完好状态。"这个定义对人们的健康状态做出了准确的判断，对健康内涵的理解寓义深刻。1968 年，世界卫生组织又明确提出，健康就是"身体精神良好，具有社会幸福感"。自 20 世纪 80 年代以来，随着传统的"生物医学模式"向"生物—心理—社会医学模式"的过渡，新的模式冲击了自 19 世纪以来长期形成的思维定式：以健康为最高目的的医学目标是"针对疾病与伤残问题的，在人的生物性的领域中探索致病的原因及寻求除病祛伤的治疗方法"，而新的医学模式的建立，要求从"生物—心理—社会"综合性全方位对待"健康"问题。

由此可见，健康包含着生理健康、心理健康与社会健康三个方面的内容。生理健康是指人体生理上的健康状态，指循环、呼吸、消化各系统、机体的各个器官、关节活动和肌力都达到最低正常水平，这样就有助于减少退行性疾病发生的危险性。生理健康的定义是："能精力旺盛地、敏捷地、不感觉过分疲劳地从事日常活动，保持乐观、蓬勃向上及具有应激能力"。健康行为要求健康达到一定水平，并与敏捷性、速度、肌肉的耐受性和收缩力有关，能使机体更好地从事职业与娱乐方面的生理活动。心理健康是指一种持续且积极发展的心理状态，在这种状态下，主体能作出良好的适应，并且充分发挥其身心潜能。心理健康的理想状态是保持性格完美、智力正常、认知正确、情感适当、意志合理、态度积极、行为恰当，以及能良好适应的状态。生理健康是心理健康的前提与基础，心理健康是生理健康的必要条件。社会健康，也称社会适应性，指个体与他人及社会环境相互作用并具有良好的人际关系和实现社会角色的能力。良好的社会健康要求个体在交往中有自信感和安全感，与人友好相处，心情舒畅，少生烦恼，知道如何维持良好的人际关系，知道如何帮助他人和向他人求助，能聆听他人意见、表达自己的思想，能以负责任的态度行事并在社会中找到自己合适的位置。只有同时具备生理健康与心理健康的人才有可能具备良好的适应自然环境与社会环境的能力，实现社会健康。此外，健康不仅包括人的生理健康、心理健康与社会健康，同时还涉及社会道德方面的问题，健康新定义将健康定义为身体健康，心理健康，道德健康，社会适应性良好，可见道德健康同样是健康的重要组成部分。

疾病是机体在一定病因的损害性作用下，因自稳调节紊乱而发生的异常生命活动过程。在多数疾病情况下，机体会对病因所引起的损害产生一系列抗损害反应。自稳调节的紊乱、损害和抗损害反应，综合表现为疾病过程中各种复杂的功能、代谢和形态结构的异常变化，这些变化又可使机体各器官系统之间以及机体与外界环境之间的协调关系发生障碍，从而引起各种症状、体征和行为异常，特别是对环境适应能力和劳动能力的减弱甚至丧失。

人类健康的影响因素大致可以分为生理因素、心理因素、行为因素和环境因素四个方面。①生理因素：指影响健康的生理学方面的原因，主要包括生物遗传因素和各生理系统的生长发育状况、功能状态等。②心理因素：指对健康产生不良影响的心理方面的原因，包括认知、动机、情绪、人格等。③行为因素：指对健康产生影响的个体行为方面的原因，包括饮食行为、学习和劳动、体育锻炼和文娱活动，以及吸烟、酗酒、交通事故等各种生活方式因素。④环境因素：指对个体健康产生影响的环境方面的原因，包括季节和气候等自然环境因素以及卫生保健设施等社会环境因素，如微生物和寄生虫等生物因素；气温、湿度、振动、辐射、化学毒素；社会、经济、文化等因素。

健康学是一门既有自然科学属性，又有社会科学属性的交叉学科，它主要的研究对象是人类的生理健康、心理健康与社会健康，是一门研究人类健康本质及其发展规律的科学。健康作为一个统一的客观实体，有它形成和发展的历史，有它自己的特殊矛盾和特殊运动规律。研究内容涉及医学、心理学、社会学、教育学、行为科学、环境科学等多门学科领域，是在多学科高度交叉与高度综合的基础上产生的一门学科。它采取多学科交叉与综合的方法，整合研究影响人类健康的各种因素，以保护和促进每个人的健康水平为最高目标，以有效预防和控制人类疾病的发生和流行为目的，从而促进人类大卫生大健康的发展。因健康科学既具有自然科学的属性，又具有社会科学的属性，与医学、心理学、环境科学等处于同等地位，同属于一级学科。

医学以全人类健康为最高目标，当今的医学肩负着防治疾病与提高人群健康水平，实现"人人健康"的双重任务。同时更应把重心由防治疾病工作向促进和保护全社会健康转化，成为实现"人人健康"的主要力量，这是大卫生新时代对医学提出来的迫切要求。

（二）中医学对健康的认识

汉字中"健康"的意义："健"即肌体健壮有力（《晋书·郭璞传》）；"康"平安、安乐（《尚书·洪范》），包括了体健、心安、适应社会三个方面的内容。由此不难看出，我国古代思想家对健康的认识已较为全面朴实。中医学认为人体的阴阳平衡是健康的标志，认为健康是人与自然环境及社会环境之间处于一种动态平衡，即所谓"阴平阳秘，精神乃治"（《黄帝内经素问·生气通天论》）；中医学中没有亚健康状态这一概念，从健康到亚健康再到疾病直至死亡是个连续的渐进的过程，是人体从阴平阳秘，到阴阳失衡再到阴阳离绝的动态变化过程。

在我国，古代思想家和医学家在公元前400多年就已开始向人们传授治病、防病、养生、长寿的技巧与方法，并且重视组织"消患济世"的工作，推行"养心调神"之道。而中医学对健康的态度是，一个人能够经常地在生活中或生命里意识到健康的存在，并能够自觉地指导自己的生活方式和行为习惯。中医学的健康观是一种以人为本，强调人自身，人与人，人与自然、社会和谐统一的理念。它把个人的生命活动看成一个多层次的等级系统，要求个体生命活动系统及其各个子系统以及个体与其环境都处于良好的功能状态，即所谓"各正性命，保合太和"（《周易·乾卦·象传》）。

二、健康概念的形成与发展

希腊著名学者、欧洲医学之父希波克拉底（Hippocrates）早在公元前 400 年就明确指出："我必尽我的能力和智慧，指导病人的生活，使他们及早恢复健康"。他强调医生有两件宝：一是治病，一是语言，应当关心健康人，使他们不生病。过去，按照传统的理解，健康就是没有疾病或残伤、躯体无不适的状态。这种建立在魏尔肖的细胞病理学基础上的健康观，长期以来用生物学观点看待疾病与健康问题，而忽略了人的心理和社会因素对健康的直接影响。这种传统的健康观已经不能适应现代的社会状况。健康观的发展沿革大致可分为以下几个阶段：

古代，受生产力发展及科技水平的限制，持健康由鬼神主宰的迷信思想，认为健康受损是鬼神作祟。这样的健康观既忽视自然性因素，又看不到社会性因素。

工业革命后进入近代社会，当时在"人是机器"的机械唯物论的影响下，认为保护健康就像保护一部机器一样，这样的观点忽视人体的生物性和社会的复杂性。

19 世纪末进入现代，广泛认为健康就是保持病原、宿主、环境三者之间的生态平衡，这个观点主要是受当时所处的"细菌学时代"的影响，认为人体疾病主要由单一细菌传染导致。20 世纪初发展为社会生态学观点，认为传染病也未必是单因素的，单纯生物不一定引起疾病，宿主因素除遗传等影响外，还有后天获得性的影响，环境也并非全是自然环境。而更重要的是社会环境，病因除了生物因素之外，还有很多社会因素以及个人行为和心理等因素。

进入 20 世纪中期以后，健康观的内涵进一步发展，由过去单一的生理健康（一维）发展到生理、心理健康（二维）又发展到生理、心理、社会良好（三维）。1948 年，世界卫生组织（WHO）提出了著名的健康三维概念，即健康不仅是没有疾病或不虚弱，而是身体的、心理的和社会的完美状态。1974 年，第 27 届世界卫生会议强调指出：医学应采用各种新知识、新技术和新方法促进健康，研究心理社会因素在疾病和保健中的作用。随后于 1978 年在《阿拉木图宣言》中提出：健康是基本人权，达到尽可能的健康水平，是世界范围内一项重要的社会目标。显而易见，这种观点已超越了传统卫生观和其后的"大卫生观"的认识境界。1989 年，世界卫生组织（WHO）进一步定义了"四维"健康新概念，即一个人在身体健康、心理健康、社会适应健康和道德健康四个方面皆健全。四维健康观体现了 WHO 对健康的进一步积极追求，要求生物医学模式必须向"生物—心理—社会"新模式发展。

随着社会的进步和科学技术的发展，关于健康的观念在不断更新之中。总的说来，人们的健康意识逐渐丰富并渐趋完善，人们的健康水平明显提高，在探索健康的道路上正从必然王国迈向自由王国。1978 年，世界卫生组织提出的"2000 年人人健康"的全球战略。近 10 年以来成为包括中国政府在内的世界各国政府在制定健康战略的共同方向。例如，1988 年 8 月，国际健康教育联合会（IUHE）与联合国儿童基金会（UNICEF）联合召开的世界健康教育大会的主题是"人人参与，创造世界"；1991年6月，在芬兰首都赫尔辛基举行的联合国教科文组织、世界卫生组织及国际健康教育联合会召开的第14届世界健康教育大会主题为："健康——需要共同努力"，并强调指出，健康教育及其相关的理论是一种崭新的科学文化，其关键点应是如何促使人们在全球范围内建立和形成有益于健康的行为和生活方式。由此可见，当今的世界，"健康为人人，人人为健康"的时代已经到来。20世纪90年代，世界卫生组织还提出了"健康"应具备的标准：①有足够充沛的精力，能从容不迫地应付日常生活和工作的压力，而不感到过分紧张；②处世乐观，态度积极，乐于承担责任，不挑剔事物的巨细；③善于休息，睡眠良好；④应变力强，能适应环境的变化；⑤能抵抗一般性感冒和传染病；⑥体重得当，身材匀称，站立时，头、肩、臀位置协调；⑦眼睛明亮，反应敏锐，眼睑不发炎；⑧牙齿清洁，无空洞，无痛感，齿龈颜色正常，无出血现象；⑨头发有光泽，无头屑；⑩肌肉、皮肤富有弹性，走路轻松。

　　长期以来，国内外学者积极开展关于健康界定这一热门课题的理论研究，多数人从整体论的健康观出发，对它的定义、分类、指标提出了不少新的见解。例如，M.R. 莱维（1981）对健康的含义提出：①具有增进健康的生活方式；②注意身体健康；③社会健康；④情绪健康；⑤精神与哲理健康。他的专著《生命与健康》在美国颇受青睐。杜伯斯（1988）在《健康的幻想》一书中对健康概念提出三大方面的观点：①健康是人类对生活中产生的生物的、生理的、心理的和社会的刺激因素的系列连续的适应；②健康是以连续统一体多维形式的适应；③健康代表机体适应的总体水平和外在表现。他的论点在国外产生一定影响，被视为健康问题研究中的新进展。WHO关于健康先后提出了两个基本概念。1946年世界卫生大会上提出健康的概念为：不仅仅是没有疾病和身体虚弱，而且是身体、心理和社会适应的完美状态。1986年Ottawa健康促进大会上提出：健康是日常生活的可支撑条件，并非生活之目的；健康是一个积极的概念，注重社会、个人和躯体功能可提供的资源。第一个概念在全世界已得到普遍接受，并促进了医学模式由生物医学模式向生物—心理—社会医学模式转变。

　　我国学者张铁民（1992）提出健康的定义为：健康是人类的基本需要和权利，是躯体的、心理的、环境的和行为的互相适应和协调的良好状态。但是在其中，关于健康的内涵，也就是指身体健康、心理健康与社会健康三大方面的含义强调不足。因为，社会问题既包括了内外环境（自然环境中的原生环境与次生环境，社会环境中的社会政治因素、社会经济因素、社会文化因素和家庭、邻里等社会关系因素，以及个体心理环境等），也包括了在社会适应和生活事件中的各种行为和生活方式。除此之外，我们还认为，健康是充实与丰富人类自身的一种媒介和手段，要从处于适应生活的从属地位，提高到居于主导地位，促使生命处于富有创造力的最佳状态，实现人类生存的价值。这才是最终目标。

　　由此可见，"健康"具有动态特征，它的概念受一定历史阶段的生产力、生产关系、科技水平和哲学思想的影响。随着时代的变更而不断更新，其内涵也日臻完善充实。在很长的历史时期内人们受传统的卫生观的局限，认为躯体无疾病、残伤，身体没有不适症状就称为健康。实际上，这些仅仅是指一个人的躯体健康状态。限于当时的认识水平，人们经常有意无意地损害自身的健康，消极地损耗自己的生命。自有人类以来，人们就有了健康促进的欲望和要求。所谓健康促进，也就是指人类能够控制与增进自身的健康，主宰社会的物质文明和精神文明，并使其日臻完善与提高。可见，维护健康力是人类最基本的追求。

探讨与社会进步、生活美满息息相关的健康课题,不论是在西方还是在我国都具有悠久的历史。

三、健康研究的新进展

(一)现代社会健康观

由《中国医学伦理学》杂志李恩昌主任领衔主编、人民军医出版社出版的《科学健康观与健康型社会》就科学健康观的核心内容和宗旨进行了较为深入的论述。该著作认为科学健康观的内涵是"人民健康由政治、经济、文化、生态、自然环境决定的多元函数;人民健康水平是反映社会政治、文化和自然生态发展优劣的主要综合指标之一,促进人民健康在现有基础上达到最佳水平,是执政党、政府及全社会的主要责任和共同目标。要通过政治、经济、文化协调、全面可持续发展和改革促进人民健康,寓人民健康于政治、经济、文化发展中。"2009 年世界著名医学期刊《柳叶刀》编辑部发起题为"什么是健康?人的适应能力"的讨论,并探讨了健康的概念、维度。随着生物医学科学的发展,尤其是基因研究的深入,完全没有健康风险或者说完全健康的人是不可能存在的。健康的维度不仅包含生物、心理和社会适应三个维度,至少应扩展以下两个维度:第一,人类健康与整个地球生物的健康密切相关。人类与地球上其他生物之间存在密切的联系,不是生存在一个生物真空中。第二,健康应包含非生物领域,生物的健康离不开与非生物领域间和谐、稳定的物质交换和相互作用;人类的健康是建立在整个地球系统"健康"的能量交换的基础上的;生存在一个不健康的社会中的人是不可能健康的。"健商"(health quotient, HQ)是指个人或一个区域的居民具有的健康意识、健康知识和健康能力水平的反映,即人们已具有的健康意识、健康知识、健康能力与应具有的健康意识、健康知识、健康能力之比。按照作者的解释,"健商"由健康意识、健康知识与健康能力者构成,只有具备上述方面的内容,才能认为是"健商"正常。现代健康的基本理念可以表述为:基于健康动态与谱系的现实性,以促进的方式,达成整体生命的健康。现代健康理念的各个方面是辩证统一的,其中整体健康是现代健康理念的核心,是现代健康理念的目标指向;动态健康与谱系健康是现代健康理念两个现实的基本点;而促进健康则是实现现代健康理念的重要策略。

(二)现代社会健康面临的主要问题

现代化的进程改变着现代社会的各个方面:改变着社会状况、生活方式,改变着人们的思维方式、情感方式,人的生理活动与心理活动对人体健康具有同等重要的意义。影响健康的因素主要有几个方面:①工作紧张、压力过大引起心理、精神问题和心身疾病;②环境污染对人居环境的破坏,如气体、水源、电磁辐射等对人体代谢平衡的影响;③药物滥用、各种食品、农药残留物等对身体安全的影响;④过度疲劳、免疫力下降导致的亚健康状态和工作、生活质量下降;⑤不良生活方式,如酗酒、吸烟、缺乏运动等引发的心身疾病;⑥身体素质包括遗传因素导致的遗传性疾病;⑦感染性因素导致的感染性疾病;⑧交通事故、意外伤害等因素导致的损伤。社会是人类相互有机联系、互利合作形成的群体,反过来对个体的生活质量和预期寿命产生重要影响。吸烟、饮酒、久坐等不健康生活方式是现代社会诸多疾病的诱因,而这些诱因归根究底又是社会因素影响的结果。如社会经济资源越匮乏的人,其吸烟越多,饮食越差,身体锻炼越少。因此世界医学协会倡导各国政府、民间组织和医学专家从社会根源入手控制疾病,促进健康,减少健康不均,提高生活质量。

（三）健康状态的评价标准及现状

浙江大学医学院社会医学教研室和卫生统计学教研室研制了适合中国国情的健康状态评估量表 SF-36 量表中文版,采用多阶段混合型等概率抽样法,用 SF-36 健康调查量表中文版对 1000 户家庭的居民进行自评量表式调查;参照国际生命质量评价项目的标准程序,进行正式的心理测验学试验。在收回的 1985 份问卷中,18 岁以上的有效问卷 1972 份,其中应答者 1688 人（85.6%）,1316 人回答了所有条目,372 人有 1 个或 1 个以上的缺失答案,无应答者中文盲、半文盲占 65.5%。此大样本调查为 SF-36 健康调查量表适用于中国提供了证据,已知群效度试验将为量表效度提供更有意义的证据。北京大学医学部公共卫生学院儿童青少年卫生研究所与北京大学医学部公共卫生学院教育部体育卫生与艺术教育司安维维、余小鸣等分析全国高校在校学生健康素养水平现况,于 2010 年采用分阶段目的抽样和方便抽样混合的抽样方法,对全国 7 省市内 28 所不同类型高校非毕业年级学生 5070 人使用自编问卷进行健康素养现况的横断面调查,5070 名调查对象健康素养基本知识和技能得分百分制平均分为（74.139±12.0223）分,38.4% 具有基本健康素养（≥80 分）;在健康素养基本知识与技能的 5 个维度中,慢性病预防维度及格率最低（1.1%）;健康素养基本知识与技能总分及 5 个维度得分的及格率在不同性别、不同地区高校和不同高校类型间的分布差异有统计学意义（$P<0.05$）;高校所处地区、高校类型是影响学生健康素养水平的重要因素（$P<0.05$）。高校在校学生中低健康素养流行率较高,在慢性病预防、基本医疗知识等维度尤为突出;低健康素养在其不同人群中分布存在差异。北京大学中国卫生经济研究中心官海静等通过对 2007—2011 年连续 5 年、覆盖全国 9 个城市的调研数据进行分析,对中国城镇居民的健康水平、公平和健康绩效的现状和趋势进行了详细分析,主要结论有以下四点:第一,人群之间的健康差异是不可避免的,健康不公平仅是健康差异中间不合理的、可避免的部分,差异和不公平这两者不可混淆;第二,中国城镇居民的健康水平从总体上呈现逐年改善的趋势;第三,不管是慢性病、残疾还是自评健康,中国城镇居民的健康状况都存在不同程度的不公平,其中,负向的慢性病和伤残指标主要倾向于穷人,正向的自评健康指标则倾向于富人。第四,促进健康公平,不能以损害健康水平为代价。无论穷人还是富人,健康损害都是不能接受的。健康绩效能同时反映居民的健康水平和公平性,具有较高的政策参考价值。但是,就客观健康指标而言,新医改未能明显改善中国城镇居民的健康公平和健康绩效。该文章也存在一些局限和不足,主要是体现在两个方面:第一,本文使用的数据没有覆盖中国农村地区的居民,因此,未能对城乡居民的健康不公平进行分析;第二,如果将健康公平放在时间轴上分析,就是健康可持续的问题。要探究健康可持续问题,需要 10 年及以上的长期数据,这将是未来研究的方向。2002 年 8—12 月,在原卫生部、科技部和国家统计局的共同领导下,由原卫生部具体组织各省、自治区、直辖市相关部门在全国范围内开展了"中国居民营养与健康状况调查",调查结果发现膳食高能量、高脂肪和少体力活动与超重、肥胖、糖尿病和血脂异常的发生密切相关;高盐饮食与高血压的患病风险密切相关;饮酒与高血压和血脂异常的患病危险密切相关。特别应该指出的是脂肪摄入最多、体力活动最少的人,患上述各种慢性病的机会最多。

第二节 亚健康的提出

一、亚健康的概念

（一）现代医学对亚健康的认识

亚健康是机体没有器质性病变指标，但却呈现出免疫力下降、生理功能低下、活力降低、适应能力不同程度减退的一种生理、心理状态。亚健康是介于健康与疾病之间的一种生理功能低下健康低质量状态，世界卫生组织的一项调查表明，人群中真正健康者占 5%，而处于亚健康状态者占 75%，其余为疾病状态。国内专家学者对亚健康进行了分型，中国中医科学院谢雁鸣教授课题组根据其流行病学研究及临床观察，将亚健康分为心理性亚健康、疲劳性亚健康、睡眠性亚健康、胃肠性亚健康、体质性亚健康、疼痛性亚健康、其他性亚健康这七个亚型。于春泉教授课题组将亚健康分为躯体性亚健康状态、心理性亚健康状态及社会适应性亚健康状态。本课题组在大样本流行病学调查的基础上将亚健康分为疲劳型亚健康、眼涩眼干型亚健康、二便异常型亚健康、月经不调型亚健康、心理型亚健康、社会型亚健康及体质型亚健康七类临床亚型。其中疲劳是亚健康的主要表现形式。目前对疲劳的统一定义为机体生理过程不能在特定水平上和器官功能上持续其功能，或不能维持预定的运动强度。总体表现为运动能力的快速降低，包括力量和做功无法达到目的水平。中华中医药学会亚健康专业委员会制定了《亚健康的中医临床研究指导原则（试行）》，亚健康的判断标准为：①持续 3 个月以上反复出现的以疲劳为主要表现的不适状态或适应能力显著减退，但能维持正常工作；②无重大器官器质性疾病及精神心理疾病；③尽管具有明确的非重大器官器质性疾病或精神心理疾病诊断，但无需用药维持，且与目前不适状态或适应能力的减退无因果联系。《亚健康临床指南》中制定的亚健康诊断标准为：①以疲劳，或睡眠紊乱，或疼痛等躯体症状表现为主（躯体性亚健康）；②以抑郁寡欢，或焦躁不安、急躁易怒，或恐惧胆怯，或短期记忆力下降、注意力不能集中等精神心理症状表现为主（心理性亚健康）；③以人际交往频率降低，或人际关系紧张等社会适应能力下降表现为主（社会交往亚健康状态）。上述 3 条中的任何一条持续发作 3 个月以上，并且经系统检查排除可能导致上述表现的疾病者，目前可以分别被判断为处于躯体亚健康、心理亚健康、社会亚健康。临床上，上述三种亚健康表现常常相兼出现。广东省中医药学会亚健康专业委员会的亚健康诊断参考标准为：①已经出现各种不适症状，持续或反复出现 3 个月以上，但诊断疾病无依据；②无重要的躯体及精神心理疾病，或原有疾病相关检查指标的改变与现有的临床表现无明显内在联系；③尽管患有明确的非重大躯体或精神心理疾病，但无需用药维持；④具有以疲劳为主的各种躯体不适症状；⑤具有急躁、焦虑、抑郁、恐惧等心理不适症状；⑥具有人际交往频率下降、人际关系紧张等社会适应能力下降症状。诊断时，具备前三项可诊断为亚健康状态，加上后三项的任一项即可判断亚健康状态的类型。

（二）中医学对亚健康的认识

中医认为亚健康属于"未病"范畴，是疾病发生的前驱阶段。其病因为七情内伤、气机紊乱、脏腑阴阳气血失调，其次为饮食不节、劳逸损伤，涉及心、肝、脾（胃）、肾等脏器。其中以心神不宁、脾胃虚弱、肾气亏耗为著，故表现为失眠、心悸、腰酸、健忘、纳减、乏力、少气；气血不足表现为眩晕、心悸、疲乏；其次为肝郁气滞，表现为眩晕、胸闷、胁胀易怒；阴虚火旺表现为口干欲饮、烦躁不安。俞洁从阴阳的角度来认识亚健康，人体的正常生命活动，是阴阳两个方面保持着消长平衡的协调关系的结果。一旦阴阳之间出现异常，人体就会产生病理征象，甚至导致整个机体失衡。当七情内伤，或劳倦，或饮食、生活不节等外在因素影响，人体的阴阳平衡被打破，又不能自行调节恢复，人体就会产生相应的外在表现：阳虚无以固外则体虚困乏，抵抗力差，易疲劳；阴虚阳盛，阴阳不交，则易出现失眠，注意力不易集中，甚至不能正常生活和工作；阴阳失和导致气机不畅，则可见情绪不稳定，或急躁易怒，或忧郁不舒。以上种种表现即为亚健康状态。吴丽丽等认为：亚健康状态虽为无病，但其体内的病机已启动，机体已经出现了阴阳偏盛偏衰，或气血亏损，或气血瘀滞，或有某些病理性产物的积聚等病机变化。杨世忠认为亚健康与肝有关。肝具有主疏泄、调情志、贯阴阳的功能。肝疏泄正常则心情舒畅，气机平和。肝主疏泄是维持机体健康状态极为重要的一环。肝失疏泄，轻则引起一系列的情志脏腑功能活动的病理改变，出现相应的躯体和心理症状，进而影响其社会各方面适应能力，形成亚健康状态，甚则进一步发展形成疾病状态。陈旭认为亚健康的病因病机为七情内伤及饮食劳倦等内因和不内外因。中医认为主要有"饮食不节、起居不遂、劳逸无度"等几大病因。作为内伤杂病中之证候，亚健康的主要病机特点是脏腑气血阴阳失调，或内生五邪或耗伤正气，从而致病。郭振球认为亚健康状态实际上就是整体健康状态——五脏气血逐渐降低的过程。其发展与演变有着肝、心、脾、肺、肾的次序递进关系。

二、亚健康的形成与发展

世界卫生组织在《宪章》中对于健康的定义为：健康不仅是指一个人在身体上没有疾病和不虚弱，而且还是指一个人在身体上、心理上和社会适应能力上的完美状态。前苏联学者 N- 布赫曼提出：人体存在一种非健康非疾病的中间状态，即"第三状态"。他在严密的科研设计方案指导下，经过严格的数理统计后发现，在健康（第一状态）和疾病（第二状态）之间，存在一种非健康非疾病的状态，这一类"次等健康"状态即"第三状态"，又称"次健康"、"中间状态"、"游离（移）状态"或"灰色状态"等，这一状态实际上也是心身疾病的潜临床或病前状态。健康与疾病是一个连续、动态统一体的两端，即一端是健康，另一端是因疾病恶化而导致的死亡。

"亚健康"则是国内医学专家提出的概念。我国学者王育学首先使用了"亚健康"这一概念，将其界定为介于健康和不健康的中间状态，即经系统检查后未发现有疾病，而"病人"自己确实感觉到了躯体和心理上种种不适的状态，这种状态就称其为"亚健康"。简而言之，亚健康状态就是"我没有病，但我不健康"。一直以来，有不少学者把与亚健康表现相似的"慢性疲劳综合征"作为亚健康的内容之一。目前，医学界已明确指出"慢性疲劳综合征"属于疾病范畴，并不属于亚健康的范畴。1997 年 5 月 2 日中国首次召开了关于亚健康状态的研讨会，同时，中国药学会成立了研究亚健康状态的专门机构，全国首家亚健康康复中心于2000 年 12 月在天津第一中心医院东院成立。近年来，全国各地医院先后成立"亚健康"门诊，可见"亚健康"已逐渐得到国家及社会的重视。

三、亚健康的内涵与外延

（一）亚健康状态的内涵

追根溯源，医学家们发现，处于亚健康状态的某些人，实际上是介于健康与疾病中间的过渡阶段，他（她）们在身体上虽然没有疾病，但主观上都有种种不适症状，而在医院的理化检查却没有发现器质性病变。20 世纪中叶以来，随着高新技术的发展、商品经济和市场观念的冲击，人类的价值观念、价值导向、价值取向以及生产方式、生活方式、行为方式都发生了巨大变化，加之社会竞争激烈，人际关系复杂，使得心身应激增加，文明病、心脑血管疾病和肿瘤疾病的发病率日益增加，人类的疾病谱和死亡顺位也发生急剧变化。一部分人群虽无明确的疾病诊断，但却早早地出现"一增三减"（即疲劳增加，活力、适应性和反应能力减退）现象，并有向六高一低（即心理和体力高负荷、高血压、高血脂、高黏滞血、高血糖、高体重和免疫能力下降）发展的趋势。这种生理功能低下的状态，是人们表现在心身情感方面的、处于健康与疾病中间的健康低质量状态及体验。因其主诉的"症状"不仅多种多样、而且还不固定，所以"第三状态"又称"不定陈述综合征"。实际上人体从健康发展到疾病（特别是慢性病）是一个由量变到质变的动态渐变过程。亚健康状态是这一过程中的一个特殊阶段。亚健康状态极不稳定，易于变化。它既可因为处理得当而恢复到健康状态，又可因为处理不当而发展为各种疾病。在国外，没有"亚健康"这一称谓，在《国际疾病分类标准》中单独列出"和健康有关的相关问题"一章，列举了人体无明确疾病症状但却有种种不适感的现象，这与我们国家提出的"亚健康"状态概念基本相符。

（二）亚健康状态的外延——与其他病理状态的关系

亚健康状态与睡眠障碍、疲劳、消化不良、心理疾病等病理状态关系密切。本课题组邱玉明等分析公务员的睡眠状况，探讨睡眠质量与亚健康之间的相关性，为亚健康的防治提供依据，采用自制《公务员亚健康调查表》、《匹兹堡睡眠质量指数》（PSQI）对参加体检的广东省某机关 336 名公务员进行亚健康现况调查，发现该机关公务员亚健康发生率为 82.4%，睡眠异常在亚健康人群中的发生率为 20.9%，睡眠正常者健康状况评分明显好于睡眠异常者，认为睡眠异常是亚健康的重要表现症状之一，且对亚健康的发生发展具有重要的促进作用，应对公务员的睡眠状况进行及早干预。本课题组黄平等探讨临床护士睡眠质量与亚健康发生之间的关系，采用整群抽样的方法，使用匹兹堡睡眠质量指数量表（PSQI）及自制的亚健康调查量表，对某三甲医院所有临床护士进行睡眠质量及亚健康状况的调查，并进行统计学分析，发现影响睡眠的主要因子有睡眠质量、入睡时间、睡眠时间、睡眠障碍等。临床护士存在的严重睡眠问题是亚健康发生的重要因素之一，临床护士应当积极改善睡眠，预防亚健康状态发生。

罗仁、赵晓山、聂晓莉等分析疲劳与亚健康的相关性，为亚健康的防治提供依据，采用自制《公务员亚健康调查表》对参加体检的广东省某市税务部门 676 名公务员进行亚健康现况调查，统计结果发现该市税务公务员亚健康总现患率为 88.15%，疲劳在亚健康人群中的发生率为 78.49%，亚健康人群的疲劳得分显著高于健康人群，疲劳对亚健康的发生和严重程度具有显著相关性，疲劳是亚健康的重要表现症状之一，且对亚健康的发生发展具有重要的促进作用，应对公务员的疲劳症状进行及早干预。

高年级医学本科生处于学习的特殊时期，面临课堂学习到临床实习这一转变过程，同时还面临着许多人生的抉择，承受着较大的心理压力，本课题组陈晶等为了解高年级医学本科生的心理亚健康现状，探讨导致大学生心理亚健康的相关因素，对广州市某所医学高校的四、五年级本科生的心理亚健康进行了现况研究，于 2006 年 12 月采用自制亚健康调查表对广东某所医科大学 700 名四、五年级本科生进行心理亚健康调查，心理亚健康诊断参照《亚健康中医临床指南》心理亚健康部分的内容，对数据进行统计分析，发现四、五年级医学本科生心理亚健康总现患率为 32.5%，四年级高于五年级，女生高于男生，心理亚健康表现主要以很着急把事情干完、烦恼、做事情必须反复检查、情绪易怒、紧张感、觉得自己变迟钝、消极的情绪、不能悠闲地坐着、注意力不集中、对自己不满意等 10 项；主要相关因素为不良人际关系、不良在校表现、过分关注自己体重变化、学习压力、缺乏家庭幸福感、对学校学习环境不满意、钱不够用程度等 7 项，认为高年级医学本科生心理亚健康的现患率比较高，相关因素十分复杂，需要从多方面对大学生进行心理健康教育，采取有效的干预防治措施。

罗仁、赵晓山、王学良、李俊、陈淑娟、刘艳艳等分析工人亚健康状态的常见临床表现及临床亚型，运用流行病学横断面调查的方法，对东莞市某外资企业的 2580 名工人进行整群抽样，采用自行设计的亚健康中医证候调查表，以文献回顾、专家讨论的方法确立亚健康的诊断标准，对调查结果进行频数分析及因子分析，发现亚健康状态现患率为 72.7%，其临床表现涉及躯体、心理及社会等多种症状，其中疲倦乏力、头痛、头晕、容易感冒、怕热、情绪低落、时常叹气、腰背酸痛、失眠多梦等为亚健康状态的常见临床表现，根据亚健康的临床表现应用因子分析，可将亚健康分为疲劳型亚健康、失眠型亚健康、疼痛型亚健康、二便异常型亚健康、眼涩咽干型亚健康、妇女经带不调型亚健康、性亚健康、体质偏颇型亚健康、社会型亚健康、心理型亚健康等 10 个亚型，可见，亚健康状态的临床表现非常复杂，存在多种临床亚型。

本课题组聂晓莉等为了解公务员亚健康现状及影响因素，采用自制《公务员亚健康调查表》对广东省某市 1150 名税务公务员进行亚健康现场调查，进行描述性分析，采用 Logistic 回归分析影响因素，发现该市税务公务员亚健康总现患率为 83.88%，眼睛疲劳、记忆力差、精力下降、感到要赶快把事情做完、视力减退、颈肩部疼痛、做事必须反复检查、容易烦恼和激动、工作或学习效率减低、感到休息后很难缓解的疲劳是亚健康出现频率最高的临床症状，每周锻炼次数少、生活事件烦恼、喝茶、饮食偏嗜、工作压力大等 5 个因素对亚健康的发生差异有统计学意义，因此，税务部门公务员亚健康现患率较高，临床表现及影响因素复杂。

本课题组陈洁瑜等为了解中学教师亚健康状态与健康促进生活方式的关系，采用自制的一般情况问卷、《亚健康评定量表（SHMS V1.0）》及《健康促进生活方式量表（HPLP-Ⅱ）》对广州市三个区的 8111 名中学教师进行问卷调查，并对其健康促进生活方式进行总分及各维度分数进行评分。结果发现，在 8111 名被调查的中学教师中，健康者 1098 人（占 13.5%），亚健康者 2398 人（占 29.6%），疾病患者 4615 人（占 56.9%）。对本课题调查的中学教师全体健康促进生活方式评分结果显示，健康组的得分明显高于亚健康组及疾病组，而疾病组的得分明显高于亚健康组，提示亚健康组的生活方式最差，表明不良生活方式在亚健康发生发展中起重要作用。对健康状态与健康促进生活方式做进一步的回归分析发现，健康生活方式差处于亚健康状态的危险度是健康促进生活方式优秀的 48.4 倍，而对亚健康发生危险度由高到低的六个维度分别是压力管理、人际关系、运动锻炼、营养状况、自我实现。提示中学教师应当注意养成良好的健康促进生活方式,特别是做好压力管理,建立良好的人际关系,从而促进健康,减少亚健康状态的发生。

为了解压力管理与中小学教师亚健康发生之间的相关关系,罗仁、赵晓山、李俊、程静茹、毕建璐等对广州市某区 4444 名在职中小学教师进行问卷调查,问卷采用《促进压力管理生活方式量表》及《亚健康评定量表》。问卷结果显示中小学教师亚健康检出率约为70.5%,健康状态占 16.2%,疾病状态为 13.3%。受检对象的压力管理评分显示,中小学教师总体促压力管理健康生活方式处于良好偏一般状态。进一步比较健康、亚健康与疾病状态下压力管理等级构成比时,结果显示在健康状态下压力管理差和一般的等级百分比明显低于亚健康与疾病状态,提示压力管理生活方式越好,健康状态越好。进行 Pearson 相关分析和多分类 Logistic 回归分析结果表明,促压力管理的生活方式确实与亚健康的发生有负相关关系,提示促压力管理生活方式越好,亚健康发生率越低。表明进行良好的压力管理健康生活方式对健康极为重要。

(三)中医体质与亚健康的发病

罗仁、赵晓山、聂晓莉、邓卫等调查分析公务员亚健康中医体质特征,为制定针对性的干预措施提供依据,采用现场调查的方式,应用《亚健康自评量表》、《中医体质量表》对广东省公务员进行大样本的整群随机抽样的流行病学调查研究发现亚健康者和健康者的偏颇体质分布差异有统计学意义,亚健康人群较易具有偏颇体质的倾向,偏颇体质频数以气虚体质居首位,亚健康公务员中医体质分布以单一体质为多(36.4%),以气虚质比例(12.9%)居首位,但复合体质也不少(27.3%),复合体质以 2 种复合体质多见(6.4%),从亚健康公务员复合体质的频数来看,各种中医体质均容易与气虚质合并,按复合体质分布由大到小排序,排前三位的复合体质为气虚兼阳虚质(2.5%)、气虚兼气郁质(2.1%)和气虚兼痰湿质(1.3%),认为进行亚健康状态中医体质辨识和分类研究,掌握亚健康中医体质特征,将为系统化干预亚健康提供一定的借鉴。

罗仁、赵晓山、孙晓敏、魏敏、黄平等对临床护士的中医体质、健康状况进行了流行病学调查,旨在为进一步开展护理人员的健康保健提供参考,使用中医体质量表(CCMQ)及自制的亚健康调查量表,对某市三甲医院临床科室的一线护士进行中医体质及亚健康状况的调查,并进行统计学分析,发现临床科室的一线护士以平和质居多,而亚健康人群和疾病人群以气虚质、气郁质、血瘀质居多,其各种偏颇体质的分布和所占比例基本相同,提示在护理人员群体中,健康人以平和体质为主,在健康人向亚健康转化的过程中,其中医体质发生了转变。因此,调理体质状态,使偏颇体质向平和体质转化,对健康人降低患病几率,使疾病人群、亚健康人群向健康人群转化有着重要的意义。

罗仁、赵晓山、毕建璐等分析亚健康与中医阴虚、阳虚体质表现特征,探讨亚健康的体质特征,抽取广州市某大学学生共 7000 名,由调查员在体检时进行现场调查,由中医学专家根据调查问卷进行评价诊断,依据体检报告排除患有各种实质性疾病者后进行统计分析,发现亚健康人群较易具偏颇中医体质倾向,亚健康大学生在心理、社会症状方面表现比较突出,阴虚、阳虚体质的亚健康大学生除具有阴虚、阳虚体质的表现外,还兼具湿热、脾虚、血瘀等症状,因此,医科大学学生广泛存在亚健康状态,特别是心理、社会方面,需要学校加强关注,积极预防亚健康发生。

罗仁、赵晓山、于冰琰等分析亚健康状态与中医气虚质的关系与体质特征,按整群抽样法抽取广州市某医科大学在读各年级本科大学生共 7000 名作为被调查的对象,使用的调查问卷是中华中医药学会颁布的《中医体质量表》及本课题组编制的《亚健康自评量表》,由调查员在体检时进行现场调查,问卷当场收回。由中医学专家根据调查问卷进行评价诊断,依据体检报告排除患有各种实质性疾病者后进行统计分析,结果发现气虚质的亚健康大学生分布,女生明显高于男生,差异有统计学意义,其除具有气虚质的表现外,还兼夹了血瘀、气郁、痰湿等症状。亚健康大学生在心理、社会症状方面表现比较突出。医科大学学生广泛存在亚健康状态,特别是心理、社会方面的问题,需要学校加强关注,积极预防亚健康的发生。

罗仁、赵晓山、吴升伟、孙晓敏等研究中医偏颇体质与亚健康状态转化之间的关系,采用前瞻性队列研究,采用随机整群抽样的方法抽取 2980 名研究对象进行问卷调查,使用问卷为《亚健康与中医体质调查问卷》,将研究对象分为体质偏颇组及平和体质组。研究开始时的基线调查结果显示亚健康人群容易出现偏颇体质,随访调查结果显示基线偏颇体质的亚健康组转化为健康状态明显低于基线为平和体质组,而转化为疾病状态则明显高于基线平和体质组。提示中医偏颇体质是亚健康状态发生的危险因素之一,重视中医体质的调理是治疗亚健康、促进健康的重要环节。

(四)亚健康和慢性疲劳综合征

慢性疲劳综合征(chronic fatigue syndrome)是指长期间(连续 6 个月以上)原因不明的重度疲劳感觉或身体不适。其症状包括发烧、喉咙痛、淋巴结肿大、极度疲劳、失去食欲、复发性上呼吸道感染、小肠不适、黄疸、焦虑、抑郁、烦躁及情绪不稳、睡眠中断、对光及热敏感、暂时失去记忆力、无法集中注意力、头痛、痉挛、肌肉与关节痛。英文 syndrome 指因某些有病的器官相互关联的紊乱而同时出现的一系列症状。美国疾病控制中心于 1988 年制定了慢性疲劳综合征诊断标准,其内容包括 3 个方面:①患者持续或反复出现原因不明的严重疲劳,病史不少于 6 个月,且患者职业能力、接受教育能力、个人生活及社会活动能力较患病前明显下降,休息后不能缓解。②患者具备下列 8 项中的 4 项:记忆力或注意力下降;咽痛;颈部僵直或腋窝淋巴结肿大;肌肉疼痛;多发性关节痛;反复头痛;睡眠质量不佳,醒后不轻松;劳累后肌痛。③患者排除原发病的病因引发的慢性疲劳,或者临床诊断明确,但在现有的医学条件下,治疗困难的一些疾病而引起的慢性疲劳。1994 年美国疾病控制中心又对 1988 年的诊断标准进行了修订,新的诊断标准具体如下:

(1)临床评定的不能解释的持续或反复发作的慢性疲劳,该疲劳是新得的或有明确的开始(没有生命期长);不是持续用力的结果;经休息后不能明显缓解;导致工作、教育、社会或个人活动水平较前有明显的下降;

(2)下述的症状中同时出现 4 项或 4 项以上,且这些症状已经持续存在或反复发作 6 个月或更长的时间,但不应该早于疲劳:①短期记忆力或集中注意力的明显下降;②咽痛;③颈部或腋下淋巴结肿大、触痛;④肌肉痛;⑤没有红肿的多关节疼痛;⑥一种类型新、程度重的头痛;⑦不能解乏的睡眠;⑧运动后的疲劳持续超过 24 小时。这为诊断慢性疲劳综合征做出了进一步确认。

亚健康状态包含前后衔接的 3 个状态,即过度应激状态(也有称轻度心身失调状态)、潜临床状态、前临床状态。"亚健康"一词在 20 世纪 90 年代由我国学者提出,是指一种虽自我感觉到了多种不适,或有个别的实验室指标异常,其表现与慢性疲劳综合征相似,但不能满足现有疾病分类中各种疾病诊断标准的状态,但由于其表现复杂多样,目前尚难以制定出非常详细的有关亚健康的分类和诊断标准。因此，在《亚健康中医临床指南》中只从躯体、心理和社会适应性三个方面进行了初步分类，为今后进行亚健康研究奠定了一定基础。

四、亚健康干预的临床意义

（一）亚健康与疾病之间的联系

亚健康是可以双向转化或多向转化的，亚健康状态还具有可重叠的特性，即亚健康与疾病之间能够互相重叠，互相存在因果关系，应加强此类人群的健康教育和干预，以提高健康水平。

罗仁、赵晓山、赖名慧等研究广东某地区税务机关公务员身体健康状况及疾病谱规律，为该人群预防保健工作提供依据。该课题对广东某地区 5 个税务机关 843 例公务员的健康体检结果采用顺位及构成比法进行分析研究，发现处于亚健康状态 599 例，现患率为 71.06%，其中包括单纯亚健康状态 239 例（28.35%），与疾病共存亚健康状态 360 例（42.70%），检查出患有疾病 487 例，患病率达 57.76%。患病率高的前几种疾病依次为高脂血症、脂肪肝、慢性肝炎、痛风、慢性咽炎、颈椎病、高血压等。

首都医科大学公共卫生与家庭医学学院王嵬教授课题组研究亚健康与心血管疾病发病危险因素的相关性，选取首都医科大学宣武医院体检中心的 812 名健康体检者进行问卷调查，同时采集静脉血进行血清皮质醇、血脂、血糖检测，并测量血压值。根据问卷结果将 812 名体检者分为亚健康组及对照组，检测两组间血清皮质醇、血脂、血糖之间的差异，并采用结构方程模型分析亚健康状态与心血管疾病危险因素的关系。结果显示亚健康组的成员在收缩压、空腹血糖、总胆固醇、低密度脂蛋白以及血清皮质醇水平均高于对照组，结构方程模型分析结果显示亚健康状态与心血管疾病发生的危险因素存在相关性。提示亚健康状态下心血管系统疾病发生率较正常人群高，亚健康人群应关注自身的健康情况，避免疾病的发生。

广西右江民族医学院周金善课题组为了解亚健康与骨密度之间的相关性，采用人体能量监测仪检测受检对象左手掌生物电指标，根据此指标的得分将 1059 名医学生分为亚健康组与健康对照组，使用 GE 超声骨密度仪对受检对象进行右跟骨骨密度检测。检测结果显示亚健康人数为 497 人，占受检对象总数的 46.93%，其中女生亚健康检出率约占女生总数的 48.55%，男生亚健康检出率约占男生总数的 44.33%，两者无统计学差异。通过分析受检对象健康状况与骨密度之间的相关性发现，女生亚健康检出者的骨量减少、骨质疏松与健康对照组有统计学差异，而男生的亚健康状态与骨密度改变之间未见统计学差异，提示亚健康状态下女生容易发生骨密度的变化，女性应当密切关注自身的健康情况，检测骨密度的改变，防止过早出现骨质疏松等骨科疾病，做到早预防、早诊断、早治疗，提高生存及生活质量。

（二）亚健康干预的临床意义

积极干预亚健康，避免其向疾病方向的转化，促进向健康方向的良性转化，是积极干预亚健康的主要临床意义所在。本课题组在长期亚健康流行病学及临床研究的基础上，结合中医"治未病"的思想，提出亚健康的三级干预方案。①一级干预：自我保健宣教、健康教育讲座、发放"干预亚健康手册"等；②二级干预：进行普查、筛检、定期健康检查，对体检结果存在的主要健康问题，或是理化指标正常，但身体确有不适感觉的亚健康人群和理化指标处于临界状态的人群，对其可能不良后果提出警告与相关的建议，而进行普查、筛检及定期健康检查是早期发现亚健康状态的重要手段。将本课题组研制的《亚健康状态评定量表》运用到体检工作中，结合中医辨证论治、心理评估、亚健康状态评估等方法，融合现代医学体检的各种检查手段，对调查人群的健康状况进行个性化评估，以早发现、早诊断、早治疗，即"三早"干预；③三级干预：本课题组制定个体化和集体的保健计划及其干预措施，对已经出现症状并且比较明显的人群，对其进行辨证调治，提出相应的健康调养的指导如心理平衡、适量运动、合理饮食及纠正不良生活方式等，由经过培训的中医临床医师，进行中医药综合干预措施，并进行亚健康改善的动态跟踪服务，定期回访。

本课题组邱玉明等为了解亚健康干预措施对亚健康及疲劳型亚健康的影响，为亚健康及疲劳型亚健康的防治提供依据，采用自制《公务员亚健康调查表》对参加体检的广东省4个税务部门843名公务员进行亚健康现况调查，通过统计分析，结果显示公务员亚健康总患病率为69.4%，其中疲劳型亚健康约占亚健康总数的61.2%，实施亚健康二级干预后统计结果表明疲劳程度前后比较有统计学差异，其中轻度及中度疲劳分布频数比较有统计学差异，由此可知：通过健康宣教和健康体检的二级干预方案对公务员疲劳型亚健康具有确切疗效。

本课题组赖逸贵等为探讨亚健康状态的三级干预方案的临床疗效及二级与三级干预方案临床疗效的差异，通过对公务员的亚健康状态流行病学调查，随机选取116例被判断为亚健康状态者为观察组进行三级干预，另随机选取64例为对照组直接进行亚健康状态一级和二级干预，结果发现观察组给予三级干预方案后，临床痊愈54例，显效42例，有效8例，无效7例，总有效率为93.69%；对照组给予二级干预方案后，临床痊愈7例，显效10例，有效17例，无效26例，总有效率为56.67%，两组比较差异有统计学意义，认为公务员亚健康状态三级干预方案的临床疗效优于二级干预方案，亚健康状态三级干预方案对于公务员亚健康状态具有显著的临床疗效，可以应用于亚健康状态的防治。

第三节　中医"治未病"与亚健康

一、中医"治未病"的概念

最早提出"治未病"预防原则的是《黄帝内经》，还把"阴平阳秘"的"阴阳平和之人"作为心身和谐的健康标准。"不治已病治未病"是《黄帝内经》提出的防病养生谋略，是卫生界"预防为主"战略的最早记载，这种"治未病"思想包括未病先防、欲病救萌、已病早治、防其传变等多方面的内容，要求人们不但要治病，而且要防病，更要注意阻止病变发展的趋势，在病变未产生之前就加以调治，这样才能掌握健康的主动权。《素问·上古天真论》指出："余闻上古之人，春秋皆度百岁，而动作不衰"，之所以过早衰老或能度百岁，是由于"上古之人，其知道者，法于阴阳，和于术数，食饮有节，起居有常，不妄作劳，故能形与神俱，而尽终其天年，度百岁乃去。"而"今时之人不然也，以酒为浆，以妄为常，醉以入房，以欲竭其精，以耗散其真，不知持满，不时御神，务快其心，逆于生乐，起居无节，故半百而衰也"。这里所提及的既是健康长寿的要点，也是预防疾病的方法。《素问》提出的有关预防亚健康和疾病的论述可归纳为饮食有节、体育运动、生活方式（"起居有常"，"不妄作劳"）、心理状态（"形与神俱"）等，与当今倡导的四大健康基石——合理饮食、适量运动、生活规律、心理平衡十分相似。这些防病思想是中医预防医学的精髓与核心。《素问·八正神明论》云："上工救其萌芽"，《素问•四气调神大论》篇提出"圣人不治已病治未病，不治已乱治未乱"，《金匮要略•脏腑经络先后病脉篇》"见肝之病，知肝传脾，当先实脾"。"治未病"就是预先采取措施，防止疾病的发生与发展、传变。

二、中医"治未病"的范畴

"未病"是中医学的名词，一是指尚未发生的疾病。二是指未来的生命周期内可能发生的疾病。因此。"治未病"也包括两方面的含义，一方面是未病先防，一方面是已病防变。王键认为：对未病的解释不应简单地认为是没有疾病，而应视为人体在未呈现明显自觉症状及体征前的各种状态。它既可是尚未患病的健康状态，也可是某些疾病的潜伏、隐匿阶段，亦可是某些疾病的稳定期以及尚未发生和认识的无症状疾病等，这些亦可称为未病状态。未病不是完全无病，"未病"是不具有诊断某种疾病的特征性症状的前病状态。而根据《内经》及长期的中国医学临床实践，可以把"治未病"的范畴概括为以下几个阶段：

1. 未病先防 这是"治未病"思想的核心内容。当人体处于健康状态时，应当注意自身的保健养生，使自身处于最佳健康状态，提高生活质量，预防疾病的发生，防止亚健康状态的出现。

2. 欲病救萌 当机体可能出现疾病状态，但又还没达到疾病诊断标准时，应当积极调理预防，防止疾病状态的出现。如同唐代孙思邈的《备急千金要方•论诊候第四》中所述："古人善为医者，上医医未病之病，中医医欲病之病，下医医已病之病，若不加心用意，于事混淆，即病者难以救矣。"

3. 既病防变 当机体处于疾病状态时，要早期诊断，及时治疗，并掌握其发生发展的规律及传变途径，以防止其进一步的发展和传变，使病情更为严重，或累及更多的脏腑。

4. 病后防复 当疾病后机体恢复期，正气相对不足，应当采用一些养生保健调理方法，促进正气的恢复，防止疾病的复发，使机体尽快恢复到健康状态。

从《黄帝内经》开始，"治未病"思想一直是中医学一个重要的指导思想，这种倡导预防、防患于未然的思想对提高人群的生存水平有很高的指导作用。同时，中医学在漫长的临床实践中，形成了诊断疾病的理论体系及丰富的治疗及养生保健的手段及方法，对亚健康的防治有很好的指导作用及现实意义。

三、中医"治未病"在亚健康干预中的应用

中医学对人体的认识论、方法论，区别于现代医学最显著的特点，就是注重研究人体的整体功能反应状态，强调整体观念及辨证论治。中医在特定历史条件下形成的望、闻、问、切四诊合参，是了解症状、体征、诊断病理状态的最佳方法之一，它能够比较全面而又可靠地了解疾病状态，为进一步分析其病变机理提供客观依据。它通过望、闻、问、切等手段，在不干扰生命状态的前提下，动态把握机体整体的各种病理信息，将四诊收集的各种现象和体征，加以分析、综合和概括，并判断为"阴虚"、"阳虚"、"气虚"、"湿热"、"气郁"、"痰湿"、"血虚"等，主要着眼于人体不同的生理反应类型（体质）与病理反应状态（证型），这正是中医学的特点和对人体生命的独特见解，它以调整阴阳、扶正祛邪等思想，运用综合调理的方法，消除异常、失调的病理状态，并使之恢复正常的协调的生理状态，通过调整以提高机体的抗病力和康复力。

所谓亚健康状态,实际上是指人体生理功能失调的综合表现,是人的躯体上、心理上的不适应感觉所反映的种种症状,而运用物理及生化手段往往难以确诊为何种疾病,属于中医"未病"的范畴。人体状态正常与否的第一感受者是病人自身,因此病人患病时的自我感觉症状是诊断疾病状态的最重要依据,而病人表现出来的各种体征,亦是了解病理状态的客观指标。从健康到亚健康再到疾病是个连续渐进的过程,而亚健康的预防则包括两个层面的含义:首先是从健康到亚健康的预防和从亚健康到疾病的预防,即是中医强调的"治未病"的思维及内涵;其次中医认为健康的生活、行为、工作方式是提高生命质量、预防"亚健康"和疾病发生的根本方法,其主张的饮食有节、起居有常、情志调畅、劳逸适度是对人体养生之术的高度总结和概括。因此,人们要顺应生活起居规律,保持良好的心态,"适嗜欲于世俗之间,无恚嗔之心,行不欲离于世,被服章,举不欲观于俗,外不劳行于事,内无思想之患,以恬愉为务,以自得为功;形体不敝,精神不散,亦可以百数"(《素问·上古天真论》)。这种保养气精、保持良好心境的具体方法,与现代医学干预亚健康的对策颇为相似。其具体方法如下:

(一)心理调节

对于亚健康的预防及治疗必须强调身心并治,调情志是"治未病"思想的基础,《素问·灵兰秘典论》说:"心者,君主之官也,神明出焉。"中医所说的心主神志,是指人的精神、意识、思维活动。人的精神、意识、思维活动不仅仅是人体生理功能的重要组成部分,而且在一定的条件下,又能影响整个人体生理功能的协调平衡,人的精神意识思维活动,主要归属于心主神明的生理功能,调节个人精神情志,保持正常的心理状态,避免异常的精神刺激,是防止"亚健康"状态出现的重要前提。中医认为"百病皆生于气"(《素问·举痛论》)、"怒则气上,喜则气缓,悲则气消,恐则气下,惊则气乱,思则气结"(《素问·举痛论》),强调"恬淡虚无,真气从之,精神内守,病安从来"(《素问·上古天真论》),即保持乐观条达平和的情绪,使情绪波动不过于激烈,则气血调畅,脏腑功能不受影响。"治未病"思想强调调养精神,内保真元,通过调情志、和七情,调饮食、和五味,慎起居、顺四时,戒过劳、防过逸以调摄真气,使脏腑功能正常,气机升降相宜,气血充盈调和,阴阳平衡协调,避免不良的刺激,也就是调整心态,进行社会心理干预,以适应社会,适应生存环境,从而减少亚健康的发生。

(二)生活方式的改善

避风寒、调饮食、慎起居、劳逸相结合是预防亚健康的关键,这是治未病思想提倡的科学饮食结构,养成良好的生活习惯,合理地安排劳动和休息,是人类生存和保持健康的条件。现代人们生活水平不断提高,不合理的高蛋白、高脂肪、高热量饮食,生活节奏不断加快,生存竞争日趋激烈,精神思维活动复杂,事务繁杂,甚或恣情纵欲,不可避免地产生了诸如亚健康状态的表现,因此科学的饮食结构,正常的工作和体能锻炼,有助于气血的流通,增强体质,必要的休息可以消除疲劳,恢复体力和脑力,是防止亚健康状态产生的关键。《素问·上古天真论》曰"以酒为浆,以妄为常,醉以入房,以欲竭其精,以耗散其真,不知持满,不时御神,务快其心,逆于生乐,起居无节,故半百而衰也",告知后人不遵循自然规律,将付出健康的代价,必须克制不良的生活方式,因此强调健康的生活、行为、工作方式是预防亚健康和疾病的根本方法。

(三)运动干预

体育运动能增强机体的抗病能力,提高机体的新陈代谢水平,使人体的生理与心理达到健康状态。我国传统的体育运动,如导引、八段锦、太极拳等,都是在中医理论指导下,根据人体气血阴阳情况,通过调理经络脏腑,达到养精、练气、调神的目的。体育运动强调呼吸与躯体运动的协调配合,以气导行,通过躯体运动而使全身经络畅通、气血调达、内外相合、脏腑协调,从而达到阴平阳秘,精神乃治。

(四)气功、按摩治疗

气功通过调畅气机,使人体精气神功能恢复,躯体达宁静、愉悦的最佳状态。中医认为经络是人体内脏与体表联系的通路,经络具有传导感应、调节气血、调节虚实等功能。推拿、按摩是通过刺激经络和腧穴,调节脏腑组织功能,运行气血,联络脏腑,沟通内外,贯通上下,泻其有余,补其不足,促使人体气血流通,从而使人体增强抗病能力。陈松明认为运用保健按摩,手法涉及全身各部位,可疏通经络、运行气血、调和营卫、养心安神、平衡阴阳,因此,可预防亚健康的发生。袁静等探讨健身气功对亚健康的干预,将 100 名亚健康人随机分为锻炼组及对照组,每组 50 人,锻炼组每周 5 日坚持气功锻炼,持续 6 个月,对照组不予干预,干预结果显示锻炼组的全血黏度及血清黏度下降,与对照组有统计学差异,说明健身气功对亚健康状态能起到一定的干预作用。

(五)药物治疗

适宜的中医药治疗既可以预防亚健康的发生又可以治疗已发生的亚健康状态。中华中医药学会在《亚健康中医临床指南》中将亚健康概括为 8 个证型进行辨证论治:①肝气郁结证用柴胡疏肝散加减。②肝郁脾虚证用逍遥散加减。③心脾两虚证用归脾汤加减。④肝肾阴虚证用六味地黄丸加减。⑤肺脾气虚证用四君子汤加减。⑥脾虚湿阻证用四君子汤合平胃散加减。⑦肝郁化火证用丹栀逍遥散加减。⑧痰热内扰证用温胆汤加减。这对临床上预防及治疗亚健康有一定的指导价值。

四、中医"治未病"中心的成立

2007 年 3 月 29 日,全国首家中医"治未病"中心在广东省中医院成立,标志着中医治未病已得到大众的重视。中医"治未病"中心主要结合就诊者的中医体质分类及中医证候分析,来取得就诊者的体质信息及健康状态分类,从而为就诊者提供个体化的治疗养生保健方案。治未病中心不仅着眼于"未病先防",同时着眼于"既病防变",是将中医"治未病"理论落实到实践中的重要步骤,突出了中医在治未病方面的优势。现阶段,"治未病"中心已经得到了各级中医院、中西医结合医院的高度重视,纷纷开设"治未病"科,这对于人民群众预防亚健康、治疗亚健康,提高人民的健康水平有很大的促进作用。

预防医学思想,是中医学理论体系的重要组成部分。古代医学家把预防疾病称作"治未病",这种防重于治的思想,不仅体现在人体未病之前就应采取多种措施积极预防,同时还体现在一旦患病,应运用多种手段防止疾病的发展、传变或复发。用现代观点说,处于健康状态的人,一定要避免走进亚健康乃至疾病状态("未病先防");而处于亚健康的人要防止其发展为疾病状态,已经患病的人还要防止病情加重或演变成其他疾病("既病防变","已病防渐")。

促进"治未病"事业的发展,就必须将中西医理论有机地融合,互相促进,互为补充,以形成有创新性的、更有意义的、更便于临床应用的"未病"体系。

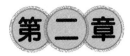

亚健康的流行病学

第一节　亚健康的分布规律

世界卫生组织（WHO）的一项全球性预测调查显示，全世界处于真正健康状态（第一状态）的人仅有5%，处于各种疾病状态（第二状态）的人也只有15%，剩下75%的人处于亚健康状态。据统计，美国每年有600万人被怀疑处于亚健康状态。在2002年4月举办的"2002年中国国际亚健康学术成果研讨会"上，专家指出：我国处于亚健康状态的人数已超过7亿，占全国总人口数的60%～70%。近年来，国内不少学者开展了亚健康的流行病学研究，结果显示，一般人群中亚健康状态现患率差别很大，在17.8%～90.0%之间。不同地域、不同工作和生产背景、不同社会层次、不同年龄阶段与不同气候特点的人群中，亚健康状态的分布不尽相同。

一、亚健康的地域分布

一项覆盖全国42个城市的亚健康大样本流行病学调查结果显示，在48 960例被调查者中，27 839人属于亚健康状态，占58.18%。中国保健科技学会国际传统医药保健研究会对全国16个省、直辖市辖区内各百万人口以上的城市调查发现，平均亚健康率是64.0%，其中北京是75.3%，上海是73.49%，广州是73.41%，陕西为64.99%，河南为62.83%，经济发达地区的亚健康率明显高于其他地区。潘廷芳等对中国六省市人群亚健康现况及相关因素进行了分析，结果表明不同地区亚健康的现患率分别是：吉林（$n=3105$）为63.7%，兰州（$n=2806$）为70.0%，重庆（$n=3133$）为67.4%，苏州（$n=2808$）为62.2%，武汉（$n=3027$）为63.8%，北京（$n=2875$）为60.8%。按照城乡分布，农村（$n=8591$）为64.8%，城市（$n=9163$）为64.5%。

凌慧等对武汉市某小区居民的亚健康状况进行了调查分析，结果显示，亚健康的发生率为79.64%；孙晓敏等随机抽取了广州、东莞、深圳三地人员发放6378份调查问卷，结果显示亚健康的总发生率为65.1%；杜帅的调查表明，乌鲁木齐地区2550例被调查者中，健康状态者307人，亚健康状态者2026人，占被调查者总数的79.45%；张学成对台湾南投县、台中市等地区调查结果显示亚健康共有330人，男性233人，占总人数70.6%，女性97人，占总人数的29.4%。

本课题组对全国公务员，包括华北地区的天津、华南地区的广东、中南地区的安徽和湖南、西北地区的新疆和东北地区的沈阳共 15 000 名公务员进行亚健康状况现场测试,结果表明全国公务员亚健康的现患率为 69.65%,其中南地区最高(75.05%),其次为华南地区(72.83%),华北地区(72.41%),西南地区(70.09%),东北地区最低(56.17%)。

二、亚健康的职业分布

不同职业人群亚健康状态的现患率也有所不同。我国蓝领阶层、知识分子、企业管理者、行政人员是亚健康状态的高发人群,其亚健康状况令人担忧。陈丽等对武汉市人群亚健康发生情况的调查也显示教师、公务员和个体经营者的亚健康出现率较服务行业及其他人员高。张素炎等研究表明,教员、学员、医务工作者、编辑、工程师、技术员等从事脑力劳动较多的人发生率明显高于其他人。罗仁课题组近两年在广东地区开展了亚健康的临床流行病学调查,第一手资料显示,亚健康现患率占调查人群的 65.1%。不同人群中,工人中 68.1%,企事业单位中 63.7%,商业人员中 62.2%,医务人员中 61.0%,技术人员中 58.5%,行政人员中 50.0%,教师中 50.0%。但不同地区报道的数据亦有所差异。

1. 工人 陈淑娟等对东莞市某外资企业的 2580 名工人进行整群抽样,结果显示亚健康状态现患率为 72.7%。林妙霞等对广州市某企业人群亚健康状态流行病学调查表明亚健康现患率为 44.3%。本课题组近期对广东地区 5000 名企业人群进行调查发现,亚健康状态的发生率为 76.8%,其中以气虚质、阴虚质为主要中医证候类型。

2. 教师 陈国元等报道武汉市中学教师亚健康状况的发生率为 63.62%。李学英等报告泰安市城区中小学教师亚健康状况的发生率为 65.8%,其中高中教师为 73.5%,初中教师为 66.2%,小学教师为 45.2%。2001 年 4 月,北京市的一项调查显示:接受体检的 1866 名知识分子中,亚健康状态率高达 96%,且与职称高低成正比,正教授为 95%,副教授为 89.4%。

3. 医务人员 有报道显示,医务人员亚健康的现患率在 61%~70%。余立帆随机抽取某医学院医务人员 302 人进行调查发现,医务人员亚健康状况十分普遍,发生率较高(57.28%)。女医务人员亚健康发生率(65.50%)明显高于男性,从事医务人员职业工龄与亚健康发生有关,12 年以上工龄亚健康发生事最高。另外,一项对我国护理人员亚健康状况研究现状的系统评价分析表明,护士的亚健康发生率从 97.5% 到 15.38% 不等,均值为 60.12%,护士亚健康发生跟工作压力有关,工作压力过大是影响护士亚健康状态发生的最主要因素。李玲的研究表明,手术护士出现亚健康的人数占总人数的 85.0%,而且分析发现手术室护士亚健康状况与工作压力呈正相关。

4. 机关干部、公务员 林广平对 1491 名参加体检的机关干部进行问卷调查,发现广州地区省直机关干部亚健康状态现患率为 50.84%;邓卫等对广东地区 1430 名公务员进行调查分析,发现 1031 名处于亚健康状态(72.1%);新疆一份调查也显示,2697 名公务员中,亚健康的发病率为 67.34%。

5. 大学生 另外,大学生群体,尤其是医科大学生的亚健康状况也不容忽视,南昌市医科类大学生亚健康症状检出率为 71.5%,处于较高水平,学习压力和不良行为习惯等是其主要影响因素;李军通过对新疆维吾尔自治区、陕西省、江苏省六所高校四年级 1520 名大学生亚健康状态现况调查表明,在列举的 96 种亚健康症状表现中,具有 16 项以上症状的学生达 61.02%;64.19% 的学生认为自己有亚健康症状,并对自己的社会功能有影响;20.87% 的学生总怀疑自己有病。

6. 其他 李燕华等的研究表明,入伍新兵中亚健康的现患率较低。

三、亚健康的年龄分布

不同年龄人群的亚健康状态现患率也有所不同。有研究显示,亚健康状态现患率随年龄增长而升高,特别是一项在老年人群中进行的调查发现,亚健康状态的现患率超过了90%,但也有研究得出了相反的结论。大部分研究认为中年人(30~40岁)是亚健康状态受累最严重的人群;美国疑似亚健康人群的年龄也多在20~45岁。我国亚健康人群中,中年群体占48%~50%,现有研究报道,31~50岁是亚健康状态的高发年龄,尤其是40~49岁;本课题组对全国公务员的调查研究也表明,50岁以上公务员根据《亚健康自评量表》得分明显高于其他年龄组公务员,30到40岁公务员平均得分最低。这可能与中年人工作节奏加快、精神压力增大、长期超负荷工作有很大关系。

四、亚健康的性别分布

就性别而言,在英美等国家的调查中,妇女感觉到疲劳的人数比例(20%~25%)要高于成年男性(14%~20%)。国内大部分研究也发现,女性亚健康状态的现患率高于男性,而另一些研究结论与之相反,也有一部分研究认为不同性别间亚健康状态的现患率没有差异。

五、亚健康的学历分布

有研究表明,随着学历上升,亚健康状态的现患率也随之增加但也有相悖的结果报道,认为小学程度以下者亚健康的发生最严重。另有学者对受教育程度对特种人群亚健康SCL-90评分值进行了相关回归分析,结果表明:高中组和本科及以上组特种人群的心理状态都要优于大专组,这可能因为,高中组特种人群学历较低,思维方式相对单纯,受到外界环境、压力的影响可能较少。大专组处于两者之间,思考问题比高中组复杂、全面,然而得到的社会支持和自我调节能力又不如本科及以上组,因此其受到的心理困扰最大。

六、其他

张素炎等的调查认为,性格内向者亚健康状态的发生率明显高于性格外向者。王永成等对1712例心理亚健康状态人群的相关因素进行分析,结果表明知识分子、睡眠不好者及发生意外伤害的人群是心理亚健康的易发人群。

由上可见,总体上亚健康的现患率经济发达地区高于其他地区,高级知识分子、企业管理者高于其他行业,中年人高于青年及老年者,女性高于男性,高学历者高于学历低者。但由于亚健康的病因及发生发展机制尚不清楚,临床上仍存在判定困难、可操作性不强等不足,目前亚健康的诊断主要依靠亚健康量表并结合体检予以评估判定,且缺乏全国通用的较为公认的亚健康调查量表,因此,各地亚健康现患率的可比性仍值得商榷。

参 考 文 献

[1] 赵瑞芹,宋振峰. 亚健康问题的研究进展 [J]. 国外医学•社会医学分册,2002,19(1):10-13.

[2] Holmes GP，Kaplan JE，Gantz NM，et al. Chronic fatigue syndrome：a working case definition[J]. Ann Intern Med 1988，387-389.

[3] 王育学. 亚健康——21世纪健康新概念 [M]. 南昌：江西科学技术出版社，2002：49-58.

[4] 王育学. 亚健康问题纵横谈 [J]. 解放军健康，2005，1：6-9.

[5] 潘廷芳. 中国六省市人群亚健康现况及相关因素分析 [D]. 北京：北京协和医学院，2011.

[6] 凌慧，胡樱，任宁. 武汉市某小区居民亚健康状况分析 [J]. 医学与社会，2004，17（20）：15-17.

[7] 孙晓敏，魏敏，朱春燕，等. 广东地区亚健康状态的流行病学调查研究 [J]. 山东医药，2008，48（4）：59-60.

[8] 杜帅. 乌鲁木齐市2026例亚健康人群中医证候研究 [D]. 新疆：新疆医科大学，2012.

[9] 张学成. 台湾地区亚健康人群中医证候流行病学调查研究 [D]. 广州：广州中医药大学，2010.

[10] 闫宇翔，王嵬. 亚健康状态研究进展 [J]. 中国公共卫生，2008，24（9）：1037-1038.

[11] 张素炎，常群英，刘洁，等. 北方地区亚健康状态的调查及其分析 [J]. 医学动物防制，2003，19（4）：208-210.

[12] 陈淑娟，余克强，李俊，等. 某外资企业工人亚健康现状流行病学调查 [J]. 中国职业医学，2011，38（1）：79-80.

[13] 林妙霞，李泽楷，陈燕铭，等. 广州市某企业人群亚健康状态流行病学调查 [J]. 中山大学学报（医学科学版），2009，30（3S）：36-37.

[14] 陈国元，刘卫东，杨磊，等. 教师"亚健康"现状及预防对策的研究 [J]. 职业卫生与病伤，2000，15（2）：101-102.

[15] 李学英. 泰安市城区中小学教师亚健康状况调查 [J]. 中国校医，2003，17（4）：242.

[16] 靳丽. 亚健康目前研究的进展 [J]. 实用医技杂志，2003，10（4）：416.

[17] 罗仁，赖名慧，戴红芳. 亚健康评估与干预 [M]. 北京：人民军医出版社，2010.

[18] 余立帆. 医务人员亚健康现况及影响因素分析 [J]. 当代医学，2009，13（12）：154-157.

[19] 魏延萍，杨昕，梁艳哲，等. 我国护理人员亚健康状况研究现况 [J]. 中国农村卫生事业管理，2015，35（6）：777-779.

[20] 吴灵英，沈丽娟，徐黛玉. 手术室护士工作压力与亚健康状况的相关分析 [J]. 护士进修杂志，2012，27（3）：264-266.

[21] 林广平. 机关干部亚健康状态的流行病学研究 [J]. 广东药学院学报，2003，19（2）：176-178.

[22] 邓卫，谭晓军，邱玉明，等. 公务员亚健康中医体质特征分析 [J]. 广东医学，2012，33（1）：32-34.

[23] 屈荣杰. 新疆公务员亚健康状况及其影响因素分析 [D]. 广州：南方医科大学，2012.

[24] 邓卫，于冰琰，陈晶，等. 医学专业大学生亚健康状况调查 [J]. 中国公共卫生，2011，27（3）：364.

[25] 周萍，李红，吴迪等. 不同群体大学生亚健康现状比较分析及对策研究 [J]. 浙江体育科学，2012，34（5）：117-120.

[26] 周旭，王宙云，刘佳，等. 南昌市医科类大学生亚健康现状研究 [J]. 南昌大学学报（医学版），2013，53（6）：77-80.

[27] 李军. 大学生亚健康状态的相关因素分析及转化干预对策 [J]. 闽江学院学报，2004，25（2）：117-121.

[28] 李燕华，王玲，朱国军，等. 新兵亚健康状态的调查分析 [J]. 解放军预防医学杂志，2000，18（3）：192-193.

[29] 王兰阁，徐露，王志强. 北京市崇文区天坛地区居民亚健康状态流行病学特征 [J]. 中国民康医学，2009，21（14）：1662-1663.

[30] 范存欣, 王声湧, 朱丽, 等. 广东省高校教工亚健康现况及危险因素分析 [J]. 中华流行病学杂志, 2003, 24 (9): 774-777.

[31] 张进军, 林波, 栗朝明, 等. 军队老干部亚健康流行病学调查研究: 第四届全军保健医学学术研讨会•青岛•2006[C].

[32] 刘雷, 龙云, 张涛, 等. 湖北省青壮年人群亚健康状况及其与睡眠和性格之间的关系研究 [J]. 中华流行病学杂志, 2010, 31 (9): 970-974.

[33] 闫伯华, 黄志坚, 丁国允. 亚健康的流行病学研究进展 [J]. 现代预防医学, 2005, 32 (5): 465-467.

[34] 孟雪萍, 刘竹生, 黄雪萍. 高校教师亚健康状况年龄分布及干预对策 [J]. 护理学杂志, 2007, 22 (10): 64-68.

[35] 郭素敏, 杨永辉, 李辉. 管理人群亚健康状态的症状及原因探讨 [J]. 河北医药, 2015, 37 (1): 125-126.

[36] 温海辉, 黄飞雁, 陈思东, 等. 深圳市龙岗区坪地外来工亚健康状态的研究 [J]. 广东药学院学报, 2003, 19 (4): 379-380, 383.

[37] 吕兆彩, 张弘, 时学峰, 等. 所武警医院护士亚健康状况调查分析及对策 [J]. 武警医学, 2002, 13 (11): 693-695.

[38] 张秀玲, 祝倩, 李爱军. 受教育程度对特种人群亚健康 SCL-90 评分值相关回归分析 [J]. 中国疗养医学, 2010, 19 (12): 1145-1146.

[39] 王永成, 许军. 1712 例心理亚健康状态人群的相关因素分析 [J]. 重庆医学, 2014, 43 (3): 314-316.

第二节　亚健康的临床表现

亚健康状态的范围很广, 躯体上、心理上、社会适应上的不适感, 在相当长时期内难以确诊是哪种疾病, 均可概括其中。可见, 亚健康状态的表现以主观感受为主, 错综复杂, 主诉症状可以多种多样且多不固定, 具有普遍性和严重性; 具有不被个人所意识、不被社会所承认、不为医学所确认的隐匿性和潜伏性; 具有既可向疾病发展, 又可向健康逆转的双向性和可逆性。从预防医学、临床医学, 以及精神、心理医学、社会医学的临床实际工作及国内外医务工作中发现, 处于这种状态的人口数量是相当可观的。通过这些表现, 我们总结亚健康有以下几个特点:

一、亚健康的特点

1. 发病率高, 可导致各种慢性疾病。

2. 无确定病因或病因不明。

3. 是机体身心轻度失调状态的一组临床症状。

4. 临床特点为"一多三少"。一多指疲劳多, 三少即三种减退 (活力减退、反应能力减退和适应能力减退)。

5. 无器质性病变, 属功能性改变。

6. 临床上无疾病诊断依据。

7. 呈慢性发病及发展。

8. 若及时干预可逆转为健康状态。

9. 若不及时防治, 可发展为疾病。

二、亚健康的症状

（一）亚健康症状的频率分布

目前一项对亚健康人群的问卷调查显示发生频率及均数较高的症状包括：疲劳 78.67%，睡眠质量不好 73.36%，记事困难 59.90%，咽干 59.03%，头昏沉 58.59%，眼睛干涩 58.26%，眼睛酸胀 57.77%，疼痛 56.35%，早醒 52.74%，入睡困难 52.52%，易怒 51.75% 等。

晋晋等对大学生亚健康症状进行调查分析得：在 48 种表现中，排在前 8 位的为：感到疲乏 74.55%，眼睛酸胀 49.50%，眼睛干涩 48.22%，颈椎不适 44.06%，无充沛精力应对学习 41.49%，难以集中注意力 40.69%，入睡困难 40.59%，反应能力下降 40.10%。

王红玉等通过对符合亚健康状态诊断参考标准的 378 份调查问卷中的 40 项症状进行频数分析和聚类分析，结果显示，怕热、怕冷、疲劳、神疲、早醒为核心症状；目涩、眼胀痛、健忘、咽干、易怒、困倦、入睡困难、自汗、头昏、思睡、身痛为亚健康状态的常见症状。

于春泉等的研究表明亚健康临床常见表现有：疲倦乏力、失眠、咽干、大便异常、腹胀、纳差、健忘、腰背酸痛、手脚发凉、眼涩、眼胀、头痛、头晕、耳鸣、手脚心热、夜尿频数、脱发、性欲减退、胸闷、气短、心慌、易汗出、易感冒、精神不振、情绪低落、急躁易怒、空虚、时常叹气、反应迟钝、交往频率低下、工作效率低下、人际关系紧张、苦闷等。

汤仕忠等采用症状自评量表（SCL-90）对 248 例亚健康者进行了心理健康状态的测定，结果显示 SCL-90 影响因子排序前 6 位的是忧郁、躯体化、焦虑、精神病性、偏执、人际关系敏感。

在客观指标方面，王静等对 247 份亚健康状态职员的血液流变学及相关指标的变化进行了检测。资料显示，处于亚健康状态职员的全血黏度值、血浆黏度值、红细胞压积值、全血还原黏度值与参考值比较明显增高，其中血浆黏度升高率为 79.7%，红细胞压积增高率为 68.4%。熊俊浩等应用功能磁共振成像技术对焦虑倾向亚健康人群脑区进行了研究，结果表明，焦虑组患者左视觉联络区、右视觉联络区、右额眶区和左下脚后区 4 个区域的 Re Ho 值均明显低于健康对照组，而左颞极区、右下额叶皮层、中脑、左体感皮层和右体感皮层 5 个区域的 Re Ho 值均明显高于健康对照组。

本课题组的研究显示：疲倦乏力、头晕、头痛、容易感冒、腰背酸痛、怕热、记忆力差、失眠多梦、容易出汗、情绪低落、时常叹气、急躁易怒、注意力差、工作效率低下、交往频率低下、人际关系紧张、难以承担相应的社会角色等为普通人群亚健康的常见症状。同时，本课题组对广州市某医院职工亚健康临床症状分析发现，出现频率为 40% 以上的症状有疲倦乏力、手脚发凉；出现频率为 30% 以上的症状有腰背酸痛、咽干、健忘、脱发、失眠、急躁易怒；出现频率为 20% 以上的症状有容易感冒、眼涩、情绪低落、恶风怕冷、眼胀、头痛、时常叹气、腿膝酸软、大便干结、头晕、注意力差、情绪不稳、精神紧张、动辄汗出、精神不振；出现频率为 20% 以下的症状较多，如焦虑、交往频率下降、性欲减退、怕热、心慌、口苦、眼花、腹胀、少气懒言、疑病感、空虚寂寞、孤独感、腹痛等。因此，我们认为亚健康在临床上的主要表现如下：①疲劳；②失眠；③健忘；④食欲缺乏；⑤烦躁不安；⑥抑郁或消沉或焦虑不安；⑦头晕、心悸、气短；⑧大小便异常；⑨性欲低下；⑩免疫功能下降（如经常感冒或有感冒症状，延后不适，口腔溃疡等）。

（二）亚健康症状的人群分布

一项 6975 例亚健康人群调查中对中国八省市居民亚健康状态的职业特征分析比较，亚健康状态《亚健康自评量表》总得分最高的是工人；躯体表现领域得分最高的是工人；心理领域学生根据《亚健康自评量表》得分最高；社会适应领域得分最高的是工人。疲劳、消化失调等 20 个方面的亚健康状态的职业特征归纳如下：其中，疲劳主要见于专业人士、其他职业；消化失调主要见于管理、服务人员；睡眠失调主要见于工人、农民；功能失调各职业间无差异；免疫力失调主要见于农民、学生；易过敏主要见于学生、工人；早期衰老主要见于工人、农民；疼痛主要见于农民、工人；易便秘主要见于农民、服务人员；抑郁倾向、焦虑倾向均主要见于学生、专业人士；学习记忆力下降主要见于学生、工人；压力感主要见于工人和服务人员；满意度下降主要见于农民、工人；适应性下降主要见于农民、工人；安全感下降主要见于工人、服务人员；自信心下降主要见于工人、学生；自我实现不足主要见于工人、服务人员；社会支持不足主要见于服务人员、工人；性生活失调主要见于农民、工人。

周素华等对湖北省高级知识分子的常见身心亚健康症状进行了调查，结果显示高级知识分子的健康现状不容乐观，躯体、心理症状发生率较高，身体症状中占首位的为精力不支，其次为腰酸腿疼；心理症状中占首位的为记忆力减退，其次为健忘；这些症状的出现可能是因为高级知识分子长期从事脑力劳动、竞争意识强、精神负担重、工作压力大等原因，也有研究表明跟身体功能的减退有关。

另外一项不同性别亚健康人群差异分析显示，男、女躯体症状和心理症状的表现差异均有统计学意义。男性与女性比较，免疫力低下，易患有感冒或感冒不易痊愈；女性较男性易感到疲劳，消化系统不适，睡眠差，自主神经失调，容易发生过敏，衰老明显，常有各种疼痛不适的感觉，排便困难，常需借助药物；女性较男性更易产生抑郁、焦虑情绪，记忆力下降，压力大等症状。

三、亚健康的临床分类

1. 三分法　即躯体亚健康、心理亚健康、社会亚健康。此分类方法为最为普遍的分类方法，并于 2006 年纳入《亚健康中医临床指南》。

（1）躯体亚健康：以疲劳，或睡眠紊乱，或疼痛等躯体症状表现为主。主要表现如下：疲劳、疲倦、乏力，休息后不能缓解，头晕、头痛、眼睛干涩、眼睛酸胀、咽干、容易感冒、腰背酸痛、怕热、记忆力差、失眠多梦、容易出汗、活力减退、反应能力减退、适应能力减退、睡眠不好、胃肠不适等，其中以疲劳为最常见症状，女性特有症状中以痛经最多，乳房胀痛也很多见。英国的一项前瞻性调查研究表明，30.3% 的英国成年人感到疲劳，其中约 1.1% 为慢性疲劳，0.5% 为慢性疲劳综合征。荷兰有学者随机在 5 家综合医院抽取 4741 名成年人，在参与调查的 2447 名成年人中有 57% 的人感觉到疲劳，40% 的人感到头痛，39% 的人感到背疼。

（2）心理亚健康：以抑郁寡欢，或焦躁不安、急躁易怒，或恐惧胆怯，或短期记忆力下降、注意力不能集中等精神心理症状表现为主的状态。以情绪低落、时常叹气、急躁易怒、注意力差、焦虑、抑郁等为核心症状，情绪不稳、精神不振、精神紧张、孤独、空虚寂寞、焦虑等出现频率亦较高。

（3）社会亚健康：以人际交往频率减低，或人际关系紧张等社会适应能力下降表现为主的状态。以工作效率低下、交往频率低下、人际关系紧张、难以承担相应的社会角色、社会适应能力差和人际关系不稳定等较常见;逃避现实、意志脆弱、苦闷、压抑、交往困难也很常见。

2. 四分类法 除上述三类分类方法,还加上道德亚健康状态。

道德亚健康的主要表现:在世界观、价值观上存在着不利于自己和社会的偏差,导致行为的偏差、失范和越轨,从而使人产生一种内心深处的不安、沮丧和自我评价降低,影响人的正确判断和决策,影响人的创造性的有效发挥,损害人的生存质量。

3. 六分法 孙涛等在 Gordon 博士的功能性健康型态的基础上,参考"NANDA 护理诊断分类系统Ⅱ"与《健康评估》,提出对亚健康者的不适表现进行亚健康型态判定,体现"亚健康者—环境"的互动,创立了亚健康"三位一体"分级分类判定方法:

(1)活动—休息型亚健康:指个体在活动运动、睡眠休息、能量平衡、心肺—血管性反应方面的亚健康状态。常见表现包括:虚弱、疲劳、精力不足、易患感冒、关节疼痛、肌肉酸痛、颈肩僵硬、失眠、早醒、多梦、困倦、起立时眼发黑、心慌、心悸、畏寒、手足发凉、头昏沉、偏头痛等。出现这类型态的亚健康,可以通过适量运动、充足的睡眠、规律的起居、适当地补充营养来进行调节。中医常见以肺脾气虚、肝郁脾虚、心脾两虚、肝肾阴虚证为主,兼见脾肾阳虚、肝郁化火、气滞血瘀等证,中医体质常见气虚质、阳虚质、阴虚质、血瘀质等体质。

(2)营养—代谢型亚健康:指个体在吞咽、消化、吸收、代谢、水化方面的亚健康状态。常见表现包括:食欲缺乏、体质量减轻、体质量超标、易患感冒、大便中含有不消化的食物、口臭、呃逆、恶心、泛酸、腹胀、腹痛、咽干、口渴、眼睛干涩、皮肤干燥、皮肤瘙痒等。出现这类型态的亚健康,可以通过合理膳食、适量运动、均衡营养来进行调节。中医常见以肝郁脾虚、脾虚湿阻、脾胃虚弱证为主,兼见肺胃阴虚、肺气不足等证,中医体质常见气虚质、湿热质、痰湿质、阴虚质等体质。

(3)排泄型亚健康:指个体在排尿、排便、排汗、气体交换方面的亚健康状态。常见表现包括:尿频、尿急、尿无力、尿余沥、腹泻、便秘、大便时干时稀、大便先干后稀、多汗、无汗、盗汗、皮疹、脱发、咽干、咽痛、咽喉异物感、咳痰、气短、少气懒言、胸闷等。出现这类型态的亚健康,可以通过合理膳食、规律生活、适量运动来进行调节。中医常见以肾气虚、肝郁脾虚、湿热内蕴证为主,兼见肺气虚、痰湿蕴肺等证,中医体质常见气虚质、气郁质、湿热质等体质。

(4)感知型亚健康:指个体在视觉、听觉、味觉、痛觉、平衡觉等各种感觉方面的亚健康状态。常见表现包括:视力下降、耳鸣、颅鸣、听力减退、口中异味、疼痛、眩晕等。出现这类型态的亚健康,可以通过适量运动、合理膳食、充足睡眠来进行调节。中医常见以肝肾阴虚证为主,兼见气血两虚、肝阳上亢等证,中医体质常见气郁质、气虚质、血虚质、阴虚质等体质。

(5)性—生殖型亚健康:指个体在性特征、性功能、生殖方面的亚健康状态。常见表现包括:性功能异常、腰痛、腰膝酸软、月经不调、遗精、白带增多等。出现这类型态的亚健康,可以通过适量运动、戒烟限酒、充足睡眠、合理膳食、增加沟通、心理咨询来进行调节。中医常见以肾气虚、肝气郁结证为主,兼见肾阳虚、气血不调等证,中医体质常见气虚质、阳虚质、气郁质等体质。

（6）认知—应对—关系型亚健康：指个体在注意力、认知、沟通、自我感知、自尊、创伤后反应、应对反应、家庭关系、角色履行方面的亚健康状态。常见表现包括：注意力不集中、健忘、反应迟钝、孤独、自卑、精神压力大、紧张、恐惧、焦虑、抑郁、角色错位、对工作、学习、生活环境难以适应、人际交往频率减低、人际关系紧张等。出现这类型态的亚健康，可以通过合理宣泄、代偿转移、增加沟通、心理咨询、心理治疗来进行调节。中医常见以肝气郁结、心肾不交证为主，兼见心胆气虚、肝胆火旺等证，中医体质常见气郁质、气虚质、阴虚质、湿热质等体质。

4. 七分法 早在 2007 年，南方医科大学亚健康状态研究项目组就已经对广东省珠三角地区 6110 例不同人群的亚健康状态流行病学调查数据进行统计分析，根据亚健康状态的临床表现，将亚健康状态分为疲劳型、眼涩咽干型、二便异常型、月经不调型、社会型、心理型及体质型共七种型，并创造性地提出了亚健康状态的辨证论治体系及亚健康状态三级干预方案。

（1）疲劳型亚健康：本类型亚健康状态，以精神不振、疲倦乏力为主要临床表现，伴随症状常见有胸闷气短心悸、少气懒言、情绪低落、食欲不振、腹痛腹胀、腰背酸痛、腿膝酸软、手足麻木、头痛、头重、头晕、脱发、耳鸣、眼花等。根据亚健康状态流行病学调查统计数据，本类型亚健康在各类型人群中的现患率无明显差异，体力与脑力劳动的过度消耗、心理压力及社会关系的紧张等因素都可以导致疲劳型亚健康的发生。可以说疲劳是亚健康状态中最典型、最常见的症状。疲劳虽不等于亚健康，但如能解决疲劳问题就解决了亚健康的主要问题。研究亚健康从疲劳入手是正确的途径。

（2）眼涩咽干型亚健康：本类型亚健康状态，以眼睛干涩、眼睛酸胀、口苦、咽干为主要临床表现，常见的伴随症状有视物模糊、眼睛容易视物疲劳、饮多或不喜饮等。本类型亚健康多见于经常使用电脑的人群，如企业办公室工作人员、大学生或政府公务员等。本类型亚健康与电脑的使用时间有着密切联系，长期对着电脑工作，过度用眼、电磁辐射等因素对本类型亚健康影响较大。

（3）二便异常型亚健康：本类型亚健康，以大便干结、稀溏或黏滞难解、小便短赤或清稀为主要临床表现，常见伴随症状有小便频多或涩少、小便余沥、小便涩痛、夜尿频数，大便肛门灼热、肛门坠胀等。本类型亚健康多见于中老年亚健康状态人群，与中老年人的脾胃功能不良以及气阴两虚等因素相关。

（4）月经不调型亚健康：本类型亚健康常见临床表现有痛经、经期异常、月经量多或量少、白带过多、乳房胀痛等。现代女性随着社会地位的提高，所承受的来自工作、家庭和社会等各方面的压力也越来越大。长期的压力应激会导致女性机体的神经内分泌系统功能异常，从而出现本类型的亚健康状态。

（5）社会适应不良型亚健康：本类型亚健康状态以工作效率低下、交往频率下降、人际关系紧张、难以承担相应的社会角色等为主要临床表现，可伴随注意力差、反应迟钝、记忆力差等症状。根据亚健康状态的流行病学调查数据，本类型的亚健康状态与受教育程度有着一定的关系。受教育程度比较低的情况下，由于处理社会交往中的各种关系及问题的能力不足，比较容易出现社会适应不良的现象。

（6）心理失衡型亚健康：本类型亚健康常见的临床表现有精神紧张、情绪不稳、急躁易怒、焦虑、压抑、恐惧感、疑病感、空虚寂寞、苦闷、孤独感、悲观失望等症状。本类型亚健康与家庭不良环境、成长中发生了重大事件或工作生活中受到重大的刺激等因素有关。

（7）体质禀赋不足型亚健康：本类型亚健康常见的临床表现有容易出汗、盗汗、手脚心热、怕热、容易感冒、恶风怕冷、手脚发凉等症状。本类型亚健康人群的亚健康临床表现大多长期存在，是由于先天禀赋不足引起的体质型亚健康表现。

5. 亚健康阶段性分类 陈国元等提出"亚健康"状态分为 3 个阶段：①轻度身心失调：以疲乏无力、失眠、胃纳差、情绪不稳等为其主要表现。②"潜临床"状态：潜伏者有向某些疾病发展的倾向，其表现比较复杂，临床检查发现有接近临界水平的高血压、高血脂、高血糖和免疫力低下。③"前临床"状态：是指已经患病，但症状不明显，医师尚未明确诊断，未开始治疗的状态。

参 考 文 献

[1] 李俊. 企业人群亚健康状态流行病学调查的初步研究 [D]. 第一军医大学, 2007: 1-82.

[2] 周英. 产生亚健康的原因及应对措施 [J]. 中医杂志, 2000, 41（4）: 251.

[3] 谢雁鸣, 刘保延, 朴海垠, 等. 亚健康人群症状学特征的临床流行病学调查 [J]. 中国中医药信息杂志, 2006, 13（9）: 24-27.

[4] 晋晋. 大学生亚健康症状及成因调查 [J]. 中国科学技术大学学报, 44（6）: 531-535.

[5] 王红玉, 高颖. 亚健康状态 378 例 40 项症状分析述评 [J]. 中医药学刊, 2004, 22（4）: 624-625.

[6] 于春泉, 张伯礼, 马寰, 等. 亚健康主要类型及流行病学调查现状 [J]. 天津中医学院学报, 2005, 2（24）: 91-93.

[7] 汤仕忠, 申红静, 蔡雄鑫. 248 例亚健康者心理亚健康状态的测定和评价 [J]. 中国全科医学, 2005, 8（1）: 34.

[8] 王静, 陈耀平, 高中芳, 等. 247 例亚健康状态干部血液流变学及相关指标的检查结果 [J]. 宁夏医学杂志, 2003, 25（12）: 371-373.

[9] 熊俊浩, 王波, 谢吴, 等. 应用功能磁共振成像技术对焦虑倾向亚健康人群脑区的研究 [J]. 实用医学临床杂志, 2015, 12（1）: 39-42.

[10] 何丽云, 刘保延, 谢雁鸣. 北京地区亚健康人群中医基本证候特征的流行病学研究 [J]. 北京中医药大学学报, 2007, 30（2）: 130 -135.

[11] 李俊, 王学良, 霍云华, 等. 广州市某医院职工亚健康状态临床表现分析 [J]. 广东医学, 2007, 28（5）: 800-802.

[12] 罗仁, 赖名慧, 戴红芳. 亚健康评估与干预 [M]. 北京: 人民军医出版社, 2010.

[13] 倪红梅, 徐丽, 沈红艺, 等. 中国八省市居民亚健康状态的职业特征分析比较 [J]. 中华中医药学刊, 2012, 30（9）: 1934-1937.

[14] 周素华, 朱忠华, 张治平, 等. 湖北省高级知识分子的常见身心亚健康症状调查 [J]. 医学与社会, 2005, 18（10）: 1-3.

[15] 江明, 杨爱华. 青岛大学高级知识分子健康查体结果分析 [J]. 预防医学文献信息, 2001, 7（6）: 717.

[16] Evengard B, Klimas N. Chronic fatigue syndrome: probable pathogenesis and possible treatments [J]. Drugs, 2002, 62（17）: 2433-2446.

[17] 周宝宽, 李德新. 中医对亚健康状态的认述与调治考辨 [J]. 中医药学刊, 2003, 21（2）: 250-251.

[18] 王秀, 何裕民. 中国不同性别亚健康人群差异分析 [J]. 中国公共卫生, 2012, 28（1）: 15-16.

[19] 朱嵘.《亚健康中医临床指南》解读 [J]. 中国中医药现代远程教育，2009，7（2）：V-Ⅵ.

[20] Katharine A，Rimes，Robert G，et al. Incidence，Prognosis，and Risk Factors for Fatigue and Chronic Fatigue Syndrome in Adolescents：A Prospective Community Study[J]. Pediatrics，2007，119（3）：603-609.

[21] Windt DA，Dunn KM，Spies-Dorgelo MN，et al. Impact of physical symptoms on perceived health in the community[J]. J Psychosom Res，2008，64（3）：265-274.

[22] 孙晓敏，魏敏，朱春燕，等. 广东地区亚健康状态的流行病学调查研究 [J]. 山东医药，2008，48（4）：59-60.

[23] 罗仁，邝日建，王学良. 关于亚健康诊断参考标准的讨论 [J]. 医疗保健器具，2007（8）：52-53.

[24] 孙涛，王天芳，武留信. 亚健康学 [M]. 北京：中国中医药出版社，2007：10.

[25] 孙涛，樊新荣. 亚健康型态分类研究的探索 [J]. 医学综述，2010，16（23）：3641-3643.

[26] Gordon M. Nursing Diagnosis：process and application[M]. 3rd ed. St.Louis：Mosby-Year Book，1994：1-8.

[27] North American Nursing Diagnosis Association（NANDA）（2000）. Nursing diagnoses：definitions and classification[M]. PA：USA. 2001-2002：53-362.

[28] 吕探云. 健康评估 [M]. 北京：人民卫生出版社，2006：402.

[29] 何裕民，沈红艺，倪红梅，等. 亚健康的范畴研究 [J]. 医学与哲学：人文社会医学版，2008，29（1）：2-4.

[30] 胡先明，白丽霞，赵杰. 亚健康研究进展 [J]. 中国健康教育，2007，23（2）：144-146.

[31] 陈国元，刘卫东，杨磊，等. 教师"亚健康"现状及预防对策的研究 [J]. 职业卫生与病伤，2000，15（2）1：101-102.

第三节　亚健康的中医体质与中医证候特征

一、亚健康的中医体质特征

中医体质学说是以中医理论为指导，研究人体体质的基本概念、形成、类型特征，及对疾病发生发展和演变过程影响的学说，体质学说认为，体质是形成于先天，定型于后天的个体在形态结构、生理功能和心理因素方面综合的、相对稳定的固有特征。它是人类在生长、发育过程中所形成的与自然、社会环境相适应的人体个性特征，具有个体差异性、群类趋同性、相对稳定性和动态可变性等特点。体质因素决定个体对某些致病因素的易感性，决定发病的倾向性，决定疾病的证候类型，同时又是影响病性、病位、病程阶段和病变趋势的重要因素。

根据 2009 年中华中医药学会《中医体质分类与判断》，中医体质一共可分为 2 类 9 种。2 类即平和质和偏颇质，其中偏颇包括气虚质、阴虚质、阳虚质、痰湿质、湿热质、血瘀质、气郁质和特禀质；9 种体质是指包括平和质和 8 种偏颇体质，每种体质有各自的特点。不同的体质有着不同的生理、心理特点，与某种疾病的发生有关。现代研究发现了平和质的人，不易为邪气所伤，即使发病也容易治愈；而偏颇体质的人，对不同的致病邪气有各自的亲和力，因而表现为对某种疾病的易感性，表现为相同条件、相同致病因素，在不同的个体反应却不一样；且偏颇体质跟许多人类疾病的发病有着密切的联系。亚健康虽无病但其体内的病机已启动，产生了阴阳失衡，或气血亏损，或气血瘀滞，或有某些病理性产物的积聚，这与偏颇体质的形成有互鉴之处。因此，从体质类型入手认识亚健康状态，为亚健康状态的预防及干预提供依据具有重要的现实意义。

近些年国内学者开展了区域性、人群性的亚健康与中医体质相关性的流行病学调查研究，然而，从目前检索到的文献看，较大样本量、较规范、系统的有关亚健康与中医体质相关的流行病学研究仍较少，本节对国内几项调查结果进行了分析归纳，并总结了亚健康与中医体质相关性的流行特点。

一般人群的研究

1. 大样本、区域性的调查研究　毕建璐等在广东开展大样本、多中心的流行病学调研，调查地区涉及广东省6个市，调查对象有工人、教师、学生、公务员等，在28 144名调查对象里，发现健康者5189人（18.44%），亚健康者13 177人（46.82%），疾病者9778人（34.74%）。其中健康人群中平和体质占大多数（3394名，65.4%），亚健康人群中偏颇体质占大多数（8971名，68.1%），差异有显著性意义（$\chi^2 = 1310.63$，$P = 0.000$），研究结果表明，亚健康人群较易具偏颇中医体质倾向。

史周华等对济南市城镇居民亚健康人群分布特征与中医体质相关调查研究，发现1290例研究对象中，人群中亚健康人群占70.23%，具有偏颇体质的人群占61.32%；亚健康状态及其亚型与中医体质关系密切，亚健康人群中偏颇体质所占比例更高，达81.90%。非条件Logistic回归模型假设检验具有高度统计学意义（$P < 0.001$），亚健康状态与阳虚质、阴虚质、气郁质正相关，与平和质负相关；躯体型亚健康与阳虚质、阴虚质、气虚质、气郁质正相关，与平和质负相关；心理型亚健康与阳虚质、痰湿质、气郁质正相关；社会适应型亚健康与阴虚质、气郁质正相关。

岑澔等采用随机抽样方法对北京市人口进行中医体质与亚健康状态相关性的流行病学研究，在2519例被调查者中，亚健康状态者646例（25.65%），健康者1873例（74.35%）。其中，疼痛型亚健康与平和质负相关，与阳虚质、湿热质、瘀血质正相关，早衰型亚健康与平和质负相关，与阳虚质、痰湿质正相关；疲劳型亚健康与平和质负相关，和气虚质、湿热质、气郁质正相关，心理型亚健康与平和质负相关，和气虚质、阴虚质、气郁质正相关。

2. 医院健康体检人群的调查　徐学功等对在郑州市中医院进行健康体检的处于亚健康状态者做为调查对象，通过对10 440例亚健康人进行中医体质分类分析，发现亚健康9种体质的分布按人数多少排列依次为：气虚质（4216例）、痰湿质（3246例）、阳虚质（2490例）、气郁质（2093例）、湿热质（1245例）、瘀血质（882例）、平和质（758例）、阴虚质（709例）、特禀质（37例）；且兼夹体质现象普遍存在，而且在体质的分布当中占有相当比例。

田松等对河南新乡地区体检中心514例亚健康的体检人群进行中医体质判别，发现主要以偏颇体质为主，其构成主要为痰湿质（155例，30.2%）、气虚质（104例，20.2%）、湿热质（64例，12.5%）、阴虚质（44例，8.6%）、阳虚质（38例，7.4%）、血瘀质（36例，7.0%）和气郁质（32例，6.2%）等。对514例亚健康人群主要体质类型与主要证素进行相关分析表明，气虚质与气虚、阳虚和阴虚证素呈显著相关（$P < 0.01$，$P < 0.05$）；痰湿质与湿热、痰湿和阳虚证素呈显著性相关（$P < 0.01$，$P < 0.05$）；阳虚质与气虚和阳虚证素显著相关（$P < 0.05$）；湿热质与湿热、痰湿证素显著相关（$P < 0.01$）；阴虚质与气虚和阴虚证素显著相关（$P < 0.01$，$P < 0.05$）。结论：体质的特异性决定了亚健康人群所表现的证素特点，也反映出体质和证候在形成上的相关性。

杨志敏等对广州、成都、杭州、上海、北京等市体检人群的中医体质进行调研，结果发现在 838 例亚健康人群中，中医体质以偏颇体质为主（613 例，73.2%），而偏颇体质中以阳虚质（178 例，21.3%）为最多，其次为气虚质（120 例，14.3%）与阴虚质（82 例，9.7%）。

3. 具体人群的流行病学研究 邓卫等对广东地区公务员亚健康中医体质特征分析，发现 1430 名公务员中，有 1031 名处于亚健康状态中，偏颇体质占大部分，有 941 名，占 87.4%，平和质 90 名，占 8.7%。145 名健康人群中偏颇体质 87 名，占 60%，平和质 58 名，占 40%。亚健康人群和健康人群偏颇体质分布统计学上有显著性差异（$P < 0.05$）。提示亚健康人群较易出现偏颇体质。亚健康人群的偏颇体质分布由高至低顺序排为：气虚质（34.1%）＞湿热质（21.9%）＞阳虚质（13.3%）＞痰湿质（11.5%）＞气郁质（10.9%）＞血瘀质（10.5%）＞阴虚质（8.5%）＞特禀质（7.5%）。

余克强等对企业人员进行亚健康与中医体质的相关性分析，5000 名员工中，亚健康状态发生率为 76.8%。健康人群中平和体质占 83.4%，偏颇体质仅占 16.6%；3838 例亚健康员工中，平和质占 42.2%，偏颇体质占 57.8%，不同健康状态比较有显著性差异（$\chi^2 = 374.527, P = 0.000$）。亚健康人群的偏颇体质分布由高至低顺序排为：气虚质（135.1%）＞阴虚质（22.7%）＞气郁质（22.4%）＞湿热质（1.4%）＞痰湿质（5.4%）＞阳虚质（14.2%）＞血瘀质（13.5%）＞特禀质（12.1%）。中医体质与亚健康的回归模型结果显示平和质、气虚质、痰湿质、血瘀质、气郁质 5 种体质被纳入了模型，其中平和体质为负相关，是亚健康状态发生的保护因素；气虚质、痰湿质、血体质、气郁质等 4 种体质则为正相关，是亚健康状态发生的危险因素。

黄平等对临床科室（除外影像、心电图室等辅助科室）的一线护士进行亚健康与中医体质的相关性分析，在 290 名被调查者中，健康人群中平和体质占大部分，为 44 人，占 56.4%，偏颇体质 34 人，占 43.6%；亚健康人群平和体质 18 人，占 12.8%；偏颇体质 123 人，占 87.2%；疾病人群平和体质 20 人，占 28.2%；偏颇体质 51 人，占 71.8%。不同健康状态平和体质和偏颇体质比较差异有显著意义（$\chi^2 = 47.168, P < 0.000$）。临床护士健康人群与中医体质的 Logistic 回归分析结果显示，平和质与健康呈正相关，而血瘀质与健康呈负相关。临床护士亚健康人群与中医体质的 Logistic 回归分析结果显示，亚健康与气郁质和血瘀质均呈负相关。

陈晶等对 6205 名在校本科生进行健康状态与中医体质的分析，发现亚健康学生 3879 人（62.51%），其中平和质 2030 人（52.33%），偏颇体质 1849 人（47.67%）。1849 例偏颇体质亚健康学生中，单纯体质 720 人（38.94%），≥2 种复合体质 1129 人（61.06%），其中血瘀质 890 人（48.13%），气虚质 768 人（41.54%），气郁质 659 人（35.64%），阴虚质 589 人（31.86%），痰湿质 540 人（29.20%），湿热质 538 人（29.10%），阳虚质 421 人（22.77%），特禀质 288 人（15.58%）。

二、亚健康的中医证候特征

证，即证候，是机体在疾病发生发展过程中某一阶段的病理概况，包括病变的原因、部位、性质、病势、邪正关系，以及机体的抗病反应能力等，亦标示着机体对病因作用的整体反应状态；反映了疾病发展过程中某一阶段的病理变化本质；是中医学特有的概念，是中医学认识疾病和治疗疾病的基本原则，既是理论体系的核心内容，也是临证诊断治疗的重要依据。

亚健康状态可以通过中医辨证方法进行证候辨识。目前国内开展了很多以中医辨证理论方法为核心，以流行病学人群为对照研究及横断面研究的设计方法，收集特定时间内亚健康人群的中医证候特征及相关指标，为阐明亚健康证候诊断及相关的病因学研究、证候标准研究、证候量化和亚健康证候演变规律提供客观依据。

目前普遍认为亚健康由各种因素（如七情违和、饮食失节、劳逸失度、体质偏颇等）引起机体"阴阳气血"失调所致的。对于亚健康状态常见的中医证候类型，目前上尚存在一定的争议。《亚健康中医临床指南》中对亚健康辨证分型进行了归纳，总结亚健康8种常见中医证候为：肝气郁结证、肝郁脾虚证、心脾两虚证、肝肾阴虚证、肝脾气虚证、脾虚湿阻证、肝郁化火证及痰热内扰证；但较大样本量、较规范、系统的有关亚健康与中医证候的流行病学研究仍较少，相关的流行病学研究如下。

张天嵩等用整群随机抽样的方法对上海市静安区教育和卫生系统一线职工进行调查。调查结果发现，1502 名调查对象中，处于亚健康状态的有 1152 名，亚健康的患病率高达 76.70%。亚健康状态者的临床症状以疲劳、疲乏休息后不能缓解、头昏沉、眼睛干涩、眼睛酸胀、咽干、记事困难、食欲减退、饮水减少、易汗出、疼痛、消极感、易怒、入睡困难、早醒、睡眠质量差、精力不充沛、精力下降、易感冒、怕冷等较为常见；体征以精神不振、精神疲惫、面色萎黄、语音低怯、舌体胖、舌淡白、苔腻、脉细等较为常见；常见证型为肝郁脾虚（20.31%）、心脾两虚（16.49%）、脾虚湿阻（14.76%）、肝气郁结（11.98%）、肝肾阴虚（11.63%）、痰热内扰（8.07%）、肺脾气虚（7.99%）、肝郁化火（3.13%）。

张冀东等对湖南地区 8 所高校的 907 例亚健康状态的大学生进行现状调查，中医证型排名前 8 位的分别是：肝郁脾虚（30.3%）、肝肾阴虚（18.6%）、肝气郁结（16.4%）、气血亏虚（8.0%）、肝郁化火（7.9%）、湿热蕴结（6.0%）、脾虚湿阻（4.3%）、心脾两虚（1.9%），涉及的病位主要有肝、心、脾、肾；不同学校、不同专业、不同性别及不同民族的湖南地区大学生亚健康的中医证候分布特点不同，这与学习环境、睡眠时间、学校与专业、性别、民族、地域及生活习惯的差异有关。

胡晓灵等采用随机整群抽样的方法对乌鲁木齐市进行调查，发现亚健康的现患率为79.45%，并对 2026 例亚健康人群进行中医证候分析，结果显示亚健康人群排前 10 位的症状为疲倦、目涩、头晕、心悸、咽干、胸闷、气短、失眠多梦、四肢困重、情志抑郁易怒。中医证候分布由高到低为：肝肾阴虚证（21.84%）、心脾两虚证（16.97%）、肝郁化火证（14.21%）、肝气郁结证（13.72%）、肝郁脾虚证（11.79%）、脾虚湿阻证（11.50%）、肺脾气虚证（5.62%）、痰热内扰证（4.44%）。女性以肝肾阴虚证及肝气郁结证多见，男性以肝肾阴虚证、心脾两虚证为主；汉族以肝肾阴虚、心脾两虚为主；而少数民族以肝肾阴虚、脾虚湿阻、痰热内扰为主。肝肾阴虚证多集中在 40～49 岁。各证型在年龄、性别、民族方面差异均有统计学意义（$P < 0.05$）。

参 考 文 献

[1] 毕建璐，程静茹，于冰琰，等. 亚健康评定量表（SHMS V1.0）判定标准的制定及广东地区亚健康人群中医体质的分布情况 [J]. 新中医，2014（08）：65-68.

[2] 史周华. 济南市城镇居民亚健康人群分布特征与中医体质相关调查研究 [D]. 山东大学，2010.

[3] 岑澔. 中医体质与亚健康状态相关性的流行病学研究 [D]. 北京中医药大学，2007.

[4] 徐学功，虞婕，张燕. 10 440 例亚健康人群中医体质分型调查分析 [J]. 光明中医，2010（03）：551-552.

[5] 田松, 祁若可, 程月招. 514 例亚健康人群中医体质与证素特点及其关系初步研究 [J]. 中华中医药杂志, 2015(01): 243-245.

[6] 杨志敏, 黄鹂, 杨小波, 等. 亚健康人群的中医体质特点分析 [J]. 广州中医药大学学报, 2009(06): 589-592.

[7] 邓卫, 谭晓军, 邱玉明, 等. 公务员亚健康中医体质特征分析 [J]. 广东医学, 2012(01): 32-34.

[8] 余克强, 肖雅, 黄颖, 等. 企业员工亚健康与中医体质相关性研究 [J]. 新中医, 2013(08): 58-60.

[9] 黄平, 罗仁, 谭永法. 临床护士亚健康状态与中医体质关系调查分析 [J]. 护士进修杂志, 2013(06): 507-509.

[10] 陈晶, 魏敏, 戴红芳, 等. 亚健康大学生中医体质现状调查 [J]. 中国公共卫生, 2011(11): 1488-1489.

[11] 曾文颖, 谢晓磊, 徐志兰. 678 例亚健康疲劳患者发病及中医证候分布特点观察 [J]. 中国中西医结合杂志, 2014(10): 1278-1280.

[12] 张冀东, 孙贵香, 何清湖. 湖南地区大学生亚健康状态中医证候特点及其影响因素调查分析 [J]. 湖南中医药大学学报, 2014(03): 54-57.

[13] 胡晓灵, 付玲, 杜少华, 等. 乌鲁木齐市亚健康人群 2026 例中医证候分析 [J]. 中医杂志, 2013(03): 231-235.

第四节　亚健康的影响因素

亚健康的病因和发病机制至今尚未清楚, 可能与多种因素有关。世界卫生组织明确提出: 影响个人健康和寿命的因素有生活方式 (60%)、生物因素 (15%)、社会环境 (10%)、自然环境 (7%) 以及卫生服务 (8%) 等。目前认为, 亚健康状态是健康与疾病的中间状态, 具有既可回归健康, 又可进展为疾病的双向性转化特点, 因此有必要把慢病管理这个窗口往前移, 将健康管理提到疾病前的状态——亚健康状态, 是做好健康管理重要的"窗口"。但亚健康的发生及其进展机制尚不清楚。

亚健康的发生发展可认为是一个机体应激反应的过程, 应激在疾病或亚健康的病理机制中充当着激发性危险因素的角色, 这种"启动"事件不同于年龄、性别、种族划分和其他社会人口统计因素, 也不同于成长史中的事件, 而是直接诱发症状发生的导火索。因此, 研究亚健康状态相关影响因素, 可以识别高危群体或个体, 对预防亚健康, 促进健康, 预防疾病具有重要的意义。本节结合目前国内对亚健康进行的横断面流行病学调研及结合国外对不利健康因素的研究, 从生活方式、环境因素、生物因素三方面对亚健康状态的影响因素进行探讨, 以期为进一步研究提供参考。

(一) 生活方式

生活方式与健康有着密切的关系。相关研究表明, 不良的生活方式和行为习惯与很多慢性非传染性疾病, 如恶性肿瘤、心脑血管病 (高血压、脑卒中、冠心病)、糖尿病、肥胖、代谢综合征、肠易激综合征等疾病有关, 此外, 还与慢性疲劳、嗜睡、抑郁症、神经衰弱等, 甚至与个人的幸福感等息息相关。目前国内对亚健康的横断面调研及国外对不利健康因素的研究认为, 亚健康状态可能与个人不良的生理状况、心理状况、职业情况、行为习惯、居住环境、社会交往等多种因素有关, 因此, 不健康的生活方式可作为危险因素, 甚至可能作为直接的致病因素参与亚健康状态发生或发展。

根据国外健康促进生活方式的研究,对生活方式的探讨多结合《健康促进生活方式量表》(health-promoting lifestyle profile,HPLP-Ⅱ),HPLP-Ⅱ作为健康促进行为操作性定义的测量工具,被广泛应用。国际及国内研究数据已显示该表具有良好的信度系数,而且用于评价人群的生活方式包括 6 个方面的内容:健康责任、运动锻炼、营养、人际关系、压力管理与心灵成长(自我实现)。因此,结合 HPLP-Ⅱ的 6 方面的内容,总结生活方式对亚健康的影响如下。

1. 吸烟、饮酒 很多流行病学研究表明,吸烟、饮酒是亚健康发生发展的危险因素,且与某一维度的亚健康(如生理、心理等)有着显著的相关性。如广东省城镇居民的调查研究显示,不同吸烟情况的城镇居民生理亚健康得分差异具有统计学意义($P < 0.05$),不吸烟者得分高于吸烟者;不同饮酒情况的城镇居民,生理亚健康、心理亚健康的得分差异有统计学意义($P < 0.05$),不饮酒组的得分要高于少饮及常饮组,常饮酒的组得分最低。目前最新的研究也说明,吸烟有害健康,甚至会导致肺癌的发生发展;少饮酒或酒精消费量低的人群,更有利于心血管的健康。

2. 营养不佳 营养对于机体能量的供给、健康状态的维持有着重要作用。饮食习惯不佳(如饮食不科学、无规律等)是造成亚健康的重要原因。如相关调查表明,吃早餐习惯与健康促进生活方式显著相关,它是健康生活方式的一个强有力的预测因素。不规则的早餐饮食习惯(如不吃早餐等)与发生亚健康的风险增加相关,经常吃早餐可以减少亚健康的发生。相关研究也证明了饮食质量和潜在的营养缺乏同心理健康之间存在重要的关联,如面包、快餐食品或软饮料等消费较多时,能影响生存质量,更容易疲倦;而饮食的改善可以有效抑制常见早期精神障碍的出现。同时,多食用高钙食物对缓解亚健康状态有一定的作用,而饮食习惯之偏甜食及偏肉食者的亚健康程度较健康者高。此外,饮食的时间对于健康也很重要,正确的饮食时间能促进健康,预防亚健康,相关的动物模型已证实夜宵会加重心脏功能负担,加速心脏衰老。而且正确的饮食时间能扭转肥胖和糖尿病;这可能与编码生物钟的基因元件,如大脑中的一个重要信号系统,控制着食欲、能量消耗和机体脂肪构成的 Y6 基因,及胰多肽等密切相关。

3. 压力及应激性生活事件 内在动机和外在需求经历能给个人带来压力,合适的压力或许可以激励人表现出最好的状态,但是长时间的体验高水平的压力且缺乏合适的压力管理,会带来消极的影响。应激性生活事件与亚健康的关系密切,如紧张的人际关系、家庭经济问题、工作压力大、住房紧张等对于亚健康状态的发生,以及心身疾病的出现,起了"催化剂"的作用;不良的压力管理是亚健康状态在心理健康、社会健康甚至是躯体健康方面的一个危险因素,容易体验压抑、焦虑、狂躁、孤独、困惑,或胃口差、焦躁、心悸、失眠等不适的感觉。目前相关研究也证明,心理压力大,容易导致早生白发、脱发、焦虑或抑郁行为、损伤记忆力,甚至是抑郁症、冠心病、糖尿病、不孕不育等疾病发生的危险因素。

4. 运动锻炼不足、久坐 运动锻炼或许可以通过躯体的自我概念、自我尊重和更好的精神成长的积极反应来降低健康问题的危险性。运动锻炼不足或久坐行为与亚健康状态的发生有着密切的联系,与体重的增加、过度肥胖、抑郁、焦虑、睡眠质量或生活质量下降有关。现在最新的研究也表明运动锻炼可以促进机体甘丙肽的生产,甘丙肽通过保留突触可塑性,或使神经连接随时间变化得到加强或减弱的方式来维持应变,以减轻压力的产生。

5. 睡眠问题 睡眠问题,如熬夜、睡眠不足、失眠等,是亚健康发生发展的重要危险因素,相关调查显示,睡眠异常是亚健康状态的重要表现之一,且对亚健康的发生发展具有重要的促进作用，如睡眠时间不足与亚健康临床表现中的睡眠紊乱、记忆力下降、精神紧张、反应迟钝等具有显著的相关性，且长期熬夜还会影响机体内分泌紊乱、导致免疫力下降，引起感冒、胃肠功能不适等；每天实际睡眠时间小于 6 小时的人群发生亚健康的比例明显高于睡眠 6~8 小时人群，每天实际睡眠时间小于 6 小时的亚健康人群得分及亚健康等级较睡眠时间 6~8 小时的人群高。良好的睡眠是健康的关键，睡眠在学习与记忆过程中发挥着重要作用，且睡眠时间的破坏可能会影响人类基因表观遗传学的变化。

6. 心灵成长（自我实现） 心灵成长（自我实现），是个体在满足自我基本需求的基础上，在精神层面实现自我价值的感受、体验和领悟，对个体的成长有着重要的意义；强调了自我实现和自我精神成长，通过寻找意义来实现自我，在生活中寻找目标，并为目标而工作或学习，因此自我实现在一个人的精神、心灵成长过程中，具有重要的意义。当前人群的健康不容乐观，尤其是心理健康问题尤为突出，相关研究已初步显示心灵成长与亚健康有着密切的相关性，如工人人群、中学教师人群及大学生人群。这提示我们很有必要从心灵成长层面提升健康水平。

7. 健康责任 健康的观念是生活的基础。健康责任，包括关注自我健康以及自我健康教育，是追求快乐生活的基本责任。相关研究表明，在企业人群中，主要以工人群体为主，尤其是一线的生产工，工作繁忙，对自我健康关注度不够，可能不太担心自身的健康情况及一些间断的不适症状，如腹部不适，头晕，头痛，失眠或疲劳，这些缺乏健康责任的行为可能导致亚健康状态的发生。

（二）环境因素

亚健康状态的患病率与自然地理环境因素、社会环境、家庭环境等环境因素密切相关。不同地区人群亚健康的患病率不同，如有研究显示我国亚健康平均患病率为 64%，而北京 75.31%，上海 73.49%，广东 73.41%，经济发达和沿海地区高于贫困落后地区。不同工作环境对亚健康状态的现患率也有影响，如企业员工亚健康在 44%~65%，机关干部亚健康现患率为 51%，高校教职工为 65%~69%；城市脑力劳动者的亚健康现患率超过体力劳动者，从事精神紧张度高的职业者发生亚健康的可能性较大。家庭因素也可能影响亚健康状态的发生，研究显示父母的职业与文化水平与子女亚健康状态的产生有一定的关联性，如父亲职业是农民或知识分子的，其亚健康的现患率高于父亲为工人者；单亲家庭和父母健康程度低为子女亚健康症状的危险因素。

（三）生物因素

1. 年龄、性别、学历 亚健康状态的现患率呈现一个"峰形"的分布，刚开始是随着年龄的增长而增高，尤其是中年人（30~44 岁）是一个高峰期；而到了老年期人群现患率开始下降，而变成疾病的现患率增高。同时，亚健康在性别、学历的分布上也有所不同，大多数的研究显示女性的亚健康患病率高于男性，学历较高者的亚健康现患率高于学历低者。

2. 体重 超重或肥胖可为亚健康的伴随症状之一，目前它是很多心脑相关代谢性疾病的预测因子之一，同时它也是不良生活方式（如高脂的高能量食品摄入持续增加或久坐等）的结局因子之一。相关研究已显示，超重或肥胖是亚健康发生的危险因素，体重指数不在正常范围者（或低或高）与亚健康发生关系密切。

3. 中医体质 中医体质是形成于先天，定型于后天的个体在形态结构、生理功能和心理因素方面综合的、相对稳定的固有特征。中医学认为偏颇体质与疾病密切相关；而亚健康为疾病的临床前状态。目前相关的流行病学调研显示，与平和质相比，气虚质、阴虚质、阳虚质、痰湿质、湿热质、血瘀质、气郁质和特禀质这 8 种偏颇体质的人群在相同的影响因素下出现亚健康的几率更高；偏颇体质的亚健康患者经过干预较难恢复到健康状态，即使恢复了也很容易反复到亚健康状态；中医偏颇体质可能是健康向亚健康转化的内在因素，促进了亚健康的发生发展过程。为进一步探讨中医体质在健康状态向亚健康状态转化中的作用，王天等在大学生健康人群中开展以中医体质作为暴露因素的巢式病例对照研究；经过平均约 18 个月的随访观察，最终在 1273 名健康大学生中有 543 名发生亚健康（42.7%），在 730 名健康保持者中，按照出生年及性别随机抽取 543 名（对照组）与病例组进行 1∶1 匹配。回归分析显示，平和质是健康的保护因素[OR 0.649（0.505～0.834）$P<0.05$]。相对于平和质，偏颇体质发生亚健康的危险性约为 1.5 倍（OR 1.541，95%CI：1.199～1.979）（$P=0.001$）；跟平和质相比，阴虚质发生亚健康的可能性为 2.247 倍[OR 2.247（1.386～3.642）]，气虚质发生亚健康的可能性为 2.198 倍[OR 2.198（1.126～4.290）]；倾向阴虚质和倾向湿热质发生亚健康的可能性分别为 1.642[OR 1.642（1.091～2.473）]和 1.506 倍[OR 1.506（1.010～2.247）]。总之，这些发现阐明了气虚质、阴虚质、倾向阴虚质和倾向湿热质更有可能诱导亚健康状态的发生，且平和体质可能预防亚健康状态的发生发展。因此，可以通过调理中医偏颇体质（如阴虚体质和气虚体质）来促进健康，预防健康状态向亚健康状态转化。

4. 存在的问题及展望　　目前对于亚健康状态影响因素的研究中还存在一些问题，限制了研究的深度和研究结果的可比性，比如对于亚健康状态的判定标准和评价工具不统一，或是在研究设计和方法等多是横断面的研究；相关的文献报道小样本的调查研究比较多，或是探讨影响因素比较局限、不全面，如仅仅探讨个别的生活方式行为；而对影响因素进行系统综合地测量和评估的研究报道相对较少。因此，需要在规范和统一评判标准的基础上，进一步开展前瞻性、大样本、多中心的研究。

综上所述，亚健康的病因和病机极为复杂，与多种因素相关。不良的影响因素，如吸烟、饮酒、营养不佳、压力及应激性生活事件、运动锻炼不足或久坐、睡眠问题、不良的环境因素及偏颇体质等，为亚健康发生的危险因素，在这些因素作用下，可能促使机体神经内分泌功能、免疫系统功能改变及基因表达异常改变等，从而诱导健康状态向亚健康状态转化。亚健康状态可认为是慢性病预防的重要窗口，通过预防和干预生活方式危险因素、调理中医偏颇体质（如气虚，阴虚等），制定个体化的健康促进方案，是亚健康转归的重要途径。

参 考 文 献

[1] ScD M. Identification of suicide risk factors using epidemiologic studies[J]. Psychiatric Clinics of North America，1997.

[2] O'Dowd A. Lifestyle contributes most to distribution of cancer，report says[J]. BMJ，2005，331（7508）：65.

[3] Kolonel LN，Altshuler D，Henderson BE. The multiethnic cohort study: exploring genes，lifestyle and cancer risk[J]. Nat Rev Cancer，2004，4（7）：519-527.

[4] Folsom AR，Yatsuya H，Nettleton JA，et al. Community prevalence of ideal cardiovascular health，by the American Heart Association definition，and relationship with cardiovascular disease incidence[EB/OL]. （2011-04-19）[16]. http：//www.ncbi.nlm.nih.gov/entrez/query.fcgi?cmd=Retrieve&db=pubmed&dopt=Abstract&list_uids=21492767&query_hl=1.

[5] Spring B, Moller AC, Colangelo LA, et al. Healthy lifestyle change and subclinical atherosclerosis in young adults: Coronary Artery Risk Development in Young Adults (CARDIA) study[EB/OL]. (2014-07-01)[1]. http://www.ncbi.nlm.nih.gov/entrez/query.fcgi?cmd=Retrieve&db=pubmed&dopt=Abstract&list_uids=24982115&query_hl=1.

[6] Lin CC, Li CI, Liu CS, et al. Impact of lifestyle-related factors on all-cause and cause-specific mortality in patients with type 2 diabetes: the Taichung Diabetes Study[J]. Diabetes Care, 2012, 35(1): 105-112.

[7] Reis JP, Loria CM, Sorlie PD, et al. Lifestyle factors and risk for new-onset diabetes: a population-based cohort study[J]. Ann Intern Med, 2011, 155(5): 292-299.

[8] Sikorski C, Luppa M, Weyerer S, et al. Obesity and associated lifestyle in a large sample of multi-morbid German primary care attendees[J]. PLoS One, 2014, 9(7): e102587.

[9] Guo X, Li Z, Guo L, et al. An update on overweight and obesity in rural Northeast China: from lifestyle risk factors to cardiometabolic comorbidities[J]. BMC Public Health, 2014, 14: 1046.

[10] Healy GN, Wijndaele K, Dunstan DW, et al. Objectively measured sedentary time, physical activity, and metabolic risk: the Australian Diabetes, Obesity and Lifestyle Study (AusDiab)[J]. Diabetes Care, 2008, 31(2): 369-371.

[11] Okami Y, Kato T, Nin G, et al. Lifestyle and psychological factors related to irritable bowel syndrome in nursing and medical school students[J]. J Gastroenterol, 2011, 46(12): 1403-1410.

[12] Peretti-Watel P, Legleye S, Baumann M, et al. Fatigue, insomnia and nervousness: gender disparities and roles of individual characteristics and lifestyle factors among economically active people[J]. Soc Psychiatry Psychiatr Epidemiol, 2009, 44(9): 703-709.

[13] Moy FM, Hoe VC, Hairi NN, et al. Cohort study on clustering of lifestyle risk factors and understanding its association with stress on health and wellbeing among school teachers in Malaysia (CLUSTer)--a study protocol[J]. BMC Public Health, 2014, 14: 611.

[14] 马宁, 刘民. 亚健康状态的流行病学研究进展 [J]. 中国预防医学杂志, 2012(07): 556-559.

[15] 谢雁鸣, 刘保延, 朴海垠, 等. 北京地区不同人群亚健康状态危险因素分析 [J]. 中国公共卫生, 2006, 22(9): 1106-1107.

[16] 聂晓莉, 薛琪, 罗仁. 疲劳与亚健康的相关性研究 [J]. 热带医学杂志, 2010, 10(2): 145-146.

[17] 刘艳艳, 陈淑娟, 黄建华, 等. 深圳某私营企业工人亚健康现状及其影响因素研究 [J]. 热带医学杂志, 2010(04): 394-396.

[18] 李小云, 孙晓敏, 赵晓山, 等. 医院工作人员亚健康状态的影响因素分析 [J]. 现代医院, 2010(05): 152-154.

[19] Pisljar T, van der Lippe T, den Dulk L. Health among hospital employees in Europe: a cross-national study of the impact of work stress and work control[J]. Soc Sci Med, 2011, 72(6): 899-906.

[20] 杨永平, 蒋家望, 包海燕, 等. 亚健康状态发生机制研究进展 [J]. 中国疗养医学, 2010(06): 525-526.

[21] 陈洁瑜, 吴六国, 程静茹, 等. 中学教师亚健康与健康促进生活方式的相关性研究 [J]. 现代预防医学, 2015, 42(12): 2206-2210, 2231.

[22] Mohamadian H, Eftekhar H, Rahimi A, et al. Predicting health-related quality of life by using a health promotion model among Iranian adolescent girls: a structural equation modeling approach[J]. Nurs Health Sci, 2011, 13(2): 141-148.

[23] Perez-Fortis A，Ulla D S，Padilla J L. Psychometric properties of the Spanish version of the Health-Promoting Lifestyle Profile II[J]. Res Nurs Health，2012，35（3）：301-313.

[24] Pinar R，Celik R，Bahcecik N. Reliability and construct validity of the Health-Promoting Lifestyle Profile II in an adult Turkish population[J]. Nurs Res，2009，58（3）：184-193.

[25] 王艳娟，武丽杰，夏薇，等. 中学生健康促进生活方式问卷中文版信效度分析 [J]. 中国学校卫生，2007，28（10）：889-891.

[26] 范欣欣，陈立明，许军. 公务员亚健康状况影响因素的有序多分类 logistic 回归分析 [J]. 中国卫生统计，2014，（5）：770-773.

[27] 郭欣宇. 沈阳市某三级甲等医院职工亚健康现状及影响因素研究 [D]. 吉林大学，2013.

[28] 陆艳. 广东省城镇居民亚健康状况及其影响因素研究 [D]. 南方医科大学，2013.

[29] 袁萍，唐亚丽，于雪芳. 江门市居民亚健康状况及其影响因素分析 [J]. 中国公共卫生，2012，（6）：844-847.

[30] Grabner B，Schramek D，Mueller K M，et al. Disruption of STAT3 signalling promotes KRAS-induced lung tumorigenesis[J]. Nat Commun，2015，6：6285.

[31] Holmes MV，Dale CE，Zuccolo L，et al. Association between alcohol and cardiovascular disease: Mendelian randomisation analysis based on individual participant data[J]. BMJ，2014，349：g4164.

[32] Chen J，Cheng J，Liu Y，et al. Associations between breakfast eating habits and health-promoting lifestyle，suboptimal health status in Southern China: a population based，cross sectional study[J]. J Transl Med，2014，12：348.

[33] Jerome Sarris，Alan C Logan，Tasnime N Akbaraly，et al. Nutritional medicine as mainstream in psychiatry[J]. Lancet Psychiatry，2015，2（3）：271-274.

[34] 徐勇灵，李香兰. 高钙饮食以及饮食习惯对亚健康状况影响的调查 [J]. 甘肃医药，2010，29（4）：378-379.

[35] Gill S，Le HD，Melkani GC，et al. Time-restricted feeding attenuates age-related cardiac decline in Drosophila[J]. Science，2015，347（6227）：1265-1269.

[36] 袁俐，王晓敏，宣纳新，等. 社区居民生活压力事件与亚健康状态相关性分析 [J]. 江苏医药，2014（01）：102-103.

[37] 邓昊，裴冰，羊薪茹，等. 大学生人际关系障碍与心理亚健康的联系: 第二届中青年心理卫生学者学术研讨会 [C]. 中国浙江宁波，2009.

[38] 范欣欣，陈立明，许军，等. 沈阳市公务员亚健康状况及其影响因素分析 [J]. 中国公共卫生，2014，（5）：614-618.

[39] 田佳星，罗淞元，林凯璇，等. 大学生亚健康与压力症状相关性的研究 [J]. 现代中西医结合杂志，2010，（16）：1951-1952.

[40] 程静茹，毕建璐，李斐，等. 中小学教师压力管理与亚健康状态的相关性分析 [J]. 广州中医药大学学报，2015（01）：163-166.

[41] Huth C，Thorand B，Baumert J，et al. Job strain as a risk factor for the onset of type 2 diabetes mellitus: findings from the MONICA/KORA Augsburg cohort study[J]. Psychosom Med，2014，76（7）：562-568.

[42] Sawatzky RG，Ratner PA，Richardson CG，et al. Stress and depression in students: the mediating role of stress management self-efficacy[J]. Nurs Res，2012，61（1）：13-21.

[43] 李晓亮，李凤玲，韩清泉. 高校行政人员亚健康状态及运动习惯的相关分析——以河北省承德市为例 [J]. 广州体育学院学报，2015，（1）：98-101.

[44] Sciolino NR, Smith JM, Stranahan AM, et al. Galanin mediates features of neural and behavioral stress resilience afforded by exercise[J]. Neuropharmacology, 2015, 89: 255-264.

[45] 曹田梅, 张庭基, 张李兴, 等. 非体力劳动者睡眠时间与亚健康调查分析 [J]. 西部中医药, 2012, (3): 52-54.

[46] 邱玉明, 赖名慧, 赖逸贵, 等. 公务员亚健康状况及与睡眠质量关系 [J]. 中国公共卫生, 2011, (3): 355-356.

[47] Yang G, Lai CS, Cichon J, et al. Sleep promotes branch-specific formation of dendritic spines after learning[J]. Science, 2014, 344(6188): 1173-1178.

[48] 姜小琴, 周江文, 杨开仁, 等. 安神汤结合睡眠卫生指导治疗亚健康失眠 37 例临床研究 [J]. 浙江中医杂志, 2014(11): 793-794.

[49] 朱小蔓. 关注心灵成长的教育: 道德与情感教育的哲思 [J]. 中国图书评论, 2012, 9: 37.

[50] Walker SN, Sechrist KR, Pender NJ. The Health-Promoting Lifestyle Profile: development and psychometric characteristics[J]. Nurs Res, 1987, 36(2): 76-81.

[51] 倪虎波, 黄瑾. 医学院大学生心理压力、应对方式与心理健康现况研究 [J]. 临床心身疾病杂志, 2014, (z1): 148.

[52] 黄海, 周春燕, 余莉. 大学生手机依赖与心理健康的关系 [J]. 中国学校卫生, 2013, (9): 1074-1076.

[53] 辛自强, 张梅, 何琳. 大学生心理健康变迁的横断历史研究 [J]. 心理学报, 2012, (5): 664-679.

[54] 沈晓梅. 构建网络环境下大学生心理健康教育新模式 [J]. 中国青年研究, 2012, (1): 113-116.

[55] 余克强, 毕建璐, 黄颖, 等. 某企业人群健康促进生活方式与亚健康状态的相关性研究 [J]. 南方医科大学学报, 2013, 33(8): 1203-1206.

[56] Bi J, Huang Y, XiaoY, et al. Association of lifestyle factors and suboptimal health status: a cross-sectional study of Chinese students[J]. BMJ Open, 2014, 4(6): e5156.

[57] 朱红红, 许家佗. 亚健康状态流行病学特征研究进展 [J]. 辽宁中医药大学学报, 2010, 12(8): 52-54.

[58] 马宁, 刘民. 亚健康状态的流行病研究进展 [J]. 中国预防医学杂志, 2012, (7): 556-559.

[59] 姚荣英, 陶芳标, 庄颖, 等. 蚌埠市大学生亚健康状况与家庭环境因素的关系 [J]. 卫生研究, 2010, 39(2): 212-215.

[60] 赵广才, 魏亚明. 亚健康的重要表现——肥胖及其基因多态性研究 [J]. 甘肃医药, 2009, 28(1): 1-5.

[61] Reis JP, Loria CM, Lewis CE, et al. Association between duration of overall and abdominal obesity beginning in young adulthood and coronary artery calcification in middle age[J]. JAMA, 2013, 310(3): 280-288.

[62] 陈晶. 亚健康自评量表的编制与大学生亚健康中医体质研究 [D]. 南方医科大学, 2009.

[63] 岑澔. 中医体质与亚健康状态相关性的流行病学研究 [D]. 北京中医药大学, 2007.

[64] 吴升伟, 孙晓敏, 吴六国, 等. 中医偏颇体质与亚健康状态转化关系 [J]. 中国公共卫生, 2015, 6(31): 723-726.

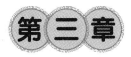

亚健康的发生机制

第一节　亚健康的分子生物学机制

目前由于社会竞争的日趋激烈，人们用心、用脑过度，机体主要器官长期处于非正常负荷状态，饮食结构不平衡，大量吸烟、酗酒以及缺乏体育锻炼等不良行为和生活方式是造成亚健康的最常见原因。研究表明，快节奏的社会生活，繁多的信息刺激，过度的精神紧张与过高的压力负荷会对人体的生理和精神状况产生不良影响，可导致神经系统功能紊乱、内分泌失调、免疫功能紊乱、机体抗氧化能力下降等，引起机体广泛的功能改变，导致亚健康的发生。

一、亚健康发生的关键环节

（一）神经内分泌免疫网络机制

神经内分泌免疫网络于 1977 年由 Basedovsky 首先提出。随着对神经—内分泌系统和免疫系统之间相互作用、相互依赖复杂关系的深入研究，已有大量实验证实，神经内分泌与免疫系统之间存在双向调节作用。神经系统通过广泛的外周神经突触及其分泌的神经递质、众多的内分泌激素，以及神经细胞分泌的细胞因子共同调控免疫系统的功能；免疫系统通过免疫细胞产生的多种细胞因子和激素样物质反馈作用于神经内分泌系统，这种双向的复杂作用使两个系统内或系统之间得以相互交通、调节，构成神经内分泌免疫网络，在整体水平调节机体的正常生理功能，维持机体的稳态，其中任何环节的紊乱均不可避免地影响其他系统的功能。神经、内分泌、免疫系统通过共同的化学信号分子和受体有机地整合在一起，对内外环境变化发生协调一致的反应。有研究表明，免疫过程及其产物可调控下丘脑—垂体—肾上腺及交感神经，后者发生变化后又调控免疫反应。已经发现，脑内许多激素也存在于外周免疫细胞之中，如生乳素（PRL）、促肾上腺皮质激素（ACTH）和 γ- 内啡肽（γ-endorphin）。免疫细胞除了分泌神经递质和内分泌激素，其表面还广泛存在相应的受体，这说明中枢神经系统和内分泌系统产生的信号分子能通过受体调节免疫细胞的功能。免疫细胞存在大多数神经递质和激素的受体，如 T（Th）淋巴细胞，存在类固醇、胰岛素、催乳素、生长激素、雌二醇、睾酮、儿茶酚胺、乙酰胆碱、内啡肽、P 物质、生长抑素、血管活性肠肽、组胺和 5- 羟色胺的相应受体；另一方面，传统的免疫物质，即参与免疫反应的各种细胞因子也存在于神经细胞和内分泌细胞内。有研究表明，在大鼠腺垂体细胞发现多种白介素（IL-s）及其受体存在，在其他脑细胞中也先后发现了 IL-1α、IL-1β、IL-2、IL-4、IL-6、干扰素 -α(INF-α)、干扰素 -γ (INF-γ)的 mRNA 表达或其受体存在。这说明免疫反应过程同样影响神经内分泌系统的功能。神经内分泌和免疫系统的细胞表面都有相关受体接受对方传来的各种信息,这种双向的复杂作用,使两个系统内或系统之间得以相互交通和调节,构成神经内分泌免疫调节网络(NEI),共同维持机体的稳态。在内、外环境因素(衰老、应激等)的作用下,若机体的稳态被破坏,则引发一系列疾病。

现代医学研究证明,亚健康状态其实就是一种人体神经内分泌免疫网络系统的失衡状态。陈民利课题组通过采用热水游泳、饮食限制、睡眠剥夺、束缚等方式建立亚健康大鼠模型,造模成功后测定血清 5- 羟色胺(5-HT)、多巴胺(DA)、甲状腺激素 T3 和 T4、睾酮(T)、皮质酮(CORT)、促肾上腺皮质激素(ACTH)、白介素 IL-1β、IL-2、IL-6、IL-8 和 IFN-γ 含量以及 T 淋巴细胞亚群的变化,并取脾脏测定 T、B 淋巴细胞增殖能力和 NK 细胞活性变化,结果表明亚健康状态能引起大鼠,下丘脑—垂体—肾上腺皮质轴反应性失衡,皮质醇释放过度,引起内分泌的紊乱,并能引起淋巴细胞功能降低,出现明显机体免疫抑制现象。陈民利课题组还通过采用限制活动模拟人类心理应激因素,建立大鼠亚健康状态模型,发现亚健康模型大鼠脑组织皮质、海马区与凋亡相关的 Bax、c-Fos 表达面积显著增加,提示束缚应激所致的亚健康模型大鼠可能出现中枢神经细胞凋亡和中枢神经元损伤,导致记忆力下降,活力减退等症状从而表现为记忆力下降等亚健康症状。罗仁课题组通过强迫小鼠水中站立成功制备疲劳型亚健康小鼠模型,发现亚健康小鼠力竭游泳时间较正常对照组明显短,胸腺、脾脏指数及 T、B 淋巴细胞刺激指数显著下降,血清皮质酮呈现出先升高后降低的动态变化,表明疲劳型亚健康状态下小鼠存在肾上腺皮质功能和免疫功能的紊乱。李绍旦等应用脑电超慢涨落图(EFG)分析仪与匹兹堡睡眠质量指数(PSQI)量表,检测亚健康失眠人群的 EFG 表现和 PSQi 总分值,结果显示 46 例亚健康失眠者 PSQi 总分均≥7 分,其中以总分 7～16 分为主(占 82.6%)。EFG 检测 γ- 氨基丁酸(GA-BA)、谷氨酸(G1u)、5- 羟色胺(5-HT)、乙酰胆碱(Ach)、去甲肾上腺素(NE)及多巴胺(DA)的水平都低于参考值,与参考值比较差别均有统计学意义(P<0.05)。反映失眠程度的 PSQi 总分值与神经递质中的 GABA、Glu 水平间均具有线性相关性,表明亚健康失眠者脑内主要神经递质均明显降低,其中 GABA 和 Glu 活动异常与失眠程度间有密切关系。侯红艳等也证实亚健康人群脑内神经递质水平低于正常值。王春华等选择以疲劳为主诉的亚健康受试者 100 例,运用疲劳量表、疲劳自评量表对受试者的疲劳状况进行评价,并检测受试者的免疫球蛋白 A(IgA)和免疫球蛋白 G(IgG)的含量,运用 Pearson 相关分析对疲劳和免疫指标的相关性进行分析,结果显示亚健康受试者疲劳量表(fatigue scale 14,FS-14)中的 3 个因子分别与免疫球蛋白 A (immunoglobulin A,IgA)、免疫球蛋白 G(immunoglobulin G,IgG)呈显著负相关;疲劳自评量表(fatigue self-assessment scale,FSAS)各因子分别与 IgA、IgG 呈显著负相关,提示亚健康状态人群的疲劳与免疫力低下有关。神经内分泌免疫网络的紊乱导致不能准确地将机体内外环境信息进行识别、传递和调节,不能主动适应环境而造成一种消极适应状态。当这些应激状态程度过强或持续时间过长,即过度应激时,往往会引起体内各种激素、神经递质和细胞因子的水平发生改变,这些改变共同引起各种病理生理变化,引起机体心理和生理的异常变化和不适应。即人体已经处于亚健康状态,这些紊乱的改变如能及时调节和纠正,人体能够恢复到健康状态,否则长期的紊乱状态就会引起相关疾病的显性发生。

（二）氧化应激

自由基（free radicals，FR）是指含有孤对电子的原子、原子团或分子。在正常的生命过程中，自由基为维持生命所必需，但自由基也是细胞和生物组织危险的杀手。正常的生理情况下，体内自由基不断产生，但也不断地被清除，使之维持在一个正常生理水平，过多或过少都会给机体造成损伤。由于体内获得电子的过程大多数发生在氧原子或氧分子上，因此，在代谢过程中产生的 90% 以上自由基为氧自由基（oxygen free radicals，OFR）。近年来，关于自由基损伤的学说很多，目前已有很多研究表明自由基反应是衰老、肿瘤、心脏缺血、氧中毒、休克、药物毒性、炎症及免疫性损伤等病理过程发生的基础。机体不正常的代谢产生大量的氧自由基，当氧自由基的数量超过体内抗氧化防御能力时，会导致细胞损伤，此时机体则处于氧化应激态。氧化应激是指机体在遭受各种有害刺激（如辐射、缺血、缺氧等）时，体内产生过多高活性分子，如活性氧自由基和活性氮自由基，氧化程度超出氧化物的清除，导致氧化系统和抗氧化系统失衡，从而引起组织损伤。氧化应激过度表达时，氧化应激反应中的自由基能够迅速与 DNA、蛋白质和脂类反应，导致生物膜脂质过氧化、细胞内蛋白及酶变性、DNA 损害，细胞死亡或凋亡，组织损伤，引起多种疾病的产生。Ceriello 等提出"共同土壤"学说，即氧化应激是胰岛素抵抗、糖尿病和心血管疾病的共同发病机制。一些学者提出氧化应激存在 3 个水平，即正常水平、亚健康水平和致病水平，任何一种由氧化应激升高造成的疾病，其发病前都存在一个窗口期，这就是氧化应激窗口期理论，即机体在小分子水平上存在着微观上的平衡，即高活性粒子和抗高活性粒子物质之间的平衡，这种微观平衡决定机体的宏观平衡。从氧化应激水平恰好高于正常到疾病发生的这个时期内，有一个缓冲期，这个时间区就是氧化应激窗口期。中科院院士陈可冀教授也认同了氧化应激窗口期的理论，认为亚健康状态其实是氧化应激窗口期。

在亚健康状态下，机体虽无明确疾病，却呈现出活力降低、反应能力减退、适应能力下降，具有发生某种疾病的倾向。机体不正常的代谢产生大量的氧自由基，但它在内源性抗氧化酶（如 SOD 等）和外源性抗氧化剂（即抗氧化能力）的协同作用下被不断清除，使其处于平衡状态——即氧化与抗氧化平衡。当某些因素打破这一平衡就会导致大量的活性氧蓄积，引起氧化应激损伤，产生脂质过氧化产物，会导致机体损伤，此时机体则处于氧化应激状态。周光清等按照亚健康患者的类型，选取躯体性、心理性和社会适应性亚健康患者各20 例，以健康者作对照，采用分光光度法及免疫比浊法测各组机体内血清超氧化物歧化酶（SOD）、谷胱甘肽过氧化物酶（GSHPx）和丙二醛（MDA）的浓度水平。结果与健康者相比，三种亚健康患者 SOD、GSHPx 水平降低，MDA 水平却明显升高，躯体性亚健康患者与心理性、社会适应性相比，SOD、GSHPx 水平降低更明显，MDA 水平升高更明显，提示亚健康患者处于氧化应激状态，其中躯体性亚健康患者相比心理性、社会性亚健康患者更为严重，亚健康与氧化应激之间有明显的相关性。罗仁课题组通过强迫小鼠水中站立建立疲劳型亚健康小鼠模型，发现亚健康模型小鼠骨骼肌肌内 MDA 水平升高，SOD、总抗氧化能力（TAC）下降，表明亚健康模型小鼠存在氧化应激损伤，抗氧化能力降低。赵蕊等采用强迫游泳、睡眠剥夺、束缚和应激刺激复合因素建立亚健康小鼠模型，对模型小鼠进行血清 SOD、GSHPx及 MDA 含量测定，发现小鼠 SOD、GSHPx 水平降低，MDA 水平升高。S0D 是主要的抗氧化酶之一，其活力高低间接反映了机体清除氧自由基的能力。MDA 含量是反映机体内脂质过氧化的程度，其含量高低则间接反映了机体细胞受自由基攻击的严重程度；GSHPx 是体内广泛存在的一种重要的催化过氧化物分解的酶，能减轻氧自由基对组织细胞的损伤，具有保护细胞膜和细胞功能完整性的作用。GSHPx 的活力和含量可反映机体清除自由基的能力。以上研究表明长期的心理应激使大鼠体内的自由基生成增多，而清除能力下降，引起自由基的产生与清除失衡，导致对机体和脏器组织的氧化损伤致亚健康状态。

（三）能量代谢紊乱机制

新陈代谢是机体生命活动的基本特征，包括物质代谢和与之相伴的能量代谢。机体在物质代谢过程中能量的释放、转换和利用过程，称为能量代谢。疲劳是亚健康状态常见主症之一，是机体内多种生理生化变化的综合反应。Christensen 提出疲劳是"由于劳动和劳动环境引起的体内平衡（又称自稳态）的紊乱状态，引起主观和客观的症状"。疲劳时机体物质代谢过程中能量的释放、转换和利用过程出现障碍，在机体中聚积了各种不同的代谢产物，其中很多代谢产物对身体有着严重的损伤作用，包括乳酸、氨、氧自由基、过氧化脂质等，这些代谢废物在肌肉组织中积聚，破坏内环境的稳定，损害肌细胞，使三磷酸腺苷合成减少，膜三磷酸腺苷酶活性受到抑制，膜功能障碍，肌浆网的钙离子转运能力下降，从而导致机体出现疲劳、乏力等临床表现的亚健康状态。罗仁课题组以亚健康状态时血清培养人骨骼肌细胞，将人骨骼肌细胞常规培养、细胞融合达 80% 以上时，分为 20% 亚健康状态血清组、30% 亚健康状态血清组、20% 正常状态血清组、30% 正常状态血清组，分别用含不同浓度亚健康状态血清和正常状态血清 DMEM/F12 细胞培养液培养，培养 24，48，72 小时，采用生物化学法和高效液相色谱法测定人骨骼肌细胞线粒体膜细胞色素 C 氧化酶活性和三磷酸腺苷、二磷酸腺苷、一磷酸腺苷含量。结果显示含 30% 亚健康状态血清 DMEM/F12 细胞培养液在培养人骨骼肌细胞 48h 和 72h 时，细胞线粒体膜细胞色素 C 氧化酶活性和能量负荷显著降低，提示亚健康疲劳状态时血清可致人骨骼肌细胞呈现能量代谢障碍。罗仁课题组建立疲劳型亚健康大鼠模型和疲劳型亚健康大鼠骨骼肌细胞模型，发现模型大鼠骨骼肌细胞明显肿胀变性，线粒体数量减少，呈空泡样，嵴消失，内质网及核膜扩张，骨骼肌组织和细胞脂质过氧化指标及过氧化物酶体增殖物激活受体辅激活因子 1α（PGC-1α）、腺苷酸活化蛋白激酶（AMPK）mRNA 表达水平显著降低。研究结果提示疲劳型亚健康的发生与线粒体再生障碍相关，脂质过氧化可破坏线粒体的结构及功能，影响能量的代谢过程促进细胞凋亡，进而导致疲劳。

（四）微循环障碍

正常生理情况下，全身血管正常收缩，物质浓度保持平衡。微循环血管平滑肌有节律地收缩与舒张，使得细胞、组织、器官等的供血供氧充足，能发挥正常生理的功能。相反，若微循环的血管形态或血流异常，使得细胞、组织、器官缺血缺氧，从而它们的代谢功能紊乱，最终导致物质的交换、能量的代谢、信息的传递等功能受阻，导致细胞、组织及脏器的代谢、功能和结构发生病变，进一步出现炎症、水肿、硬化、血栓形成等一系列病理变化，从而导致出现亚健康状态。亚健康状态下，由于生活、工作的快节奏和压力，机体的神经—免疫—内分泌机制发生改变，血液黏度发生变化，继而微血管形态、微血流动态及微血管周围情况发生变化，最终引起微循环的变化。研究表明，健康的老年人红细胞分布均匀，形态正常，活动度佳，亚健康状态的老年人红细胞分布不均匀，部分红细胞形态异常，活动度差，可见环形红细胞、皱缩红细胞、缗钱状红细胞及柠檬状红细胞。宋素景等应用血液流变学分析仪、微循环仪比较亚健康状态人群血液流变学、微循环学和 S-100β 蛋白与健康人群之间的差异,发现亚健康组与正常组比较,全血黏度值、血浆黏度值、红细胞压积、高切还原黏度、S-100β 蛋白等均有明显增高,甲皱微血管清晰度差、管袢畸形、交叉增多,具体表现为血流速度减慢,呈线粒流或粒缓流状态,红细胞聚集性增强,袢周渗出常见,提示亚健康状态存在血液黏度增高,微循环障碍。

二、系统生物学方法在亚健康机制研究中的应用

亚健康发生与发展过程涉及众多的基因、蛋白质和代谢小分子及其相互作用。越来越多的研究者认识到,从简单的、线性的角度来研究亚健康是不够的。因此,当前对亚健康的研究不仅采用经典的分子细胞生物学方法,而且还逐渐开始采用基因组学、蛋白质组学和代谢组学等"大科学"方法。更重要的是,这些"组学"技术不仅为亚健康研究领域提供了新的研究方法和技术,而且为系统生物学研究策略开拓了发展空间。

(一)基因组学与亚健康

随着人类基因组计划(human genomie project,HGP)的顺利完成,人类向彻底揭开自身生命之谜的目标又迈进了一大步。基因组学就是研究某一生物整套基因组的结构与功能的科学。换言之,基因组学是以分子生物学技术,电子计算机技术和信息网络技术为研究手段,以生物体内基因组的全部基因为研究对象,从整体水平上探索全基因组在生命活动中的作用及其内在规律和内外环境影响机制的科学。21 世纪是生物信息的时代,基因组学的研究发生了翻天覆地的变化,已从结构基因组学转向功能基因组学。随着研究内容的深入,研究手段的提高,科学家们会从更全面和更复杂的层面上分析和研究生命现象,揭示生命的奥秘。1986 年 3 月,诺贝尔奖获得者美国科学家 Dulbeeoo 在《Science》杂志上率先提出了人类基因组计划(HGP)这一设想,旨在阐明人类基因组脱氧核糖核酸(DNA)31109核苷酸的序列,阐明所有人类基因并确定其在染色体的位置,从而破译人类全部遗传信息。HGP 的提出和实施,推动了基因组学这门新生学科的诞生。

基因组学主要包括结构基因组学和功能基因组学。结构基因组学以生物全基因组为研究对象,整个基因组功能分析、基因作图、序列分析、基因鉴定等为主要内容,以建立物理、转录和序列等图谱为主要目的。旨在确定染色体全基因组 DNA 序列、所含基因的位置及其结构和相互关系,为阐明基因功能奠定基础。其研究内容主要就是基因作图;根据使用的标志和手段不同,基因作图有 4 种类型,即进行遗传图谱、物理图谱、转录图谱、序列图谱4 个不同层次的分析。功能基因组学以揭示基因组的功能及调控机制为目标,利用结构基因组学提供的信息,以高通量、大规模的实验方法、统计和计算机分析为特征,全面系统地分析全部基因的功能。功能基因组学的研究是 21 世纪国际研究的前沿,也是最热门的研究领域之一。功能基因组学的研究内容主要包括:基因组功能注释;基因组表达产物的功能;基因组的多样性及其与表型的相关性等。

基因组学的研究方法:结构基因组学研究的常用技术方法包括:脉冲场凝胶电泳(PFGE);毛细管电泳;基因芯片技术;全基因组随机测序(又称全基因组鸟枪策略)。功能基因组学的研究方法:基因的时空差异表达是有机体发育、分化、衰老和抗逆等生命现象的分子基础。基因在不同组织、不同器官以及不同环境条件下的差异表达特征为基因的功能提供了重要的信息。Velculescu 等将在特定组织或细胞内转录的所有基因及其表达丰度称为转录组,因此,在转录水平上进行的基因表达差异分析实际上就是进行转录组研究。经典的

减法杂交（subtractive hybridization）、差式筛选（differential screening）、cDNA 替代差异分析（representative difference analysis，RDA）以及 mRNA 差异显示（differential display）等技术已被广泛用于鉴定和克隆差异表达的基因，但是这些技术不能胜任对大量的基因进行全面系统的分析，于是基因表达序列分析（serial analysis of gene expression，SAGE）、cDNA 微阵列（cDNA microarray）和 DNA 芯片（DNA chip）等能够大规模进行基因差异表达分析的技术应运而生。罗仁课题组发现肾虚在亚健康的发生发展中起到关键作用。用抑制性消减杂交方法筛选出了亚健康肾阴虚证的差异 DNA 片段，得到 680 个白色克隆，随机调取 96 色克隆，再经聚合酶链反应方法快速筛选出阳性重组质粒 91，从而成功地构建了亚健康肾阴虚证的 DNA 消减文库，为进一步筛选和克隆亚健康肾阴虚证相关基因奠定了基础；此外还应用基因芯片技术，选取亚健康状态肾阳虚证患者作为研究对象，选择健康志愿者作为正常对照组，对亚健康状态肾阳虚证的基因表达进行了分析，结果发现亚健康状态肾阳虚证组和正常对照组间存在差异基因表达特征图谱，获得差异表达基因共 75 条。其中，表达水平上调（Ratio 值大于 2）的有 22 条，表达水平下调（Ratio 值小于 0.5）的有 53 条，这些差异表达的基因中，主要涉及免疫应答、代谢通路、信号通路（MAPK 信号通路、Wnt 信号转导通路、TGF-β 信号通路等）、细胞因子、细胞凋亡、细胞受体、细胞骨架和运动、氧化应激、离子通道（钙、镁、锌、铜）、DNA 结合、转录因子、蛋白质翻译合成等方面相关的基因，为阐明亚健康的发生机制提供了一定科学依据。

（二）蛋白质组学与亚健康

蛋白质组学是研究细胞内全部蛋白质的组成及其规律的学科。它以组织或细胞的全部蛋白质为研究对象，以蛋白质表达整体水平的研究为特点，研究复杂的基因间相互作用、细胞内部的活动和环境的影响所致的基因表达及蛋白质翻译后加工的动态过程。基因的表达受生物体内外环境的影响，表达的时间、空间及顺序受严格的调控机制所制约。蛋白质组与基因组不同，前者具有动态的过程，后者则是相对恒定的。蛋白质组学除了能够提供定量的数据，还能提供包括蛋白定位和修饰的定性信息。只有通过对生命过程中蛋白质功能和蛋白质之间的相互作用以及特殊条件下的变化机制进行研究，才能对生命的复杂活动具有深入而又全面的认识。随着人类基因组计划的完成，蛋白质组学研究方法无疑成为了现代生命科学技术的主要方法之一。

根据研究目的和手段的不同，蛋白质组学可以分为表达蛋白质组学、结构蛋白质组学和功能蛋白质组学。表达蛋白质组学用于细胞内蛋白样品表达的定量研究。其研究技术为经典的蛋白质组学技术即双向凝胶电泳和图像分析。在蛋白质组水平上研究蛋白质表达水平的变化等，是应用最为广泛的蛋白质组学的研究模式。以绘制出蛋白复合物的结构或存在于一个特殊的细胞器中的蛋白为研究目标的蛋白质组学称为"细胞图谱"或结构蛋白质组学，用于建立细胞内信号转导的网络图谱并解释某些特定蛋白的表达对细胞产生的特定作用。功能蛋白质组学以细胞内蛋白质的功能及蛋白质之间的相互作用为研究目的，对选定的蛋白质组进行研究和描述，能够提供有关蛋白的糖基化、磷酸化，蛋白信号转导通路，疾病机制或蛋白质与药物之间相互作用的重要信息。蛋白质组学的主要相关技术有双向凝胶电泳、差异凝胶电泳、质谱分析等。其中双向电泳技术从开发到应用已经 30 多年，是蛋白质组学研究的核心技术之一；差异凝胶电泳技术能够进行大样本统计分析，且灵敏度高；质谱技术包括生物质谱、飞行时间质谱、电喷雾质谱等，通常与双向电泳等蛋白分离技术相联用，具有灵敏、准确、自动化程度高等特点，是蛋白鉴定的核心技术。除了上述几种主要的技术外，蛋白质芯片技术、酵母双杂交系统和生物信息学分析也应用于蛋白质组学。

近年来，亚健康的蛋白质组学研究取得了一定的进展。钟白云课题组采用双向凝胶电泳（two-dimensional electrophoresis，2-DE）对亚健康便秘人群、亚健康大便不成形人群以及健康志愿者结肠黏膜组织进行蛋白质分离，ImageMaster 2D Elite 分析软件进行图像分析，基质辅助激光解吸电离飞行时间质谱（matrix-assisted laser desorption/ionization time of flight mass spectrometry，MALDI-TOF-MS）得到相应的肽质量指纹图（peptide mass fingerprint，PMF），搜索数据库鉴定差异蛋白。建立了亚健康便秘人群及大便不成形人群结肠黏膜组织 2-DE 图谱，肠道亚健康便秘组中鉴定出 17 个蛋白质，有 10 个蛋白质点表达明显上调，7 个蛋白质点表达显著下调。其中锌指蛋白 658、β-肌动蛋白、YWHAZ 蛋白和硫代硫酸硫转移酶可能与亚健康便秘的发生、发展有关；乙醛脱氢酶 1、肽基脯氨酰顺反异构酶、细胞角蛋白 8 及碳酸酐酶 I 可能与长期便秘向肿瘤发展有关。肠道亚健康大便不成形组中鉴定出 8 个蛋白质，其中 3 个蛋白质点表达明显上调，5 个蛋白质点表达明显下调。罗仁课题组孙晓敏、李晓勇、靳文等运用蛋白质组学双向电泳技术分别对空白对照组和亚健康模型大鼠下丘脑蛋白进行蛋白点的 2-D 分离，结果发现模型组共有 71 个点有明显差异，其中蛋白点表达上升 2 倍及以上的有 18 个，下降 2 倍及以上的点有 15 个。此外，罗仁课题组用含 30% 正常血清和 30% 亚健康疲劳者血清的 DMEM/F12 细胞培养液培养 72h，收集细胞，提取细胞总蛋白，运用二维凝胶电泳和质谱技术观察亚健康疲劳状态血时清对骨骼肌细胞蛋白质表达谱的影响，发现在 2 组凝胶中有 15 个蛋白质点显著差异表达，亚健康组中表达升高的蛋白质点有 10 个，下降有 5 个，其主要涉及能量代谢、核苷酸合成、细胞修复、应激等相关蛋白；还采用双向凝胶电泳（2-DE）技术分离亚健康肾阴虚证患者与正常人血浆总蛋白，应用 PDQuest 软件对凝胶图象进行定性定量差异表达分析，从中选取差异表达蛋白质斑点，通过基质辅助激光解析电离飞行时间质谱（MALDL-TOF-MS）分析，获得了重复性和分辨性较好的血浆双向凝胶电泳图谱，结果显示在亚健康肾阴虚证血浆较正常人血浆表达量升高的蛋白质斑点 11 个，表达量降低的蛋白质斑点 6 个。选取其中表达量升高相差 10 倍以上的 3 个蛋白质斑点进行 PMF 鉴定，得到 1 个匹配精确的蛋白质（热休克蛋白 27），提示亚健康肾阴虚证血浆与正常人血浆中存在差异表达蛋白质，有助于阐明亚健康发生的分子机制。

（三）代谢组学与亚健康

代谢组学就是指任何外源物质、病理生理变化或遗传变异的作用都会反映到生物学上，对内源性代谢物质的稳态平衡造成干扰，从而使内源代谢物中的各种物质水平和比例产生变化。代谢组学就是研究生物整体、系统、器官、细胞的代谢物质及其与内在或外在因素的相互作用。代谢组学是继基因组学、转录组学和蛋白质组学之后，系统生物学的重要组成领域，也是目前研究的热点。代谢组学与基因组学、转录组学和蛋白质组学存在着密切联系，在所有的生物体内，代谢物及其改变包含着基因表达和蛋白功能改变等丰富的信息。代谢组学考查的是生物机体内所有的代谢产物，但主要关注的是分子量在 1000 以内的小分子物质，基因组学和蛋白质组学分别从基因和蛋白质层面探寻生命活动，代谢组学则从代谢物层面上探寻生命活动，基因组学和蛋白质组学告诉你什么可能会发生，而代谢组学则告诉你确实发生了什么。与系统生物学的其他组学相比，代谢组学的优点是：①基因和蛋白质表达的微小变化在代谢物上得到放大，所以检测更容易。②代谢物的种类远小于基因和蛋白质的数目（每个多细胞生物组织中基因大约为 103 数量级，即使在最小的细菌基因组中也有几千个基因）。③组织中代谢物相差不大，所以研究中采用的技术更通用，且检测样品方便易得，如对血液、尿液等体液进行分析，可实现对机体功能变化的动态研究。

检测代谢组学的技术主要包括：对质量进行精确测定的高分辨质谱（mass spectrometry, MS），高分辨率、高通量磁共振（nuclear magnetic resonance，NMR），毛细管电泳（capillary electrophoresis，CE），以及高效液相色谱（high pressure liquid chromatography，HPLC）和超高液相色谱（ultra-high-pressure liquid chromatography，UPLC）技术。目前，代谢组学研究最主要的两个技术平台是磁共振技术和质谱技术。各种分析技术均有其优缺点，因此，需要根据不同的样品性质、实验目的和各代谢物化学物理性质选择合适的分离检测技术。近年来，代谢组学技术在亚健康方面的应用得到了迅速的发展。陈家旭课题组对 12 例健康者、12 例亚健康肝郁证者、12 例亚健康脾虚证患者的尿液样本进行氢磁共振（1H-NMR）检测。将其所得 NMR 数据通过正交信号校正（OSC）处理之后再采用 PLS 分析方法，结果显示，与正常组相比亚健康肝郁证组 1H-NMR 图谱中乳酸、柠檬酸、甘氨酸、氧化三甲胺、马尿酸以及 3- 羟基丁酸、肌酐等代谢物的谱峰有了明显的变化，故此类代谢物可初步作为亚健康肝郁证的代谢表型与特异性生物标志物群；亚健康脾虚证 1H-NMR 图谱中 31 羟基丁酸、乳酸、甘氨酸、肌酐、马尿酸的含量低于正常组，而氧化三甲胺、柠檬酸的含量则高于正常组，有谱峰变化的此类差异性代谢物可能为亚健康脾虚证的早期的潜在生物标志物。尿液代谢组学的变化可在一定程度上阐释亚健康脾虚证和肝郁证的发生机制。刘艳艳、肖雅、邱玉明等应用 1H-NMR 代谢组学方法，对正常对照组和疲劳型亚健康的尿液样本进行分析，采用 PCA、OSC-PLS 判别分析方法进行数据处理及模式识别后，样品积分矩阵图中各组区分明显，可以完全分开；样品的载荷矩阵图中，大多数成分浓集在一起，仅少数代谢产物发生了显著变化，远离浓聚点。筛选得到 10 个变量差异有统计学意义，且均比健康组的表达水平升高，在代谢组学数据库中查找其对应的化合物，即 α- 酮戊二酸、丙氨酸、辅酶 Q、肌酸酐、磷酸肌酸、组胺、三磷酸甘油酸、鸟苷、马尿酸，可能为疲劳型亚健康的潜在标志性分子。

亚健康状态的发病机制复杂，目前对亚健康发生的机制尚未完全阐明，仍是今后研究的亟待解决的问题，对指导临床实践、提高临床疗效，合理配置社会资源，降低国家、个人医疗费用具有切实意义。

参 考 文 献

[1] Basedovsky Ho, SorkinE. Network of immune-neuroendocr in einteractions[J]. Chin Exp Immunl, 1977, 27（1）: 1-12.

[2] Ottavianie, Franchinia, Genedanis. ACTH and its immune neuroen docrine functions. A comparotive study[J]. Curr Pharm Dec, 1999, 5（9）: 673-681.

[3] 徐孝平, 潘永明, 刘瑞敏, 等. 亚健康状态大鼠的神经, 免疫, 内分泌机制的研究 [J]. 中国比较医学杂志, 2012, 22（8）: 33-39.

[4] 刘瑞敏, 冷晓霞, 陈民利, 等. 束缚应激致亚健康状态大鼠脑组织 Bax、c-Fos 的表达及中药干预作用 [J]. 实验动物与比较医学, 2011, 31（2）: 96-101.

[5] 刘艳艳, 孙晓敏, 欧阳明子, 等. 维康颗粒对疲劳型亚健康小鼠免疫功能影响的实验研究 [J]. 江苏中医药, 2013, 45（5）: 73-75.

[6] 黄建华,刘艳艳,陈淑,等.慢性疲劳发生过程中小鼠血清皮质酮的动态变化[J].热带医学杂志,2010,10(5):498-501.

[7] 李绍旦,杨明会,王振福,等.亚健康失眠人群脑内神经递质水平分析[J].中国全科医学,2008,11(1):24-26.

[8] 侯红艳,刘诗翔.亚健康者脑内神经递质水平检测结果和心理健康状态的测定结果分析[J].内蒙古中医药,2013,32(21):117-118.

[9] 王春华,胡玲,刘磊,等.亚健康状态人群的疲劳与免疫指标相关性研究[J].中医药临床杂志,2015,27(1):50-52.

[10] 周颖.氧化应激假说印证中医"治未病"思想[N].中国中医药报,2008-8-4(2).

[11] 周光清,赵新军.亚健康与机体慢性氧化应激反应的相关性[J].广东医学,2014,35(13):2028-2030.

[12] 罗正茂,陈淑娟,刘艳艳,等.五指毛桃防治疲劳型亚健康小鼠的机制研究[J].贵阳中医学院学报,2012,34(6):25-28.

[13] Zhao R,Cai Y,Shao X,et al. Improving the activity of Lycium barbarum polysaccharide on sub-health mice[J]. Food Funct,2015,6(6):2033-2040.

[14] 李保良,赵晓山,罗仁,等.亚健康疲劳状态时血清对骨骼肌细胞线粒体膜细胞色素C氧化酶活性和线粒体能量负荷的影响[J].中国组织工程研究与临床康复,2008,12(37):7258-7262.

[15] 聂晓莉,薛琪,罗仁,等.维康颗粒对疲劳型亚健康大鼠骨骼肌脂质过氧化和PGC-1α及AMPK表达的影响[J].广东医学,2013,34(11):1654-1656.

[16] 聂晓莉,薛琪,罗仁,等.维康颗粒对疲劳型亚健康大鼠线粒体再生功能的影响[J].暨南大学学报(自然科学与医学版),2013,34(2):150-153.

[17] 崔力.老年人亚健康状态红细胞形态观察与结果分析[J].中国社区医师(医学专业半月刊),2008,(17):127.

[18] 宋素景,李政军,刘兰芬.亚健康人群血液流变学、微循环学和S-100β蛋白检测的临床意义[J].南方医科大学学报,2009,29(2):360-361.

[19] 代方国,赵晓山,罗仁,等.构建中国汉族人亚健康状态肾阴虚证的DNA消减文库[J].中国临床康复,2005,9(19):97-99.

[20] 魏敏,赵晓山,孙晓敏,等.亚健康状态肾阳虚证基因差异表达研究[J].南方医科大学学报,2011,31(2):248-251.

[21] 邓辉,张运丽,钟白云,等.亚健康便秘人群结肠黏膜蛋白质组的筛选鉴定与临床应用[J].生物化学与生物物理进展,2011,38(11):1043-1051.

[22] 钟白云,邓辉,廖经忠,等.亚健康大便不成形人群结肠黏膜蛋白质组学研究[J].中南大学学报(医学院),2011,36(9):817-822.

[23] 孙晓敏,李晓勇,靳文,等.亚健康肾阴虚证的血浆蛋白质组学初步研究[J].四川中医,2008,26(4):7-9.

[24] 李保良,赵晓山,罗仁,等.亚健康疲劳状态血清对骨骼肌细胞蛋白质表达的影响[J].中国组织工程研究与临床康复,2009,13(11):2095-2100.

[25] 孙晓敏,李晓勇,靳文,等.亚健康肾阴虚证的血浆蛋白质组学初步研究[J].四川中医,2008,26(4):7-9.

[26] 崔海珍,陈家旭.亚健康肝郁证尿液代谢组学研究[J].山东中医杂志,2011,30(9):537-539.

[27] 崔海珍,陈家旭.亚健康脾虚证的尿液代谢组学研究[J].山东中医杂志,2011,30(7):468-470.

[28] 刘艳艳,肖雅,邱玉明,等.疲劳型亚健康的尿液代谢组学研究[J].热带医学杂志,2013,13(6):685-687.

第二节 亚健康的中医病因病机

一、亚健康的病因

虽然现代医学对亚健康进行了大量研究,然而迄今为止,亚健康的确切病因并不清楚。学者们认为亚健康的产生原因可能主要与以下几个方面有关。

(一)不良生活方式和行为习惯的影响

20 世纪末 WHO 提出"生活方式病"之后,21 世纪初又进一步、更深刻地提出了"生活习惯病",坏习惯的积累、叠加效应更易致病。"生活习惯病"导致的死亡人数在发达国家中已占总死亡人数的 70%~80%,在发展中国家也已占 50% 左右。生活习惯病主要指心脏病、脑血管病、高血压、糖尿病、癌症、老年痴呆症、痛风等。21 世纪是"健康世纪",要实现大健康,即健寿智乐美的"人生最佳境界",每个人都要重视习惯的作用。医学专家吴阶平院士在他长期的从医及自我保健,尤其是为他人保健,包括在为毛泽东等国家领导人保健的实践中,总结出一条健康长寿的至理名言"有意识地培养有利于健康的好习惯,下决心戒除不健康的坏习惯,这是最好、最有效的养生之道"。危害健康的日常坏习惯主要有睡懒觉、吸烟、不吃早餐、吃得太咸、饱食、饭后即睡、强忍小便、憋大便、上厕所看报看手机、揉眼、抠鼻、挖耳、剔牙、架腿、随地吐痰、懒洗手、睡觉紧闭窗户、起床先叠被等。不良生活习惯是个"隐形杀手",故有人指出:"许多人不是死于疾病,而是死于无知"。

(二)不良饮食行为、不良嗜好和缺乏运动

在生活尚不富裕的温饱时期,人们吃得不好,粗茶淡饭,油水不多,客观上形成了基本吃素的饮食习惯,不懂得基本吃素是健康的秘诀。现在生活条件好了,有的人就觉得应该补上,专拣好的吃,大鱼大肉、山珍海味、各种补品不断。吃法上是早餐马虎甚至不吃、中餐凑合、晚餐丰富,结果吃出富贵病(典型的是心脑血管疾病、痛风、糖尿病等)。现代社会生活节奏快,很多人在电脑前、会议室一坐就是一天,不去运动、放松,这样造成的后果往往是颈椎病、腰背痛等。如果长期缺乏运动,机体气血不畅通,血液循环受影响,组织器官功能降低,从而身体抵抗力减弱,各种不适症状发生,如易疲劳、感冒、食欲缺乏、失眠、便秘等,渐渐就形成了亚健康状态。此外,吸烟、酗酒也是导致亚健康的常见原因,长期的吸烟酗酒对身体的损害更大,亚健康就可能进一步发展为疾病,引起机体各器官组织的损伤,导致多种病变。

(三)社会、心理因素的影响

社会因素(包括竞争、紧张、冲突、焦虑、抑郁等,如人际关系不良,不能摆正自己的位置等)也是亚健康状态发生的主要原因。社会因素性疾病的病理过程分为三个阶段:动员阶段、抵抗阶段、衰竭阶段。在前两个阶段主要表现是一些反射性的心理、生理变化和最大适应性的机体心理变化,其变化是疾病的先兆。也就是说,在这两个时期,人处于亚健康状态。在各种社会因素中,如社会经济、规章制度、竞争上岗、晋级考核等压力对健康起着一定的作用。社会因素是通过心理因素起作用的,心理因素和社会因素密不可分。同样的生活环境,心理适应能力强的人往往能正视现实,适应环境;而心理脆弱的人则陷入自己的"陷阱"中,而出现亚健康状态。

（四）环境因素的影响

自然环境是人类生存的必要空间，是影响人类健康的重要因素。现有的研究表明，环境污染对人体健康的危害常常是慢性的、积累性的和远期潜在性的。一般来说，影响人体健康的环境因素大致分为物理性、化学性和生物性三类。物理性的有噪音、振动、红外线、紫外线、工业或医学激光、电磁波、放射线、高热、严寒等。化学性的包括过量天然物质（臭氧）及环境污染物（汽车尾气、工厂的废水废气）、化工污染物（苯、汞），农药有机磷等刺激。生物性的主要有医院或生物制剂工厂等未处理的污水、废物直接污染水源、土壤等，或居室或环境中物品，灰尘、垃圾中微生物及寄生虫感染等。

二、从中医体质认识亚健康产生的病机

亚健康的发生，除与不良生活方式、行为习惯、社会心理因素、环境因素相关，还与体质因素相关。体质，有身体素质、形体质量、个体特质等多种含义。体，指身体、形体、个体；质，指素质、质量、性质。在中医体质学中，体质的概念是指在人体生命过程中，由先天遗传和后天获得所形成的，个体在形态结构和功能活动方面所固有的、相对稳定的特质。是人类在生长、发育过程中所形成的与自然、社会环境相适应的人体个性特征。表现为结构、功能、代谢以及对外界刺激反应等方面的个体差异性，以及发病过程中对某些致病因子的易感性和疾病发展的倾向性。它具有个体差异性、群类趋同性、相对稳定性、动态可变性等特点。中医体质学中体质的概念一方面强调人体体质的形成基于先天禀赋和后天调养两个基本因素。先天因素是人体体质形成的重要基础，而体质的转化与差异性在很大程度上还取决于后天因素的影响。另一方面，也反映了机体内外环境相统一的整体观念，说明个体体质是在后天生长、发育过程中与外界环境相适应而形成的个体特征，即人与社会的统一，人与自然的统一。这充分反映了中医学"形神合一"、"天人合一"的整体观。由于人体的体质在形成过程中包含形神两方面的要素，因此体质的内涵与素质、气质、性格、形态、体格、体型相关。

在认识体质过程中，必须注意体质与上述概念的联系与区别。素质，在现代生理学概念中是指人的先天解剖、生理特点，主要是感觉运动器官和神经系统方面的特点，是能力发展的自然前提和基础，包括身体素质和心理素质两个方面。身体素质，是指人体的各种基本活动能力，是人体各器官系统的功能在生命活动或形体运动中的反映。人体功能在运动中反映出来的力量、速度、耐久力、灵敏性、柔韧性、协调性和平衡等能力统称为身体素质。心理素质概括了人体心理上的本质特征，是人在心理活动中表现出来的智力、情感行为、感知觉、态度、个性、性格、意志等现象。身体素质和心理素质密切相关，身体素质是心理素质的基础，心理素质在长期的生命过程中又影响着身体素质。在中医体质学中，体质是特定身体素质和相关心理素质的综合。气质，现代心理学中，气质是人的心理特征之一，是个体心理特征的总称。是典型的、稳定的心理活动的动力特征，也就是性情、秉性和脾气。主要表现为情绪体验的快慢、强弱，外在表现的隐现和动作的灵敏迟钝等方面的心理特征，即表现在心理活动的强度、速度和灵活性方面典型的稳定的人格心理特征，是心理活动的稳定的动力特征。在古代，中医气质往往与体质混称。中医学中的"气质"，也是中国传统文化的固有术语，它源于中国古代哲学的"气一元论"思想。"人由气生，形以气充"、"人生气禀不齐"，所以，人的品行、道德也各不相同。气质，又称为气禀、气性、禀性等。故中医学所

说的气质,是指个体出生后,随着身体的发育、生理的成熟发展起来的人格心理特征,包括性格、态度、智慧等,较之现代心理学有更丰富的内涵。性格,在现代心理学中是指一个人对现实生活习惯化的态度和行为方式中所表现出来的个性心理特征,如骄傲、谦虚、勤劳、懒惰、勇敢、怯懦等,是人格组成的最核心、最本质的心理成分,是个性心理特征的重要组成部分。性格是一个人的遗传、生长发育、环境影响、学习教育、自我锻炼等多种先后天因素相互作用的结果。体质与气质、性格分别是生理学与心理学两方面不同的概念,如同物质与运动、物质与精神的关系,既有区别,又相互联系,相互作用。

形态是指人体的躯体结构和状态,涉及人体测量和观察的内容,包括人体各部大小、人体重量、性征、骨骼、体型及体姿等。人体形态与人体的体质存在着密切的关系。人体形态是人体心理、生理功能及一切行为的基础。也就是说,人体的形态是体质的重要表现之一。体格是指反映人体生长发育水平、营养状况和锻炼程度的状态。一般通过观察和测量身体各部分的大小、形状、匀称程度以及身长、体重、胸围、肩宽、骨盆宽度、皮肤、皮下软组织等情况来判断,是反映体质的标志之一。体型是身体各个部位大小比例的形态特征,又称身体类型,它以躯体形态为基础,并与机体内在脏器结构有一定的关系,是衡量人的体格和身体大小的中重要指标,也是衡量生长发育的重要指标。中医观察体型,主要观察形体的肥瘦长短,皮肉的厚薄坚松,肤色的黑白苍嫩的差异。

体质禀受于先天,得养于后天。体质的生理特点是先后天因素共同作用的结果。先天禀赋决定着个体体质的特异性和相对稳定性。而后天的各种环境因素、营养因素、精神因素又使机体体质具有动态可变性。改变后天的种种因素,可以在某种程度上改善体质,因此体质具有可调性。在相同或类似的时空条件下,人群的遗传背景和后天生存环境也是大致相同的,这就使群类的体质具有趋同性。换而言之,影响体质形成与发展主要有先天因素和后天因素。先天因素主要包括种族、家庭遗传、婚育、种子,以及养胎、护胎、胎教等。后天因素主要包括饮食营养、生活起居、精神情志以及自然社会环境因素、疾病药物因素等。体质形成的先天因素,包括先天之精的遗传性和胎儿在母体内孕育情况两方面,它们对不同群体及群体中个体体质的形成具有决定性作用。先天,又称先天禀赋,是指子代出生以前在母体内所禀受的一切,包括父母生殖之精的质量,父母血缘关系所赋予的遗传性,父母生育的年龄、身体状态,以及在母体内孕育过程中母亲是否注意养胎和妊娠期疾病等所带来的一切影响。先天禀赋是体质形成的基础,是人体体质强弱的前提条件。父母的生殖之精结合形成胚胎,禀受母体气血的滋养而不断发育,从而形成了人体。人体的形体结构是体质的形态学基础。父母生殖之精的盈亏盛衰和体质特征决定着子代禀赋的厚薄强弱,从而影响子代体质特征的形成,因此人自出生就存在着个体体质和人群体质特征的差异:有刚有柔,有弱有强,有高有矮,甚至寿夭不齐;存在着筋骨强弱、肌肉坚脆、皮肤厚薄、腠理疏密的差别。种族、家族对体质形成亦有影响,种族、家庭因素对体质的作用即是遗传性因素对体质形成的决定性作用,它决定了种族及个体来自遗传的体质差异。种族是指在体质形态上具有某些共同遗传特征的人群,包括肤色、发色、发型、眼色、血型等。不同种族,由于地理区域的差异,受水土性质、气候类型、生活习惯、饮食结构、社会民俗等因素的长期影响可形成不同的体质,并通过世代间的连续(即遗传),形成该种族群体较为鲜明的体质特征。如世界黄白黑等肤色人种,我国居住在不同地区的民族,在形体结构、生理特性、性格情志及发病倾向等体质特征方面都存在明显差异。家族是以婚姻和血缘关系结成的社会单位。父母之精称之为"形体之基"。因此,父母生殖之精的盈亏盛衰和体质特征决定着子代禀赋的厚薄强弱,是子代体质形成的前提基础。父母体内阴阳的偏颇和功能活动的差异,可使子代也有同样的倾向性。父母形质精血的强弱盛衰造成了子代禀赋的不同,表现出体质的差异,如身体强弱、肥瘦、刚柔、长短、肤色、性格、气质,乃至先天性生理缺陷和遗传性疾病,如鸡胸、癫痫、哮喘等。这些差异决定于先天遗传性因素,取决于父母肾之精气阴阳的盛衰及母体调摄是否得当。先天之精充盈,则禀赋足而周全,出生之后体质强壮而少偏颇;先天之精不足,禀赋虚弱或偏颇,可使小儿生长发育障碍,影响身体素质和心理素质的健康发展。婚育与种子对体质的影响包括先天性和遗传性两个方面,是古今医家在优生优育、保证优秀体质的措施中着重强调的两个要点。古今优生优育的研究发现:父母生殖之精的优劣、身体健康状况、是否有血缘关系、结婚及生育的年龄、怀孕的时机等,均与胎儿未来的体质密切相关。"男子十六而精通,必待三十而娶,女子十四天癸至,必待二十而嫁者,皆欲阴阳先实。然后交而孕,孕而育,育而其子必坚壮长寿也"。近亲不能结婚;有多种疾病的患者不能结婚;结婚后要选择最佳生育年龄,既不应早婚早育,也不宜高龄生育;同时还应该选择最佳怀孕时机,如酒后不宜怀孕、病后初愈不能怀孕。这些对于形成健康的体质都具有非常重要的作用。父母生殖之精为子代体质的基础,父母之精的优劣决定子代体质的强弱。亲代元气之盛衰、营养之优劣、情志之苦乐以及年龄、嗜欲、生活行为方式都会影响"精"的质量。聚精之道在于寡欲、节劳、息怒、戒酒、慎味。若父母"以酒为浆,以妄为常、醉酒入房"将明显妨碍精的正常发育,从而影响子代体质,故在种子过程中要杜绝不良因素的干扰。养胎、护胎、胎教对体质形成的影响。在影响体质的先天因素中,养胎、护胎、胎教都是很重要的环节,对于避免不良因素影响,促进胎儿正常发育具有显著作用。在养胎过程中,首先孕妇要"食其美"、"调五味"以保证孕妇和胎儿充分的营养。北宋徐之才说:"妊娠一月,饮食宜精熟酸美,宜食大麦,无食腥辛"。在此期间五大类食物(即能量类、结构类、调节类、运送递质类、排废解毒类食物)和七大营养素(蛋白质、脂肪、碳水化合物、水、维生素、纤维素、矿物质)应合理搭配,科学安排孕妇多样化的食物,注意饮食宜忌。不仅可提高营养的利用率,亦能杜绝偏食、挑食带来的不良后果。同时,孕妇要注意起居规律、劳逸结合,使身体处于最佳状态,减少疾病,防范一切可损伤胎儿的因素。如孕妇应该注意防止感冒、避开有害毒物等;注意饮食、居室、衣物卫生;保持良好生活环境、防止环境、水源、空气、噪音等污染;避免剧烈运动及跌倒损伤等,尤其是在妊娠早期和晚期。另外,孕妇还要注意自己的精神、情操、道德方面的修养,保持良好的精神、心情状态,以"外象内应"的方式给胎儿的生长提供一个优越的内外环境,保证胎儿的正常发育。养胎、护胎、胎教对保证胎儿的正常发育具有重要意义。能够做到顺时数而谨人事,调喜怒而寡嗜欲,则胚胎造化,形气相资,具天地之性,集万物之灵,则禀质强盛。

先天遗传因素所形成的生理体质是人一生体质的基础,它决定着个体体质的相对稳定性和特异性。但由先天因素决定的体质并非一成不变,在后天因素的综合作用下体质也会发生相应的变化。后天因素主要包括膳食营养、生活起居、劳欲、精神状态等。后天饮食习惯对体质形成有重要影响。膳食是人体后天摄取营养,维持机体生命活动,完成各种生理功能不可缺少的物质。不同的膳食含有不同的营养成分,并具有寒热温凉四种不同性质和酸苦甘辛咸五种不同的味道。饮食习惯和相对固定的膳食结构均可通过脾胃运化影响脏腑气血阴阳的盛衰偏颇,形成稳定的功能趋向和体质特征。如东方"鱼盐之地","其民食鱼而嗜咸","鱼者使人热中,盐者胜血,故其民皆黑色腠理,其病皆为痈疡";西方"其民华实而脂肥,故邪不能伤其形体,其病生于内";北方"其民乐野处而乳食,藏寒生满病";南方"其民嗜酸而食胕,故其民皆腠理而赤色,其病挛痹";中央"其民食杂而不劳,故其病多痿厥寒热"生活起居主要包括劳逸、起居等日常生活和工作情况,是人类生存和保持健康的必要条件。生活起居是否有规律,将会对脏腑气血盛衰造成不同的影响,从而形成体质的差异。适度的劳动或体育锻炼,可以强壮筋骨肌肉,通利关节,顺畅气机,调和气血阴阳,增强脏腑的功能活动;适当的休息有利于消除疲劳,恢复体力和脑力,维持人体正常的生理功能。劳逸适度,能促进人体的身心健康,维护和增强体质。而过度的劳累和劳逸,则对人体的体质有不良影响。如长期劳作过度,易损伤筋骨肌肉,消耗气血阴阳,致使脏腑精气不足,功能减退,多形成虚性体质。《素问•举痛论》曰:"劳则气耗……劳则喘息汗出,外内皆越"。《素问•宣明五气》曰:"久立伤骨,久行伤筋"。而过度的劳逸,长期养尊处优,四体不勤,易使人体气血不畅,脾胃功能减退,可导致痰瘀型体质,或形成虚性体质。正如《素问•宣明五气》曰:"久卧伤气,久坐伤肉"。一般情况下,房事是人的正常生理活动,但由于房事主要依赖肾的功能活动,并要消耗一定量的肾中精气,故当有所节制,才能固肾惜精,保持体质强健。若性生活不节,房事过度,则精气阴阳大伤,肾脏受损,势必影响其他脏器的生理功能和整个生命活动,从而形成体质虚弱。就如《素问•上古天真论》中就已经提出:"醉以入房,以欲竭其精,以耗散其真,不知持满,不时御神,务快其心……故半百而衰也"。张介宾指出色欲虽可伤精,而"精伤必及于气",导致阳虚和阴阳两虚的体质。以上说明纵欲,房事过度造成的损害可体质下降,出现早衰,影响健康。精神情志对体质发展变化的影响,造成人体发病的原因是多种多样的,对于情感动物的人类来说,情志影响可能是超乎寻常想象的。情志包括喜怒忧思悲恐惊七种心理活动,它是人体对外界客观事物刺激的不同反应,属正常的精神活动范围。脏腑所化生和储藏的气血阴阳是精神情志活动产生的物质基础,同时人的精神状态和七情的变化也时刻影响着脏腑气血的功能活动。情志舒畅,精神愉快,则脏腑经络功能协调,气血调畅,体质则强壮。若长期受到强烈的精神刺激,引起持久的情志异常活动,超过人体的生理调节能力,就会影响脏腑经络功能,导致机体阴阳气血失调或不足,给体质带来不良的影响,从而形成某种特定的体质。如长期精神抑郁,情志不畅,则脏腑失调,气血易滞,容易形成气郁体质或血瘀体质。经常忿怒者,易化火伤阴灼血,形成阴虚体质。情志异常变化导致体质改变还与某些疾病的发生有特定的关系。如郁怒不解,情绪急躁的人,容易患中风、眩晕等病证;忧愁日久,郁郁寡欢的气郁质,容易诱发癌症。情志活动贵于调和,不宜太过,这是保证良好体质的重要因素。怒伤肝,喜伤心,思伤脾,忧伤肺,恐伤肾,就是情志活动太过伤及内在脏腑,影响体质。现代研究发现,人类第二信号系统的健康心理活动能够引起机体内部巨大的潜力,影响内分泌变化,加速新陈代谢,肾上腺素分泌增加,血糖升高,肌肉活动增强,思维敏捷,增强人体体质。反之,重大的精神创伤,导致情绪消极,进而影响神经内分泌功能,抵抗力下降,对体质不利。体质是情志发生的物质基础和生理前提,是从生理因素来影响心理情绪;同时情志反过来作用于体质而引发疾病,则是心理反馈扰乱生理功能。如女性中体质偏弱者,情志易波动,经常郁郁寡欢。而这些消极的情绪反过来进一步干扰生理功能,削弱体质,或促成体质的偏颇失调。

环境是围绕人类的外部世界,是人类赖以生存和发展的社会和物质条件的综合体,可分为自然环境和社会环境。无论是自然环境还是社会环境,都对体质的形成与发展起着重要作用。人类赖以生存,必须与各种环境相适应,但当环境变化超过人体的适应能力时,就会对人体造成影响甚至引起疾病。人与自然环境的变化有着密切的关系,自然环境的变化可影响人体的形态结构、生理功能和心理活动,从而影响人体的体质。如不同的气候对体质的形成有着不同的影响,我国南方多湿热,北方多寒燥,东部沿海为湿润的海洋性气候,西部内部为大陆性气候,因此,西北方人,形体多壮实,腠理偏致密;东南人,体质多瘦弱,腠理偏疏松。再如,不同的地理环境对体质的形成与变异也起着重要作用。南方气温高,湿热季节长,人们消耗能量多,且肉食及乳酪相对比北方少,故体质多薄弱,腠理疏松,卫气易浮,多内热或阴虚有火的体质;北方气温低,寒冷季节长,日照时间短,人们消耗能量少,肉食及乳酪相对比南方多。因此,北方人形体敦厚,腠理致密而少开泄,血脉运行迟滞凝涩,卫气闭藏,形体肥胖多湿,多阳气不足的体质。另外,随着工业化进程,人类在生产生活过程中产生的有害物质,如垃圾、废水、噪音、废气等危害着人类健康,影响人的体质。社会环境是在自然环境的基础上,人类通过长期有意识的社会劳动,加工和改造了的自然物质与创造的物质生产体系、积累的物质文化等所共同形成的环境体系,是与自然环境相对的概念。社会的发展变迁,使人类的生存环境、生活习惯、社会习俗、饮食结构等具有迥然不同的特征,因此不同历史条件下人类的体质也就自然表现出与其所处时代相适应的变化趋势。如经济的快速发展,人们生活水平的提高,饮食结构出现了高脂高糖,同时,社会竞争激烈,心理压力大,夜生活丰富,缺乏运动锻炼,导致了肥胖的发生越来越多,湿热体质的人群增加。

综上所述,体质的形成与变异与先天因素、后天因素密切相关。由于先天禀赋的不同,后天因素的错综复杂,个体体质具有明显不同。那么,在上述综合因素的作用下,体质具有哪些特点呢?

1. 体质的遗传性(先天因素) 早在春秋战国时期,医家就已经认识到体质的形成与先天禀赋有关。《灵枢•决气》中记载:"两神相搏,合而成形,常先身生,是为精。"说明父母之精是生命个体形成的基础,遗传因素是决定体质形成和发展的根本原因,人的外表形态、脏腑功能、精神情志等个性特点均形成于胎儿时期,禀受于父母的先天之精,对个体体质的影响是巨大的,人体的体型、相貌、肤色、秉性、脏腑经络的功能状态、气血津液的盛衰,以及与之相应的病理变化等,都可以在某种程度上受到遗传的控制。体质的稳定性。一般情况下,个体体质一旦形成,在一定时间内不易发生太大的变化,所以体质具有相对的稳定性。体质的稳定性由相似的遗传背景形成,年龄、性别等因素也可使体质表现出一定的稳定性。然而,由于环境、精神、营养、运动、疾病等后天因素均参与并影响体质的形成与发展,从而使得体质只具有相对的稳定性。

2. 体质的可变性(后天因素、环境因素、疾病因素) 体质形成于先天,定型于后天。体质的稳定性是相对的,不是一成不变的,这就意味着体质具有动态可变性。每一个个体在生长壮老的生命过程中也会因内外环境中诸多因素的影响而使体质发生变化,表现为与机体发育同步的生命过程。后天生活环境对体质的形成与发展始终起着重要的制约作用,生活条件、饮食构成、地理环境、季节变化及社会文化因素等都可对体质产生一定的影响,有的甚至可起到决定性作用。如人生存于特定的气候、地理环境中,自然环境的长期影响,地理、气候条件的差异性,必然使不同时空条件下的群体在形态结构、生理功能、心理行为等方面产生适应性变化,从而导致体质发生变化。脾胃为后天之本,长期的饮食习惯和相对固定的饮食结构可以通过脾胃运化影响脏腑气血功能,导致体质改变。还有社会地位、个人境遇、疾病影响,以及由于时代与社会的变迁,使人类赖以生存的自然环境、生活习惯、社会习俗、道德水准、精神状态、饮食结构等发生变化等,也都是引起人类体质变异的重要因素。所以影响体质变化的因素很多,几乎所有与体质形成相关的后天因素都有可能导致体质的改变。体质的多样性,体质的形成与先后天多种因素相关。遗传因素的多样性和环境因素的复杂性使个体体质存在明显的差异;而即使是同一个体,在不同的生命阶段其体质特点也是动态可变的,所以体质具有明显的个体差异性,呈现出多样性特征。中医学强调个体间体质存在差异,如《灵枢·论痛》中说:"筋骨之强弱,肌肉之坚脆,皮肤之厚薄,腠理之疏密,各不同。"可见先天禀赋的差异使人出生伊始就存在体质的不同,人在出生之时,已经初步具备了形体的肥瘦、强弱、高矮、偏阴偏阳等不同的体质特征。可以说,先天禀赋的不同决定了个体差异的普遍存在。体质形成于先天,定型于后天。由于禀赋的不同,后天条件的多样性,使个体体质具有不同于他人的特征。中医学的因人制宜、辨证论治强调的正是这种特异性。因此,无论是比较不同的生命个体,还是考察同一个体的不同生命阶段,都能充分体现体质的多样性特点。

3. 体质的趋同性　在个体体质的形成过程中,遗传因素使个体体质具有差异,而环境因素、饮食结构及社会文化习惯等均可对其产生明显的影响。处于同一历史背景、同一地方区域,或饮食起居条件比较相同的人群,由于其遗传背景和外界条件的类同性,往往使特定人群的体质呈现类似的特征,这就是群类趋同性。如《素问·异法方宜论》中详细论述了五方地域人群的不同特征:"黄帝曰:医之治病也,一病而治各不同,皆愈,何也?岐伯对曰:地势使然也。故东方之域,天地之所始生也,鱼盐之地,海滨傍水。其民食鱼而嗜咸,皆安其处,美其食。鱼者使人热中,盐者胜血,故其民皆黑色疏理,其病皆为痈疡,其治宜砭石。故砭石者,亦从东方来。西方者,金玉之域,沙石之处,天地之所收引也。其民陵居而多风,水土刚强,其民不衣而褐荐,其民华食而脂肥,故邪不能伤其形体,其病生于内,其治宜毒药。故毒药者,亦从西方来。北方者,天地所闭藏之域也,其地高陵居,风寒冰冽。其民乐野处而乳食,藏寒生满病,其治宜灸焫。故灸焫者,亦从北方来。南方者,天地所长养,阳之所盛处也,其地下,水土弱,雾露之所聚也。其民嗜酸而食腐,故其民皆致理而赤色,其病挛痹,其治宜微针。故九针者,亦从南方来。中央者,其地平以湿,天地所以生万物也众。其民食杂而不劳,故其病多痿厥寒热,其治宜导引按跷。故导引按跷者,亦从中央出也。故圣人杂合以治,各得其所宜。故治所以异而病皆愈者,得病之情,知治之大体也。"现代地理生态学研究认为,不同地理环境中的土壤、水所含的化学成分、微量元素等都不同,在该地区长期生活的人群喝当地的水,吃当地产的食物,经受了当地的气候环境,造就了具有该地区特色的体质。俗话说"一方水土养育一方人",从体质学的角度来说,一方水土培育了一方人的体质。《医学源流论·五方异治论》中说:"人禀天地之气以生,故其气体随地不同。西北之人,气深而厚……东南之人,气浮而薄。"在相同的时空背景下,体质的趋同性会导致某一人群对某些病邪的易感性及其所产生的病理过程的倾向性。因此,人类的体质、发病具有共性,也使群体预防和群体治疗成为可能。

4. 体质的可调性　体质的形成是先后天因素长期共同作用的结果,既是相对稳定的,又是动态变化的,这就使得体质的调节具有可能。在生理情况下,针对各种体质及早的采取相应措施,纠正或改善某些体质的偏颇,以减少体质对疾病的易感性,可以预防疾病或延缓疾病的发生发展，这就是"上工治未病""不治已病治未病"。张介宾在《景岳全书•杂证谟•虚损》中论节欲对体质可调性的影响颇有道理："色欲过度者，多成劳损。盖人自有生以后，惟赖后天精气以立生命之本，故精强神亦强，神强必多寿；精虚气亦虚，气虚必多夭。其有先天所禀原不甚厚者，但知自珍，而培以后天，则无不获寿。设禀赋本薄，而且恣情纵欲，再伐后天，则必成虚损，此而伤生，咎将谁委？"体质的可调性使调整体质、防病治病成为可能，实际上临证治病的目的在某种程度上也就是为了改变患者的病理体质。在病理情况下，可针对各种不同的体质类型，将辨证论治与辨体论治相结合，则可获得准确、全面和有效的治疗效果。适宜的药食也是调整体质的重要方法，合理运用药食的四气五味、升降浮沉等性能，可以有效地纠正体质的偏颇。由罗仁教授等开发的具有益气养阴、补肾调肝兼有清热祛湿之功效的小生六汤，由柴胡、黄芩、法半夏、炙甘草、党参、麦冬、五味子、熟地黄、丹皮、山药、山萸肉组合而成。其中党参补脾肺气，生津，熟地滋阴益肾，填精益髓，柴胡疏肝解郁，三者合用，补肾调肝，益气养阴，为君药；山药气阴双补，平补三焦，山萸肉补益肝肾，收敛固涩，与熟地相伍，为"三补"之意，麦冬养阴清热，五味子酸温敛阴，二者与党参合用为"生脉散"之意，益气生津，此五药配伍为臣药；佐以丹皮、黄芩清热凉血、燥湿，清除郁热、虚热，又有黄芩、柴胡、法半夏、党参又为"小柴胡"之意；炙甘草益气补脾，调和诸药为使药。整方配伍，气虚得补则气化等功能恢复正常，阴液得充则滋润濡养之功得复，乏力少气、精神倦怠、口咽干燥、腰膝酸软、睡眠差等得到缓解，切中气虚体质、阴虚体质或以气阴两虚为主的复合体质及亚健康多临床证候表现，具有显著的效果。维康颗粒是罗仁课题组应用中医理论及多年的临床实践，研制出防治亚健康疲劳的中药复方。由熟地黄、怀山药、党参、山萸肉、黄精、陈皮六味药组成，质量比例为 8∶4∶4∶4∶6∶3，可调补脏腑，补而不滞，滋而不腻。临床研究证实，维康颗粒干预亚健康疲劳具有显著效果（总有效率为93%），且安全性好。同时药理研究表明，熟地黄、山药、党参的提取物多糖可以提高实验动物的免疫功能，同时维康颗粒可以提高小鼠的脾脏和胸腺指数，增强 T、B 淋巴细胞的增殖能力，从而提高小鼠的免疫功能，改善亚健康人群的易感体质。另外，调整和改善体质还需注意调整生活习惯，针对不同的体质类型，可以对其进行相应的生活指导，通过建立良好的行为方式和生活习惯使体质在潜移默化中得以改善。

随着医学模式和医学观念的转变，人体生命过程中的特殊规律以及人群中个体的差异性越来越多地得到关注。辨证与辨体相结合，能更准确地给个体提供有效的干预和治疗方法。体质与证候既有区别，也有联系。体质是个体相对稳定的生理特性，是正气在个体的特殊存在形式；证候是个体患病后正邪交争的动态性、阶段性表现。体质与证候的关系表现在两方面。一方面，特殊体质所发生的证候源于特定的体质基础，由于体质的遗传性或过敏性，可以直接形成某些遗传性或过敏性证候，如血友病出现的脾不统血证、过敏性哮喘的痰饮停肺证等。另一方面，体质的特异性往往决定着机体对某些致病因素的易感性和发病后病变类型的倾向性，从而影响着疾病的证候类型，如阳虚、痰湿体质易感受寒湿之邪，阴虚、阳盛体质易感受温热之邪，气滞、血瘀体质易受七情所伤等。即使感受同一种致病因素，由于体质的不同，邪随体化，也会表现出不同的证候。相反，即使感受不同的致病因素，由于体质的相同，邪随体化，有时也会表现出相同的证候。这些充分说明不同的证候表现是体质不同造成的。但是，由于中医体质理论中对病理体质现象的论述是应用中医的基本术语，证候的论述也是应用中医的基本术语，从而出现了对体质和证候关系的概念界定不清,如阴虚质与阴虚证,气郁质与气郁证等。事实上,两者在概念及临床应用的目的等方面都有很大的差别,因此两者不能混同。可以从以下9个方面对体质和证候进行界定。界定的前提是中医体质类型是对非病状态下的正常体质与病理体质的归纳。而中医证候是对内外因素相互作用发病之后,正邪交争所形成的某一阶段表现及机体的反应状态等疾病现象的概括。体质现象是个体在一生的生命过程中所表现出来的属于他自己的,区别于他人的独特的生理和病理表现。体质类型是在复杂的群体生命现象中,某些个体在某些方面的生理、病理现象具有大致相似的特点,对具有类同的多个个体生理、病理现象进行归纳概括和分类。因此,体质类型是非疾病状态下的生理及病理表现,而证候是疾病状态下的临床分型。形成因素:先天因素、后天因素、社会因素、心理因素等都对体质的形成产生重要作用。证候是由多种致病因素作用于人体体质之后产生的一种反应形式。形成特点,一种体质类型的形成从先天基础到后天影响,整个过程需要经历很长时间,是贯穿于生命全过程的,包括健康与疾病的过程,因此体质的形成是一个缓慢的过程。而一个证候的形成从发生、发展、变化到结束,其过程是伴随在疾病过程中的,是随疾病的变化同时发生变化的。因此,证候的形成相对于体质来说较快。体质的表现特点是在机体未病的状态时即有体现,即体质的表现是在证候之前。证候的表现是在机体发病时的阶段性表现。

体质类型信息表达出一个人在生理、病理方面的某些变化特点,对致病因素的反应强度等。证候是致病因素作用于人体后所形成的一种病或一类病的某一阶段的一系列相关症状的概括,主要包括病因、病位、病性、邪正关系及病理特点。体质类型可包容多个证候,而证候不能包容多种体质。由于体质的稳定性及证候的错综复杂性和相互转化等特点,属于某一种体质类型的人在发病时,往往兼见有几种证候。相反,某一证候在某一个人身体上发生后,这个人原本属于的某一种体质在证候的发展变化中,是很难发生改变的。因此,一个病人的某一证候阶段是很少见到两种以上体质类型的。体质类型所指向的目标主要是人,将人作为研究的主体,而证候的指向目标是病,是疾病的某一阶段。辨体质主要诊查形体禀赋、心理、地域及致病因素对人的影响,即人对这些因素的反应。以此分析某些人群脏腑阴阳气血的多少,对某类疾病的易感性,分析某种体质患病后体质对疾病的影响,即疾病发展的倾向性,对药物的耐受性等。诊查证候是考虑脏腑阴阳气血盛衰的现状及与本次疾病的关联。在理论上考察体质是分析人在患病前和患病后的动态变化,考察证候是概括现阶段疾病对机体造成的影响。在临床上,二者相互关联、相互影响、密不可分。改善体质的目的是治未病,改善证候的目的是治已病。在考察了解某体质类型的患病倾向性、病发后发展变化的趋向性之后,就能够有预见性地把握其生理病理与疾病变化的规律,就能够在未病之时,改善体质,养生防病,有目标地预防疾病的发生。即使在疾病发生后,也能及时准确地阻断疾病的进展。临床实践中,不仅需要治疗已病,还需要治疗未病,因此辨体结合辨证才会越来越受重视。

总之,体质与证候既有联系,又有区别。从体质角度看问题可以把握复杂事物的共性,执简驭繁,即不同的人、不同的病,体质相同,证候可能相同;而从证候角度看问题则能从相同的现象中把握特性,即同样的人、同样的病,体质不同,证候可能不同。从系统论观点来看,人体是一个复杂的不断运动变化着的系统,而系统运动的最终结果取决于系统运动的初值。也就是说,每一个证的形成、发展、变化到最终结局,最初的值即包括体质的类型所蕴含的信息。正因如此,才需要针对不同体质类型,采取不同的方法,进行个体化诊疗。

体质分类有不同方法(加人体质演变历史),有四分法、七分法、九分法,目前使用最多的是九分法。即把常见的中医体质类型分为平和质、气虚质、阳虚质、阴虚质、痰湿质、湿热质、血瘀质、气郁质、特禀质。

平和质指先天禀赋良好,后天调养得当,以体态适中,面色红润,精力充沛,脏腑功能状态强健壮实为主要特征的一种体质状态。成因:先天禀赋良好,后天调养得当。特征:形体特征:体型匀称健壮;心理特征:性格随和开朗;常见表现:面色、肤色润泽,头发稠密有光泽,目光有神,鼻色明润,嗅觉通利,味觉正常,唇色红润,精力充沛,不易疲劳,耐受寒热,睡眠安和,胃纳良好,二便正常,舌色淡红,苔薄白,脉和有神;对外界环境适应能力:对自然环境和社会环境适应能力较强;发病倾向:平素患病较少。体质分析:平和质先天禀赋良好,后天调养得当,故其神、色、形态、局部特征等方面表现良好,性格随和开朗,平素患病较少,对外界环境适应能力较强。

气虚质指由于一身之气不足,以气息低弱、脏腑功能低下为主要特征的体质状态。成因:先天禀赋不足,后天失养,如孕育时父母体弱、早产、人工喂养不当、偏食、厌食,或因病后气亏、年老气弱等。特征:形体特征:肌肉松软;心理特征性格内向、情绪不稳定、胆小不喜欢冒险;常见表现:主项:平素气短懒言,语言低怯,精神不振,肢体容易疲乏,易出汗,舌淡红、胖嫩、边有齿痕,脉象虚缓。副项:面色萎黄或淡白,目光少神,口淡,唇色少华,毛发不泽,头晕健忘,大便正常,或虽便秘但不结硬,或大便不成形,便后仍觉未尽,小便正常或偏多;对外界环境适应能力:不耐受寒邪、风邪、暑邪。发病倾向:平素体质虚弱,卫表不固易患感冒;或病后抗病能力弱,易迁延不愈;易患内脏下垂、虚劳等病。体质分析:由于一身之气不足,脏腑功能衰退,故出现气短懒言,语音低怯,精神不振,目光少神;气虚不能推动营血上荣,则头晕健忘,唇色少华,舌淡红;卫气虚弱,不能固护肌表,故易出汗;脾气亏虚,则口淡,肌肉松软,肢体疲乏,大便不成形,便后仍觉未尽;脾虚气血不充则舌胖嫩、边有齿痕;气血生化乏源,机体失养,则面色萎黄,毛发不泽;气虚推动无力,则便秘而不结硬;气化无权,水津直驱膀胱,则小便偏多;气虚鼓动血行之力不足,则脉象虚缓。气虚阳弱故性格内向,情绪不稳定,胆小不喜欢冒险;气虚卫外不固,故不耐受寒邪、风邪、暑邪,易患感冒;气虚升举无力故多见内脏下垂、虚劳,或病后迁延不愈。

阳虚质定义:由于阳气不足,失于温煦,以形寒肢冷等虚寒现象为主要特征的体质状态。成因:先天不足,或后天失养。如孕育时父母体弱、或年长受孕,早产,或年老阳衰等。特征:形体特征:多形体肥胖,肌肉松软;心理特征:性格多沉静、内向;常见表现:主项:平素畏冷,手足不温,喜热饮食,精神不振,睡眠偏多,舌淡胖嫩边有齿痕,苔润,脉象沉迟。副项:面色㿠白,目胞晦黯,口唇色淡,毛发易落,易出汗,大便溏薄,小便清长。对外界环境适应能力:不耐受寒邪、耐夏不耐冬;易感湿邪。发病倾向:发病多为寒证,或易从寒化,易病痰饮、肿胀、泄泻、阳痿。体质分析:由于阳气亏虚,机体失于温煦,故形体白胖,肌肉松软,平素畏冷,手足不温,面色㿠白,目胞晦黯,口唇色淡;阳虚神失温养,则精神不振,睡眠偏多;阳气亏虚,腠理不固,则毛发易落,易出汗;阳气不能蒸腾、气化水液,则见大便溏薄,小便清长,舌淡胖嫩边有齿痕,苔润;阳虚鼓动无力,则脉象沉迟;阳虚水湿不化,则口淡不渴;阳虚不能温化和蒸腾津液上承,则喜热饮食。阳虚阴盛故性格沉静、内向,发病多为寒证,或易寒化,不耐受寒邪,耐夏不耐冬;阳虚失于温化故易感湿邪,易病痰饮、肿胀、泄泻;阳虚易致阳弱,则多见阳痿。

阴虚质是由于体内津液精血等阴液亏少，以阴虚内热等表现为主要特征的体质状态。成因：先天不足，如孕育时父母体弱，或年长受孕，早产等，或后天失养，纵欲耗精，积劳阴亏，或曾患出血性疾病等。特征：形体特征：体型瘦长；心理特征：性情急躁，外向好动，活泼；常见表现：主项：手足心热，平素易口燥咽干，鼻微干，口渴喜冷饮，大便干燥，舌红少津少苔。副项：面色潮红，有烘热感，两目干涩，视物模糊，唇红微干，皮肤偏干，易生皱纹，眩晕耳鸣，睡眠差，小便短，脉象细弦或数。对外界环境适应能力：平素不耐受热邪、耐冬不耐夏，不耐受燥邪。发病倾向：平素易患有阴虚燥热的病变，或病后易表现为阴亏症状。体质分析：阴液亏少，机体失缺濡养滋润，故形体瘦长，平素易口燥咽干，鼻微干，大便干燥，小便短，眩晕耳鸣，两目干涩，视物模糊，皮肤偏干，易生皱纹，舌少津少苔，脉细；同时由于阴不制阳，阳热之气相对偏旺而生内热，故表现为一派虚火内扰的证候，可见手足心热，口渴喜冷饮，面色潮红，有烘热感，唇红微干，睡眠差，舌红脉数等。阴亏燥热内盛故性情急躁，外向好动，活泼；阴虚失于滋润，故平素易患有阴亏燥热的病变，或病后易表现为阴亏症状，平素不耐热邪，耐冬不耐夏，不耐受燥邪。

痰湿质是由于水液内停而痰湿凝聚，以黏滞重浊为主要特征的体质状态。成因：先天遗传或后天过食肥甘厚味。特征：形体特征：体型肥胖，腹部肥满松软；心理特征：性情偏温和，稳重恭谦，和达，多善于忍耐；常见表现：主项：面部皮肤油脂较多，多汗而黏，胸闷，痰多。副项：面色黄胖而黯，眼胞微浮，容易困倦，平素舌体胖大，舌苔白腻，口黏腻或甜，身重不爽，脉滑，喜食肥甘，大便正常或不实，小便不多或微混。对外界环境适应能力：对梅雨季节及潮湿环境适应能力差，易患湿证。发病倾向：易患消渴、中风、胸痹等病症。体质分析：痰湿泛于肌肤，则见体型肥胖，腹部肥满松软，面色黄胖而黯，眼胞微浮，面部皮肤油脂较多，多汗而黏；"肺为储痰之器"，痰浊停肺，肺失宣降，则胸闷痰多；"脾为生痰之源"故痰湿质者多喜食肥甘；痰湿困脾，阻滞气机，困遏清阳，则容易困倦，身重不爽；痰浊上泛于口，则口黏腻或甜；脾湿内阻，运化失健则大便不实，小便微浑；水湿不运，则小便不多。舌体胖大，舌苔白腻，脉滑，为痰湿内阻之象。痰湿内盛，阳气内困，不易升发，故性格偏温和，稳重恭谦，和达，多善于忍耐；痰湿内阻易患消渴、中风、胸痹等病证；痰湿内盛，同气相求，对梅雨季节及潮湿环境适应能力差，易患湿证。

湿热质是以湿热内蕴为主要特征的体质状态。成因：先天禀赋，或久居湿地，喜食肥甘，或长期饮酒，湿热内蕴。特征：形体特征：体型偏胖；心理特征：性格多急躁易怒；常见表现：主项：平素面垢油光，易生痤疮粉刺，舌质偏红苔黄腻，容易口苦口干，身重困倦。副项：心烦懈怠，眼睛红赤，大便燥结，或黏滞，小便短赤，男易阴囊潮湿，女易带下量多，脉象多见滑数。对外界环境适应能力：对湿环境或气温偏高，尤其是夏末秋初，湿热交蒸气候较难适应。发病倾向：易患疮疖、黄疸、火热等病证。体质分析：湿热泛于肌肤，则见形体偏胖，平素面垢油光，易生痤疮粉刺；湿热郁蒸，胆气上溢，则口苦口干；湿热内阻，阳气被遏，则身重困倦；热灼血络，则眼筋红赤；热重于湿，则大便干燥；湿重于热，则大便黏滞；湿热循肝经下注，则阴囊潮湿，或带下量多。小便短赤，舌质偏红苔黄腻，脉象滑数，为湿热内蕴之象。湿热郁于肝胆则性格急躁易怒，易患黄疸、火热等病证；湿热郁于肌肤则易患疮疖；湿热内盛体之体，对潮湿环境或气温偏高，尤其是夏末秋初，湿热交蒸气候较难适应。

血瘀质是体内有血液运行不畅的潜在倾向或瘀血内阻的病理基础，以血瘀表现为主要特征的体质状态。成因：先天禀赋，或后天损伤，忧郁气滞，久病入络。特征：形体特征：瘦人居多；心理特征：性格内郁，心情不快易烦，急躁健忘；常见表现：主项：平素面色晦黯，皮肤偏黯或色素沉着，容易出现瘀斑，易患疼痛，口唇黯淡或紫，舌质黯有瘀点，或片状瘀斑，舌下静脉曲张，脉象细涩或结代。副项：眼眶黯黑，鼻部黯滞，发易脱落，肌肤干或甲错，女性多见痛经、闭经、或经色紫黑有块、崩漏。对外界环境适应能力：不耐受风邪、寒邪。发病倾向：易患出血、癥瘕、中风、胸痹等。体质分析：血行不畅，气血不能濡养机体，则形体消瘦，发易脱落，肌肤干或甲错；不通则痛，故易患疼痛，女性多见痛经；血行瘀滞，则血色变紫变黑，故见面色晦黯，皮肤偏黯，口唇黯淡或紫，眼眶黯黑，鼻部黯滞；脉络瘀阻，则见皮肤色素沉着，容易出现瘀斑，妇女闭经，舌质黯有点、片状瘀斑，舌下静脉曲张，脉象细涩或结代；血液瘀积不散而凝结成块，则见经色紫黑有块；血不循经而溢出脉外，则见崩漏。瘀血内阻，气血不畅故性格内郁，心情不快易烦，急躁健忘，不耐受风邪、寒邪；瘀血内阻，血不循经，外溢易患出血、中风；瘀血内阻则易患癥瘕、胸痹等病。

气郁质是由于长期情志不畅、气机阻滞而形成的以性格内向不稳定、忧郁脆弱、敏感多疑为主要表现的体质状态。成因：先天遗传，或因精神刺激，暴受惊恐，所欲不遂，忧郁思虑等。特征：形体特征：形体偏瘦；心理特征：性格内向不稳定、忧郁脆弱、敏感多疑；常见表现：主项：平素忧郁面貌，神情多烦闷不乐。副项：胸胁胀满，或走窜疼痛，多半善太息，或嗳气呃逆，或咽间有异物感，或乳房胀痛，睡眠较差，食欲减退，惊悸怔忡，健忘，痰多，大便偏干，小便正常，舌淡红，苔薄白，脉象弦细。对外界环境适应能力：对精神刺激适应能力较差，不喜欢阴雨天气。发病倾向：易患郁证、脏躁、百合病、不寐、梅核气、惊恐等病证。体质分析：肝性喜调达而恶抑郁，长期情志不畅，肝失疏泄，故平素忧郁面貌，神情多烦闷不乐；气机郁滞，经气不利，故胸胁胀满，或走窜疼痛，多伴善太息，或乳房胀痛；肝气横逆犯胃，胃气上逆则见嗳气呃逆；肝气郁结，气不行津，津聚为痰，或气郁化火，灼津为痰，肝气夹痰循经上行，搏结于咽喉，可见咽间有异物感，痰多；气机郁滞，脾胃纳运失司，故见食欲减退；肝藏魂，心藏神，气郁化火，热扰神魂，则睡眠较差，惊悸怔忡，健忘；气郁化火，耗伤气阴，则形体消瘦，大便偏干；舌淡红，苔薄白，脉象弦细，为气郁之象。情志内郁不畅，故性格内向不稳定，忧郁脆弱，敏感多疑，易患郁证、脏躁、百合病、不寐、梅核气、惊恐等病证，对精神刺激适应能力较差，不喜欢阴雨天气。

特禀质是由于先天禀赋不足和禀赋遗传等因素造成的一种特殊体质。包括先天性、遗传性的生理缺陷与疾病，过敏反应等。成因：先天禀赋不足、遗传等，或环境因素、药物因素等。特征：形体特征：无特殊，或有畸形，或有先天生理缺陷；心理特征：因禀质特异情况而不同；常见表现：遗传性疾病有垂直遗传，先天性、家族性特征；胎传性疾病为母体影响胎儿个体生长发育及相关疾病特征。对外界环境适应能力：适应能力差，如过敏体质者对过敏季节适应能力差，易引发宿疾。发病倾向：过敏体质者易药物过敏，易患花粉症；遗传疾病如血友病、先天愚型及中医所称"五迟"、"五软"、"解颅"等；胎传性疾病如胎寒、胎热、胎惊、胎肥、胎痫、胎弱等。体质分析：由于先天禀赋不足、遗传等因素，或环境因素，药物因素等的不同影响，故特禀质的形体特征、心理特征、常见表现、发病倾向等多方面存在诸多差异，病机各异。

第三节　亚健康实验动物模型研究

随着当今社会工作学习压力的增加,生活节奏加快,各种竞争越来越激烈,越来越多的人处于亚健康状态。许多学者都对亚健康进行了流行病学调查研究。人类疾病的发展十分复杂,以人本身作为试验研究对象来深入探讨疾病的发生机制,推动医药学的发展来之缓慢,临床积累的经验不仅在实践和伦理上都存在着局限性,而且许多试验在道义和方法上也受到限制。而借助于动物模型的间接研究可以有意识地改变那些在自然条件下不可能或不易排除的因素,以便更准确地观察模型的实验结果并与人类疾病进行比较研究,有助于更方便、更有效地认识人类疾病的发生发展规律,研究防治措施。

人类疾病的动物模型(animal model of human disease)是指各种医学科学研究中建立的具有人类疾病模拟表现的动物。动物疾病模型主要用于实验生理学、实验病理学和实验治疗学(包括新药筛选)研究。使用动物模型是现代生物医学研究中的一个极为重要的实验方法和手段,有助于更方便、更有效地认识人类疾病的发生、发展规律和研究防治措施。动物模型的使用,避免了在人身上进行实验所带来的风险,还可复制一些临床上不常见的疾病,可以克服某些人类疾病需要经过长潜伏期、长病程和因发病率低导致病源不足的缺点。可按研究者的需要随时采集各种样品或分批处死动物收集标本,以了解疾病全过程,有助于更全面地认识疾病的本质。可以严格控制实验条件,增强实验材料的可比性。模型动物不仅在群体数量上容易得到满足,而且可以在方法学上严格控制实验条件,在对饲养条件及遗传、微生物、营养等因素严格控制的情况下,通过物理、化学或生物因素的作用,限制实验的可变因子,并排除研究过程中其他因素的影响,取得条件一致的、数量较大的模型材料,从而提高实验结果的可比性和可重复性,使所得到的成果更准确更深入。

因此,对亚健康发生机制的研究也需要建立在理想的亚健康动物模型上。通过亚健康动物模型的使用,更全面地认识亚健康的发生机制及其特点。本节我们将重点讨论亚健康动物模型的造模方法。

一、单因素造模

(一)疲劳法

实验准备

小鼠饲养盒29cm×18cm×15cm;恒温游泳箱(直径75cm,高100cm);Olympas AU800全自动生化分析仪;Eppendorf微量移液器;自制负重用铅坠;电子天平;秒表;温度计;甲醛(分析纯);无水乙醇(分析纯);MDA、SOD、TAC测定试剂盒。

SPF级健康雄性KM小鼠,体重18~22g,小鼠适应性饲养1周,室温22~26℃,相对湿度40%~60%,明暗交替12h。所有小鼠分盒饲养,5只/盒,自由饮水,饲普通饲料。

造模方法

强迫小鼠放入水深为0.8cm的饲养盒内站立8h/d,连续9d,成功制备疲劳型亚健康小鼠模型。

实验开始前小鼠适应性游泳锻炼4d,5min/d,水深30cm,水温25℃,动物室保持安静。开始前1d,对小鼠进行力竭游泳(负7%体重),记录游泳时间。实验前1d禁食,称重,剔除力竭游泳时间及体重差异较大的小鼠。每天上午 9：00，将模型各组小鼠放入水深为 0.8cm 的小鼠饲养盒内造模，当天下午 17：00，将其从水盒中拿出，正常饲养。

检测指标

小鼠行为学观察：主要观察实验过程中小鼠的精神状态、活动情况、饮食二便以及鼻唇耳爪等色泽等外观行为变化。

疲劳程度测定：测定力竭游泳时间衡量小鼠疲劳程度。用 7% 自身重量的铅坠系于小鼠尾部后，将负重小鼠放入水温 25℃ 的水桶中进行力竭游泳测试，力竭游泳标准为小鼠鼻尖沉入水下 10s。

实验室检查：采用全自动生化分析仪检测小鼠血浆丙氨酸氨基转移酶（ALT）、门冬氨酸氨基转移酶（AST）、总蛋白（TP）、白蛋白（Alb）、球蛋白（G）、白 / 球比值（A/G）、总胆红素（TBIL）、尿素氮（BUN）、血清肌酐（Scr）、尿酸（UA）、乳酸脱氢酶（LDH）、羟基丁酸脱氢酶（HBDH）、肌酸激酶（CK）、三酰甘油（TG）、总胆固醇（Tch）、血总胆汁酸（TBA）、钾（K）、钠（Na）、氯（Cl）、钙（Ca）等血液常规项目；脾脏及胸腺指数（脾脏 / 胸腺指数 ＝ 脾脏 / 胸腺质量 mg/ 小鼠质量 g）；T、B 淋巴细胞增殖能力；检测小鼠骨骼肌 MDA、SOD 和 TAC。

病理学检查：实验结束后取实验各组小鼠心、肝、脾、肺、肾、脑、胃、肠等器官组织，固定于 4% 多聚甲醛缓冲液中，常规石蜡包埋切片，HE 染色进行病理学检查。

造模结果

刘艳艳等发现，造模后，小鼠烦躁消失，精神倦怠，全身皮毛有浸湿现象，浸湿面积 1/3～2/3，皮毛灰黯欠光泽，逃避反应降低。力竭游泳时间缩短，血生化、血常规及病理学检查未见明显异常。去除造模因素，休息 7d 其力竭游泳时间有增长，休息 14d 后恢复至正常水平。模型组胸腺指数较正常对照组明显降低。罗正茂、严美花等发现亚健康模型小鼠骨骼肌内骨骼肌丙二醛（MDA）升高，超氧化物歧化酶（SOD）、总抗氧化能力（TAC）下降。

（二）睡眠剥夺法

实验准备

雪花状制冰机；－86℃ 低温冰箱；电子分析天平；高速冷冻离心机；全自动生化分析仪；Micro- 自动生化分析仪；血气分析仪。

SPF 级雄性 SD 大鼠，180～200g，动物室保持安静。大鼠适应性饲养 1 周，室温 22～26℃，相对湿度 65%，明暗交替 12h，自由饮水，标准饲料自由采食。

造模方法

采用小平台水环境连续 96h 的快速动眼相睡眠剥夺法，成功制备亚健康大鼠模型。

制作一 30cm×30cm×30cm 的鼠箱，其中央为直径 6.3cm、高 6.0cm 的平台，在平台周边注满水，水温保持在 20℃ 左右，水面距平台面约 1.0cm。大鼠在平台上可自行近视饮水。若其睡眠，则由于肌肉张力松弛而落入水中，大鼠只能重振精神爬上平台，这样反复多次达到睡眠剥夺效果。在大鼠活动空间内给予 40W 日光灯持续照明，室内温度控制在 22～24℃，连续睡眠剥夺 96h。

检测指标

大鼠行为学观察：主要观察实验过程中大鼠的精神状态、活动情况以及行为变化等。

实验室检测：测定血液 pH 值、血氧饱和度、血液电解质、BUN、Cr、AST、ALT、SOD、MDA；取胸腺、肝脏和脾脏并用分析天平称重，计算胸腺、肝脏和脾脏指数。

造模结果

傅惠英等造模后发现，睡眠剥夺后，大鼠疲劳困倦程度随睡眠剥夺时间的延长而逐渐加深，表现为经常低头打盹、精神萎靡不振，毛发松散失去光泽，进食减少，活动减少，对外界刺激反应减弱，体重减轻。血清中 ALT、AST、BUN 水平明显升高。血清中 SOD 水平明显降低，而 MDA 水平明显升高。体内血液 pH 值降低，出现酸中毒。王秀云等发现大鼠在实验性睡眠剥夺后行为表现出抑制性，应激能力下降，睡眠剥夺可使大鼠 γ- 迷宫测试成绩下降，海马结构的 NOS 活性和 nNOS 蛋白表达减少。徐孝平等对 Wistar 大鼠每日 9:00～19:00 睡眠剥夺 10h；上午 8:30，下午 15:30 加足饲料并更换饮水瓶。造模 5d 后，发现大鼠血清 DA 含量降低显著，且血清 T3、T4、CORT 和 ACTH 含量均显著升高，T/C 比值降低显著。且 IL-1β、IL-2、IL-2 含量显著升高，同时大鼠淋巴细胞增殖转化能力、T 淋巴细胞亚群 CD_3^+、CD_4^+ 和 CD_4^+/CD_8^+ 比值、NK 细胞活性显著降低。王德军等造模 5d 后发现，亚健康模型大鼠 GLU 浓度、HCO_3^- 浓度显著升高，血气指标中 PCO_2、Hct、Hb 明显升高。恢复 3d 后，CK 显著升高，K^+、Mg^{2+}、PCO_2 升高，并伴 $SO_2\%$ 降低，血液 pH 值、PO_2 明显下降。

（三）束缚应激法

实验准备

AST、ALT、ALP、BUN、Cr 等试剂盒；血气—电解质试剂包；全自动生化分析仪；血气—电解质分析仪。兔抗 iNOS（648）、二抗兔两步法试剂盒（PV-6001）、DAB 显色试剂盒（ZLI9032，20×）、PBS 磷酸盐缓冲液枸橼酸盐缓冲液、STP120 脱水机、AP280-2 包埋机 HM335E 切片机、Leica Autostainer XL 染色机、Nikon ecliPse80i 显微镜、Carl Zeiss Imaging Systems、电热恒温箱。

SPF 级雄性 SD 大鼠，320～360g。2 只大鼠一笼，自由饮食。室温（22±2）℃，动物室保持安静。大鼠适应性饲养 1 周，相对湿度 65%，明暗交替 12h，自由饮水，标准饲料自由采食。

造模方法

采用每天将大鼠放入束缚桶内限制活动 3h，模拟人类的心理应激因素，建立大鼠亚健康状态模型。

检测指标

实验室检测：测定血液 pH 值、血氧分压（PO_2）、二氧化碳分压（CO_2）、HCO_3^- 浓度、血氧饱和度（$SO_2\%$）、血氧含量（O_2CT）、PO_2/FI 比值、血钠、钙、镁、钾。脑组织 iNOS 表达情况。取腹主动脉肝素抗凝血 0.5ml 测定大鼠动脉血气电解质指标；取腹主静脉血离心血清，测定血清中 ALT、AST、TP、ALB、BUN、CREA、GLU、TC、TG、CK 和 LDH 等指标。

造模结果

冷晓霞等造模 21d 后发现，亚健康状态大鼠的血气状况下降、电解质代谢和酸碱平衡发生紊乱：血 pH 值、PO_2、SO_2、PO_2/FI、血 Ca 均明显降低。贾临超等发现连续造模 21d 后，束缚应激致亚健康状态大鼠大脑皮质 iNOS 表达显著增加。王德军等造模 5d 后发现，亚健康模型大鼠 GLU 浓度、HCO_3^- 浓度显著升高，血气指标中 PCO_2、Hct、Hb 明显升高。恢复 3d 后 PCO_2 升高，并伴 $SO_2\%$ 降低，血液 pH 值、PO_2 明显下降。徐孝平等发现大鼠血清 5-HT 含量升高显著，且血清 DA 含量降低显著；同时大鼠的血清 T3、T4、CORT 和 ACTH 含量均显著升高，T/C 比值降低显著。IL-1β、IL-2、IL-6、IL-8 和 IFN-γ 含量均显著升高，同时大鼠淋巴细胞增殖转化能力、T 淋巴细胞亚群 CD_3^+、CD_4^+ 和 CD_4^+/CD_8^+ 比值、NK 细胞活性显著降低。

（四）热水游泳法

实验准备

BIO-Rad 酶标仪；蔡司 ZEISS 荧光倒置显微镜；全自动生化分析仪；血气电解质分析仪；Thermo CO_2 细胞培养箱；Epics Altra 流式细胞仪；5- 羟色胺（5-HT）、多巴胺（DA）、甲状腺激 T3、T4、睾酮（T）、皮质酮（CORT）、促肾上腺皮质激素（ACTH）、白介 IL-1、IL-2、IL-6、IL-8 和 IFN- 试剂盒；RPMI-1640 培养基；胎牛血清；四甲基偶氮唑蓝（MTT）；刀豆蛋白 A（ConA）；PMS；淋巴细胞分离液；NADINT；YAC-1 细胞；CD_3^+、CD_4^+、CD_8^+ 试剂盒；红细胞裂解液。丙氨酸转氨酶（ALT）、天冬氨酸转氨酶（AST）、总蛋白（TP）、白蛋白（ALB）、尿素氮（BUN）、肌酐（CREA）、血糖（GLU）、总胆固醇（TC）、甘油三酯（TG）、肌酸磷酸激酶（CK）、乳酸脱氢酶（LDH）等试剂盒；血气试剂包。

SPF 级雄性 Wistar 大鼠，体重为 150～170g，饲养环境温度为（23±1）℃，相对湿度为 50%～65%，饲喂全价营养颗粒饲料，自由饮水。

造模方法

采用迫使大鼠每天在水温 43℃ 的水槽中游泳 3 分钟以建立亚健康大鼠模型。

检测指标

大鼠神经递质内分泌和免疫指标的测定：大鼠麻醉后，腹主静脉取血，离心，分离血清，采用 ELISA 法测定血 5-HT、DA、T3、T4、T、CORT、ACTHIL-1、IL-2、IL-6、IL-8 和 IFN 含量。

T、B 淋巴细胞增殖能力测定：刺激指数（SI）：SI（刺激指数）＝加有丝分裂原培养物的 A 值 / 不加有丝分裂原培养物的 A 值

NK 细胞活性测定：NK 细胞活性（%）＝（反应孔 A － 自然释放孔 A）/（最大释放孔 A － 自然释放孔 A）×100%

取腹主动脉肝素抗凝血 0.5ml 测定大鼠动脉血气电解质指标；取腹主静脉血离心血清，测定血清中 ALT、AST、TP、ALB、BUN、CREA、GLU、TC、TG、CK 和 LDH 等指标。

造模结果

徐孝平等造模 5d 后发现，大鼠淋巴细胞增殖转化能力、T 淋巴细胞亚群 CD_3^+、CD_4^+ 和 CD_4^+/CD_8^+ 比值、NK 细胞活性显著降低。而大鼠血清 5-HT、T3、T4、CORT、ACTH、IL-1β、IL-2、IL-6、IL-8 和 IFN-γ 含量升高显著，T/C 比值却降低显著。王德军等发现，造模 5d 后，大鼠 GLU 浓度、HCO_3^- 浓度显著升高，TC、CK、CK/AST 比值、LDH 水平升高显著，Na^+ 明显降低。血气指标中 Hct、Hb 明显升高。恢复 3d 后，AST、CK、CK/AST 比值、LDH 水平升高，Na^+ 降低。血液 pH 值、PO_2 明显下降。

（五）嘌呤法

实验准备

卵泡刺激素 FSH、黄体生成素 LH、睾酮 T 放免分析药盒、超氧化物歧化酶 SOD、丙二醛 MDA、ELISA 试剂盒；MK3 酶标仪、Olympus 光学显微镜、RM2125 石蜡切片机、AG204 电子天平、离心机。

SPF 级 SD 雄性大鼠，体重 20g。动物室保持安静，大鼠适应性饲养 1 周，室温 22～26℃，相对湿度 65%，明暗交替 12h，自由饮水。

造模方法

运用维生素 B₄（嘌呤法）建立肾阳虚雄性亚健康大鼠模型。即：维生素 B4 研末，用生理盐水溶解，配制浓度为 1%，灌胃剂量为 0.1g/（kg·d），连续 10d。

检测指标

大鼠神经递质内分泌和免疫指标的测定：大鼠麻醉后，腹主静脉取血，离心，分离血清，采用 ELISA 法测定血 5-HT、DA、T3、T4、T、CORT、ACTH、IL-1、IL-2、IL-6、IL-8 和 IFN 含量。

TB 淋巴细胞增殖能力测定：刺激指数（SI）：SI（刺激指数）= 加有丝分裂原培养物的 A 值 / 不加有丝分裂原培养物的 A 值

NK 细胞活性测定：NK 细胞活性（%）=（反应孔 A－自然释放孔 A）/（最大释放孔 A－自然释放孔 A）×100%

造模结果

李天禹等发现亚健康大鼠血清 FSH、LH、T 均降低，血清 SOD 下降，MDA 增加。睾丸组织曲细精管规则，管腔变大，精子尾部有融合现象，生精细胞层次减少，排列比较紊乱，出现空泡现象。

（六）长途运输法

实验准备

MPA-2000 多道生理记录仪、MPA-CFS 心功能分析系统软件、RM-6000 多道生理记录仪、shangrila-580 谊安人工呼吸机，NOVA Stat Profile M 全自动血气—电解质分析仪。

普通级 Beagle 犬，体重 10～14kg。

造模方法

取 Beagle 犬用普通空调面包车进行长途运输（80km/h）模拟，运输应激事件为 4h。

检测指标

测定肝肾功能、血常规、心电图、静脉血气。

造模结果

潘永明等造模 1d 后，Beagle 犬的抗应激能力降低，心脏的收缩、舒张功能均出现紊乱，不能有效调整心脏在收缩、舒张期间的运动功能，致使心脏的泵血功能出现障碍。平均动脉压（MAP）、平均收缩压（SAP）降低，心功能指标提示左室收缩压（LVSP）、心室内压（LVP）、左室最大上升速率、左室最大下降速率、心肌纤维缩短速率明显下降，而左室舒张末期压（LVEDP）、等容舒张时间常数显著升高。

二、多因素造模

（一）力竭游泳＋睡眠剥夺

实验准备

120cm×60cm×60cm 游泳箱，29cm×17.5cm×12.5cm 塑料盒，Olympas AU800 全自动生化分析仪，离心机，电子天平，秒表，温度计。

SPF 级健康雄性 SD 大鼠，8 周龄，体重 180～220g，室温（22±2）℃，动物室保持安静。大鼠适应性饲养 1 周，室温 22～26℃，相对湿度 65%，明暗交替 12h，自由饮水，标准饲料自由采食。

造模方法

采用强迫负 5% 体质量力竭游泳和不完全剥夺睡眠 20h 的复合方式制备疲劳型亚健康大鼠模型。

实验前，大鼠适应环境 3d，然后进行适应性游泳锻炼 3d，5min/d。大鼠在水深 50cm、水温（24±2）℃的玻璃游泳池负 5% 体重行 1 次力竭游泳并记录力竭游泳时间，后放入水深 1.5cm 小鼠饲养笼（有铁丝网盖住，大鼠不能逃脱且可以自由进食饮水）内 20h。20h 后将大鼠取出放回常规饲养笼内常规饲养。造模 4d 即可成功制备疲劳型亚健康大鼠模型。

检测指标

大鼠行为学观察：主要观察大鼠的精神状态、体重、饮食、活动情况，步态、二便，以及爪、鼻唇、耳等色泽。

疲劳程度测定：测定力竭游泳时间衡量大鼠疲劳程度。用 5% 自身重量的铅坠系于大鼠尾部后，将负重大鼠放入水温 25℃的游泳箱中进行力竭游泳测试，力竭游泳标准为大鼠鼻尖沉入水下 10s。

实验室检查：采用全自动生化分析仪检测血浆生化指标，包括尿素氮（BUN）、血清肌酐（CREA）、尿酸（UA）、碱性磷酸酶（ALP）、门冬氨酸氨基转移酶（AST）、丙氨酸氨基转移酶（ALT）、α- 羟丁酸脱氢酶（HBDH）、肌酸激酶（CK）、总胆固醇（CHOL）、低密度脂蛋白、胆固醇（L-DLC）、三酰甘油（TG）。骨骼肌组织丙二醛（MDA）、超氧化物歧化酶（SOD）与过氧化物酶体增殖物激活受体辅激活因子 1α（PGC-1α）、腺苷酸活化蛋白激酶（AMPK）表达。

造模结果

靳文等发现，造模 4d 后，大鼠出现大便稀、体重减轻、食量下降、精神萎靡不振、嗜睡、皮毛欠光泽、四肢蜷卧等，力竭游泳时间缩短，TG 降低。李晓勇等造模后，发现大鼠门冬氨酸氨基转移酶、丙氨酸氨基转移酶活性、尿素氮水平明显升高。蔡苗等发现疲劳型亚健康大鼠力竭游泳后血浆乳酸及血清尿素氮水平升高。聂晓莉等发现模型组大鼠骨骼肌细胞明显肿胀变性，线粒体数量减少，呈空泡样，嵴消失，内质网及核模扩张，骨骼肌中 MDA 升高，SOD 下降，PGC-1α、AMPK mRNA 表达水平也明显降低。

（二）睡眠剥夺 + 饮食失节

实验准备

胆固醇（TC）、甘油三酯（TG）、血糖（GLU）测试盒；环磷酸腺苷（cAMP）、环磷酸鸟苷（cGMP）、白细胞介素 -2（IL-2）、白细胞介素 -6（IL-6）酶免测试盒；戊巴比妥钠；8877 红外线非接触式额温量测器；YSL-13A 大小鼠抓力测定仪；YLS-12A 鼠尾光照测痛仪；TBA-40FR 全自动生化仪；XT-2000i 全自动血液分析仪；心电图分析系统。

SPF 级成年雄性 SD 大鼠，体重 300～350g。大鼠适应性饲养 1 周，室温 22～26℃，相对湿度 65%，明暗交替 12h，自由饮水，标准饲料自由采食。

改良睡眠剥夺箱，内置绝水恒温装置和绝水 LED 灯（4W），水温控制 25±2℃，每日换水。

高糖高脂饲料配比：普通饲料 75%、猪油 10%、蔗糖 10%、蛋黄粉 5%。

造模方法

模拟现代人起居无常、饮食失节致生物钟紊乱现象，对不节律生活致亚健康大鼠模型进行探索。即：打破大鼠正常生活节律，给予大鼠长期 24h/24h 间歇睡眠剥夺联合饮食失节造成亚健康状态。即采用单数日 24h 起居自由 + 高糖高脂饲料（过食肥甘）、偶数日 24h 睡眠剥夺＋白菜（单一素食）方法造模。每周造模6日，共造模10周。

检测指标

大鼠行为学观察：测定大鼠体重、痛阈值、抓力及面温。

实验室检查：采用全自动生化分析仪检测血浆生化指标，包括血糖（GLU）、总胆固醇（TC）、甘油三酯（TG）等；测定血常规指标，包括白细胞水平（WBC）、血小板分布宽度（PDW）、大血小板比率（P-LCR）等；采用酶联免疫法测定cAMP水平IL-2、IL-6水平，计算cAMP/cGMP比值；腹腔注射戊巴比妥钠对大鼠进行麻醉后测定心电，记录大鼠心电导联图，解析R波高度QRS波群宽度心电轴（QRSa）度数。

造模结果

张玥莉等发现造模可令SD大鼠出现耳赤、易惊、乏力等体虚症状，并使大鼠血糖血脂代谢紊乱、血液学指标及心电波形异常、细胞因子和环核苷酸系统紊乱，与人体亚健康表现较接近。

1. 行为学　自造模第2周出现耳赤现象、抓力显著降低，自第4周痛阈显著降低，自第5周面温显著升高。停止造模1周后，面温恢复至正常水平，痛阈、抓力无明显改善。

2. 血常规　自造模第5周白细胞（WBC）水平显著降低，血小板分布宽度（PDW）、大血小板比率（P-LCR）显著升高。停止造模1周后，血小板分布宽度（PDW）及大血小板比率（P-LCR）恢复正常，白细胞（WBC）水平未见明显恢复。

3. 血生化　自造模第5周血糖（GLU）、总胆固醇（TC）显著增高，甘油三酯（TG）显著降低。停止造模1周后，血糖（GLU）、甘油三酯（TG）恢复正常，总胆固醇（TC）未见明显恢复。

4. 心电　P波高度明显上升，R波高度、QRS波群宽度显著上升，平均心电轴右偏（QRSa）。

5. 环核苷酸系统及细胞因子　血浆cAMP水平及cAMP/cGMP比值显著升高，IL-2水平显著降低，IL-6水平显著升高。

（三）热水游泳＋睡眠剥夺＋饮食失节

实验准备

全自动生化分析仪；血气电解质分析仪；丙氨酸转氨酶（ALT）、天冬氨酸转氨酶（AST）、总蛋白（TP）、白蛋白（ALB）、尿素氮（BUN）、肌酐（CREA）、血糖（GLU）、总胆固醇（TC）、甘油三酯（TG）、肌酸磷酸激酶（CK）、乳酸脱氢酶（LDH）等试剂盒；血气试剂包。

SPF级雄性Wistar大鼠，体重150～170g。大鼠适应性饲养1周，室温22～24℃，相对湿度50%～65%，明暗交替12h，饲喂全价营养颗粒饲料，自由饮水。

造模方法

采用热水游泳、睡眠不足、饮食失节的多因素（MF）联合建立亚健康大鼠模型。

强迫大鼠每天在水温42.5～43.5℃的水槽中游泳3分钟，之后擦干被毛，将大鼠放置睡眠剥夺装置中，剥夺睡眠10h，随后放回饲养笼中，并在晚上19：00加入足量的普通饲料，暴食1h后取出剩余饲料。

检测指标

实验室检查：取腹主动脉肝素抗凝血0.5ml测定大鼠动脉血气电解质指标；取腹主静脉血离心血清，测定血清中ALT、AST、TP、ALB、BUN、CREA、GLU、TC、TG、CK和LDH等指标。

造模结果

王德军等造模 5d 后发现，大鼠 GLU 浓度、HCO_3^- 浓度显著升高，BUN、TG 水平显著降低，CREA 水平、AST、CK、CK/AST 比值、LDH 水平、K^+ 显著升高。血气指标中 PCO_2、Hct、Hb 明显升高，PO_2、SO_2% 显著降低。恢复 3d 后，ALT、AST、CK、CK/AST 比值、ALB、BUN、LDH 水平升高，TC 含量明显升高，Na^+ 降低。血液 pH 值、PO_2 明显下降，PCO_2 升高，并伴 SO_2% 降低。

（四）热水游泳＋睡眠剥夺＋束缚应激

实验准备

BIO-Rad 酶标仪；蔡司 ZEISS 荧光倒置显微镜；Thermo CO_2 细胞培养箱；Epics Altra 流式细胞仪；5-羟色胺（5-HT）、多巴胺（DA）、甲状腺激 T3、T4、睾酮（T）、皮质酮（CORT）、促肾上腺皮质激素（ACTH）、白介 IL-1、IL-2、IL-6、IL-8 和 IFN-试剂盒；RPMI-1640 培养基；胎牛血清；四甲基偶氮唑蓝（MTT）；刀豆蛋白 A（ConA）；PMS；淋巴细胞分离液；NADINT；YAC-1 细胞；CD_3^+、CD_4^+、CD_8^+ 试剂盒；红细胞裂解液。

SPF 级雄性 Wistar 大鼠，体重为 150～170g，饲养环境温度为（23±1）℃，相对湿度为 50%～65%，饲喂全价营养颗粒饲料，自由饮水。

造模方法

取雄性 SPF 级 Wistar 大鼠，采用热水游泳（WS）、睡眠不足（SD）、单纯束缚（PC）的多因素（MF）联合建立亚健康大鼠模型。

即：大鼠每天上午 8:00 在水温 43℃的水槽中游泳 3 分钟，之后迅速捞起并擦干身体，放回饲养笼，在 9:00～19:00 将大鼠放置睡眠剥夺装置中剥夺睡眠 10h，随后放回饲养笼中，并在晚上 19:00 加入足量的普通饲料，暴食 1h，20:00 取出剩余饲料。造模 5d。

检测指标

大鼠神经递质内分泌和免疫指标的测定：大鼠麻醉后，腹主静脉取血，离心，分离血清，采用 ELISA 法测定血 5-HT、DA、T3、T4、T、CORT、ACTH、IL-1、IL-2、IL-6、IL-8 含量。

TB 淋巴细胞增殖能力测定：刺激指数（SI）：SI（刺激指数）＝加有丝分裂原培养物的 A 值 / 不加有丝分裂原培养物的 A 值

NK 细胞活性测定：NK 细胞活性（%）＝（反应孔 A －自然释放孔 A）/（最大释放孔 A －自然释放孔 A）×100%

T 淋巴细胞亚群测定

造模结果

徐孝平等发现造模后大鼠血清 5-HT 明显降低，IL-8 含量降低显著，而血清 T3、T4、CORT 和 ACTH 含量均显著升高，T/C 比值降低显著。同时大鼠淋巴细胞增殖转化能力、T 淋巴细胞亚群 CD_3^+、CD_4^+、CD_4^+/CD_8^+ 比值、NK 细胞活性显著降低。

（五）游泳运动＋睡眠剥夺＋夹尾刺激

实验准备

全自动多功能酶标仪；MG96GPCR 仪；JY04S-3D 凝胶图像分析系统；JY-SCZ2 电泳槽；JY300＋型多用途电泳仪；Gel-Pro4.5System 图像分析系统；160cm×80cm×60cm 的注水鼠箱。

SPF 级雄性 Wistar 大鼠，体重为 180～220g，适应性饲养 1 周。

造模方法

采用游泳运动、睡眠剥夺和夹尾刺激等复合因素建立亚健康大鼠模型。

1. 游泳运动造模 制作 160cm×80cm×60cm 的注水鼠箱，水深 30cm，水温 25℃。第 1 周每天 8:00 将大鼠放入水中强迫游泳 20 分钟。第 2、3、4 周分别增加游泳时间为 30、40、50 分钟。游泳过程中如体力不支沉入水中，及时捞出，防止溺死。

2. 睡眠剥夺造模 每天游泳运动结束后，在造模箱中放置 10 个直径为 6.3cm、高 31cm 的平台（平台面距水面约 1.0cm）。大鼠可以上台休息，箱顶盖金属网，动物可自由摄食饮水，但不能睡眠。若其睡眠，则由于肌肉张力松弛而落入水中。造模一直持续到 20:00。

3. 夹尾刺激造模 20:00 将大鼠从平台上取下，放入饲养笼。用尖端缠有纱布的止血钳夹其中一只大鼠尾部，令其与其他大鼠厮打，模仿人类生存环境不佳，竞争激烈，精神压力大的情况。夹尾以不破皮、不流血为度。每次刺激 2h。定期更换夹尾大鼠，使造模结束时每只大鼠夹尾次数基本相同。22:00 去除止血钳，全天造模结束。

检测指标

测定下丘脑 5-HT、DA 的含量；海马脑区谷氨酸受体 NR2A 基因表达；

造模结果

马作峰造模 4 周后，发现大鼠反应和行为迟缓，体力下降，易疲劳，血清乳酸脱氢酶活性增高，下丘脑多巴胺含量降低，5-羟色胺含量增高，海马脑区 NR2A mRNA 表达降低。

（六）游泳运动 + 夹尾刺激 + 饮食限制

实验准备

电子天平、离心机、恒温水箱、流式细胞仪；Alexanti-rat CD_3、PE anti-rat CD_4、PE anti-rat CD_8；0.9% 氯化钠、1% 肝素、红细胞裂解液。

SPF 级健康雄性 SD 大鼠，体重为 180～220g，适应性饲养 1 周。

造模方法

采用游泳运动、夹尾刺激和饮食限制等复合因素建立亚健康大鼠模型。

大鼠每天下午 3:00 在水温 25℃ 的水槽中游泳 10 分钟，之后迅速捞起并擦干身体，放回饲养笼；10:00 和 18:00 分别给予大鼠夹尾刺激；隔日禁食；取样前 2d 不予刺激。

检测指标

观察大鼠外观形态、精神状态、行动反应及进食情况。

计算大鼠的脾脏指数与胸腺指数。采用 3 色单克隆抗体免疫荧光流式细胞术检测 T 淋巴细胞及亚群 CD_4^+、$CD_4^+CD_{45}RO^+$、CD_8^+、$CD_8^+CD_{45}RO^+$、$CD_{45}RA^+$、$CD_{45}RO^+$、$CD_{45}RA^+/CD_{45}RO^+$ 的表达。

造模结果

王坤芳等造模发现，脾气虚型亚健康状态大鼠出现形体消瘦，皮毛枯黄，失去光泽，弹性下降，精神萎靡，蜷缩怕冷，行动迟缓，反应迟钝，进食减少，便溏等症状。大鼠脾脏指数、胸腺指数降低。CD_4^+、$CD_{45}RA^+$ T 细胞表达率及 $CD_{45}RA^+/CD_{45}RO^+$ 降低，$CD_4^+CD_{45}RO^+$、CD_8^+、$CD_8^+CD_{45}RO^+$、$CD_{45}RO^+$ T 细胞表达率升高。

（七）游泳运动 + 睡眠剥夺 + 束缚 + 应激

实验准备

CD3-APC-Cy7、CD4-PE、CD8-FITC 单克隆抗体；SOD、CAT、MDA、5-羟色胺和多巴胺

试剂盒；RNA 反转录试剂盒；ConA、LPS、Trizol 试剂。

SPF 级健康昆明大鼠，4 周龄，体重为 18～22g，适应性饲养 1 周。

造模方法

采用游泳运动、睡眠剥夺和夹尾刺激等复合因素建立亚健康大鼠模型。

制作直径为 70cm 的游泳池，水深 30cm，水温 25℃。每天分别于 8:00 和 14:00 将小鼠放入水中，强迫游泳各 50 分钟，其余时间睡眠剥夺，直至 20:00。睡眠剥夺则是在游泳池中放置 1 个直径为 55cm、高 31cm 的圆圈铁丝网平台（平台面距水面约 1.0cm）。小鼠可自由摄食饮水，但不能睡眠。若其睡眠，则由于肌肉张力松弛而落入水中。第 3 周开始束缚：装管束缚（50ml 离心管），保持空气通畅，小鼠禁食不禁水，于每天 22:00 装管，早晨 6:00 放出，共 7d。每天 20:00 将动物从平台上取下，吹干处理，放入饲养笼中。用尖端缠有纱布的止血钳夹小鼠尾部，定期更换小鼠夹尾，使每只小鼠在建模结束时夹尾次数基本相同，每次刺激 1h。22:00 时去除止血钳，全天造模结束。

检测指标

小鼠行为学观察：小鼠精神状态、外观、体重、皮毛、排便。用多功能小鼠自主活动仪检测小鼠自主活动的能力；避暗穿梭测试仪评价小鼠的记忆力；鼠尾悬挂测 5 分钟内累计不动的时间评价绝望程度。

免疫功能检测：脾脏、胸腺指数；T、B 淋巴细胞增殖能力；CD3、CD4、CD8。

抗疲劳能力的测定：力竭游泳时间；下丘脑单胺类神经递质 5-HT、DA 含量；海马脑区谷氨酸受体 NR2A mRAN 表达水平。

造模结果

郝文丽等造模后发现，亚健康模型小鼠烦躁、易激惹、撕咬，精神倦怠，皮毛欠光泽，排便稀。体重明显低于对照组，自主活动次数减少，避暗穿梭次数增多，间歇性挣扎时间缩短。小鼠胸腺、脾脏指数低于对照组，B 细胞增殖能力降低，$CD4^+T$ 淋巴细胞减少，$CD4^+/CD8^+$ 值显著降低。模型小鼠力竭游泳时间缩短，下丘脑 DA 含量降低，5-HT 含量升高，海马区 NR2A mRNA 的表达水平降低。

（八）湿困脾胃法

实验准备

全自动生化分析仪；酶标仪；γ 放射免疫计数器。

SPF 级 SD 大鼠，雌雄各半，体重为 180～220g，适应性饲养 1 周。

造模方法

自造模起，每日 8:00～16:00 令大鼠站在 4cm 深的水中，控制睡眠时间 8h，打乱其生物钟，模拟"情志不遂"；造模大鼠单日禁食，双日供应高脂饲料，模拟"饮食不节，饥饱失常"；造模大鼠第 1、4、7 天游泳（连续"冒泡"5 次终止），模拟"过劳耗气"；将造模大鼠放在温度 18～25℃，湿度 85%～95% 的实验室内饲养，模拟"久居湿地，外湿过盛"。共造模 10d。

检测指标

小鼠行为学观察：小鼠精神状态、外观、体重、皮毛等。

实验室检测：胃排空及小肠推进率；胃泌素、胃动素、血清葡萄糖、总蛋白、甘油三酯。

造模结果

刘瑶等造模后发现，湿困脾胃型亚健康大鼠出现饮食量减少，大便溏，皮毛湿浊，活动减少，精神萎靡，体重减轻。大鼠胃残留率升高，胃排空能力降低。血清胃泌素含量明显降低，胃动素含量显著升高，血清葡萄糖、总蛋白、甘油三酯含量显著降低。

参 考 文 献

[1] 刘艳艳，程静茹，余克强，等. 疲劳型亚健康小鼠模型的研制 [J]. 广东医学，2012，3（1）：21-24.

[2] 刘艳艳，孙晓敏，欧阳明子，等. 维康颗粒对疲劳型亚健康小鼠免疫功能影响的实验研究 [J]. 江苏中医药，2013，45（5）：73-75.

[3] 罗正茂，陈淑娟，刘艳艳，等. 五指毛桃防治疲劳型亚健康小鼠的机制研究 [J]. 贵阳中医学院学报，2012，34（6）：25-28.

[4] 严美花，谭为，刘艳艳，等. 石菖蒲防治小鼠疲劳型亚健康的实验研究 [J]. 中药材，2012，35（6）：970-973.

[5] 傅惠英，寿旗扬，李艳伟，等. 中国被毛孢发酵物对睡眠剥夺亚健康大鼠的影响 [J]. 中国实验方剂学杂志，2009，15（6）：59-62.

[6] 王秀云，李积胜，刘公望，等. 睡眠剥夺对亚健康形成的影响及相关机制 [J]. 天津中医药，2006，23（2）：108-111.

[7] 徐孝平，潘永明，刘瑞敏，等. 亚健康状态大鼠的神经—免疫—内分泌机制的研究 [J]. 中国比较医学杂志，2012，22（8）：33-39.

[8] 王德军，陶涛，朱科燕，等. 不同因素致亚健康大鼠血液生化、血气电解质指标的影响 [J]. 中国比较医学杂志，2012，22（12）：54-59.

[9] 冷晓霞，朱科燕，周卫民，等. 心理应激致亚健康状态大鼠的血气、电解质代谢及中药的干预效应 [J]. 浙江中医药大学学报，2009，33（06）：754-755.

[10] 贾临超，冷晓霞，陈民利，等. 束缚应激致亚健康状态大鼠脑组织 iNOS 的表达及其中药干预作用，2011，28（2）：1-4.

[11] 王德军，陶涛，朱科燕，等. 不同因素致亚健康大鼠血液生化、血气电解质指标的影响 [J]. 中国比较医学杂志，2012，22（12）：54-59.

[12] 徐孝平，潘永明，刘瑞敏等. 亚健康状态大鼠的神经—免疫—内分泌机制的研究 [J]. 中国比较医学杂志，2012，22（8）：33-39.

[13] 李天禹，何清湖，卢芳国，等. 雄性"肾阳虚"亚健康大鼠模型的研究 [J]. 湖南中医药大学学报，2011，31（01）：22-24.

[14] 潘永明，陈方明，陈亮，等. 长途运输致亚健康的 Beagle 犬心功能观测 [J]. 实验动物与比较医学，2007，27（02）：107-111.

[15] 靳文，李晓勇，赵晓山，等. 慢性疲劳大鼠模型创建研究 [J]. 山东中医药大学学报，2008，32（2）：44-45.

[16] 李晓勇，靳文，孙晓敏，等. 构建复合因素致慢性疲劳大鼠模型及血生化动态变化 [J]. 中国组织工程研究与临床康复，2008，12（24）：54-57.

[17] 蔡苗，赵晓山，靳文，等. 维康颗粒预防大鼠疲劳型亚健康的实验研究 [J]. 广东药学院学报，2009，25（5）：504-507.

[18] 聂晓莉，薛琪，罗仁，等. 维康颗粒对疲劳型亚健康大鼠骨骼肌脂质过氧化和 PCG-1α 及 AMPK 表达的影响 [J]. 广东医学，2013，34（11）：1654-1656.

[19] 张玥莉，吕圭源，丁婷，等. 长期起居饮食不节致亚健康状态大鼠模型的研究 [J]. 中药药理与临床，2014，30（06）：181-184.

[20] 马作峰,姜瑞雪,张六通,等.补肝方对亚健康大鼠模型下丘脑单胺类神经递质含量及海马脑区谷氨酸受体基因表达的影响 [J].中国实验方剂学杂志,2011,17(15):221-224.

[21] 王坤芳,冯玉华,梁志刚,等.脾气虚型亚健康状态大鼠的细胞免疫功能 [J].山西中医学院学报,2015,16(2):25-26+29.

[22] 郝文丽,陈志宝,赵蕊等.枸杞多糖对亚健康小鼠免疫功能及抗疲劳作用的影响 [J].中国生物制品学杂志,2015,28(7):693-697.

[23] 刘瑶,刘伟.藿香正气散对湿困脾胃型亚健康大鼠胃肠功能的影响 [J].江苏中医药,2011,43(6):89-90.

第四章

亚健康的评价方法

第一节　亚健康的诊断标准

目前，世界各国学者虽然对亚健康状态进行了大量的研究工作，但至今对其还没有统一的定义。我国是在近 20 年来由中医学界最早重视和关注亚健康问题，并进行了大量的研究工作，其原因是亚健康理论与我国中医未病学理论具有相关性。1995 年 5 月，在北京召开了"首届亚健康学术研讨会"，确定了"亚健康状态"这一名称以及广义的亚健康状态的概念。在国外，尚未有"亚健康"这一称谓，在《国际疾病分类标准》中单独列出《和健康有关的相关问题》一章，列举了人体无明确疾病症状但却有种种不适感觉的表现。美国、日本、澳大利亚、英国等国家将这种不适感觉命名为慢性疲劳综合征（chronic fatigue syndrome，CFS）。1988 年美国疾病控制与预防中心（CDC）对慢性疲劳综合征（CFS）制定了诊断标准。日本厚生省在参考美国标准的基础上也制定了 CFS 标准。其他国家如澳大利亚于 1990 年制定了 CFS 标准；英国于 1991 年制定了 CFS 标准。1994 年美国疾病控制中心又对 CFS 标准进行了修订，修订后的诊断标准为：A：临床评定的不能解释的持续或反复发作的慢性疲劳，该疲劳是新得的或有明确的开始（没有生命期长），不是持续用力的结果，经休息后不能明显缓解，导致工作、教育、社会或个人活动水平较前明显下降。B：下述的症状中同时出现 4 项或 4 项以上，且这些症状已经持续存在或反复存在 6 个月或更长的时间，但不应该早于疲劳：a：短期记忆或集中注意力的明显下降；b：咽喉肿痛；c：颈部或腋下淋巴结肿大、触痛；d：肌肉痛；e：没有红肿的多关节疼痛；f：一种类型新、程度重的头痛；g：不能解乏的睡眠；h：运动后的疲劳持续超过 24h。诊断依据：A 项必备，B 项中的症状同时出现 4 项以上。C：排除以下的慢性疲劳：a：原发病的原因可以解释慢性疲劳；b：临床诊断明确，但在现有的医学条件下治疗困难的一些疾病持续存在而引起的慢性疲劳。

国内主流研究学者的观点与美国疾控中心关于 CFS 定义相悖。我国学者王育学首先使用了"亚健康（Sub.Health）"这一概念，将其界定为介于健康和疾病的中间状态，也即经系统检查后未发现有疾病，而"病人"自己确实感觉到了躯体和心理上的种种不适的状态，是一种动态过程，又是一个独立阶段，这种状态就称为亚健康。罗仁教授课题组根据亚健康的概念，参考相关研究文献，并经广东省中医药学会亚健康专业委员会研讨，于 2005 年7 月制定了亚健康状态的判断参考标准如下，包括 2 个方面：①持续 3 个月以上反复出现的不适状态或适应能力显著减退，但无明确疾病诊断；②或尽管具有明确的疾病诊断，但与目前不适状态或适应能力的减退无因果联系。2006 年中华中医药学会亚健康分会发布了《亚健康中医临床指南》，根据亚健康状态的临床表现，将其分为以下几类：以疲劳，或睡眠紊乱，或疼痛等躯体症状表现为主；以抑郁寡欢，或焦躁不安、急躁易怒，或恐惧胆怯，或短期记忆力下降、注意力不能集中等精神心理症状表现为主；以人际交往频率减低，或人际关系紧张等社会适应能力下降表现为主。上述 3 条中的任何一条持续发作 3 个月以上，并且经系统检查排除可能导致上述表现的疾病者，目前可分别被判断为处于躯体亚健康、心理亚健康、社会交往亚健康状态。临床上，上述三种亚健康表现常常相兼出现。但是除此指南之外仍没有一个被广泛认可的亚健康综合性诊断标准。诊断标准的缺失已经成为了我国亚健康研究进一步发展的瓶颈。2007 年世界中医药学会联合会亚健康专业委员会制定了《亚健康的中医临床研究指导原则（试行）》，对亚健康的分类、诊断方法、亚健康的中医干预原则及亚健康的中医研究方法等方面提出了原则性的指导意见。初步说明了亚健康的判断标准：①持续 3 个月以上反复出现的以疲劳为主要表现的不适状态或适应能力显著减退，但能维持正常工作；②无重大器官器质性疾病及精神心理疾病；③尽管具有明确的非重大器官器质性疾病或精神心理疾病诊断，但无需用药维持，且与目前不适状态或适应能力的减退无因果联系。亚健康的诊断标准不一、主观性大，导致调查所得的人群亚健康患病率差别很大，有报告 70%，也有报告 50%、65%、75%，甚至还有报告 80% 的。针对这一问题，南方医科大学罗仁教授等人在 2007 年发表了《关于亚健康诊断参考标准的讨论》，就制定我国的亚健康诊断标准进行了详细的阐述；2008 年的中华中医药学会"'治未病'及亚健康防治论坛"上，亚健康分会明确地将"亚健康范畴与评价标准及方法的研究"列为其"十一五"期间的重要研究方向。

根据"亚健康状态"介于健康与疾病之间的特点，李国林在我国中部地区招募了 1473 名成年人进行了一项横断面研究，将亚健康人群的生活习惯及生化指标与疾病人群进行对照，初步制定了亚健康的诊断标准：①身高体重指数 $\geq 25kg/m^2$ 或男性腰围 $\geq 102cm$，女性腰围 $\geq 88cm$；②收缩压 120～139mmHg 和或舒张压 80～89mmHg；③血清甘油三酸酯水平 $\geq 150mg/dl$ 和（或）总胆固醇水平 $\geq 200mg/dl$ 和（或）男性高密度脂蛋白 $<40mg/dl$，女性高密度脂蛋白 $<50mg/dl$；④血清葡萄糖水平 110～125mg/dl；⑤估计肾小球滤过率 60～89ml/min/1.73m²；⑥肝功能的肝酶水平测试 41～59U/L 或患有脂肪肝但是干细胞影响率 $<33\%$；⑦氧化应激标志物超出参考范围的 95%；⑧睡眠质量不佳和心理状态不良。上诉标准 $\geq$ 一条即可诊断为亚健康状态。

附：亚健康的诊断标准（张雪飞. 预防医学. 北京：中国中医药出版社，2012）

亚健康状态诊断的参考标准

目前国内外尚未有统一的诊断标准。

广东省中医药学会亚健康专业委员会制定的参考标准为：①已经出现各种不适症状，持续或反复出现 6 个月以上，通过系统检查，无明显器质性病理损害证据和实验室检查指标的阳性改变。②无重要器官的器质性疾病及精神心理疾病，或原有疾病在康复过程中的病理损害及实验室检查指标改变与现有的临床表现无明显内在联系。③尽管患有明确的非重大器官器质性疾病或精神心理疾病，但无需用药维持。④具有以疲劳为主的各种躯体不适症状（以躯体性亚健康为主）。⑤具有焦躁、焦虑、抑郁、恐惧等心理不适症状（以心理性亚健康为主）。⑥具有人际交往频率下降、人际关系紧张等社会适应能力下降（以社会交往性亚健康为主）。

判断：具备上述①、②、③项可诊断为亚健康状态,加上④、⑤、⑥任一一项既可诊断为亚健康状态的具体类型。

中国中医科学院制定的标准为：持续 3 个月以上反复出现的不适症状或适应能力显著减退但无明确诊断,或有明确诊断但所患疾病与目前状态没有直接因果关系。即：①持续 3 个月以上反复出现的不适症状或适应能力显著减退,但能维持正常工作。②无重大器官器质性疾病及精神心理疾病。③尽管有明确的非重大器官器质性疾病或精神心理疾病,但无需用药维持,且与目前不适症状或适应能力的减退无因果联系。

第二节 亚健康的量表评价方法

量表最早是从心理计量学中衍生出来的,经过近一个世纪的发展,量表的编制方法不断完善,种类迅速增加,早已超出了心理学的范围。随着量表编制技术的成熟,量表在各学科中的应用逐步得到了认可。量表评估法克服了传统的生物学指标的局限性,能较全面地反映患者健康状态,如生存质量、生存期等终点。近年来的实践证明,量表测量的结果作为对具体事物的研究是可以计算和评价的,人的精神、心理、情志等活动表现(症状)是可以被评估的,能够成为客观的证据,都将在亚健康的研究中起重要作用。

在过去的 20 年间,与健康有关的生活质量量表已经成为医学界和心理学界研究的重要课题。人们不仅在临床试验中评价病人的生活质量,而且评价不同健康人群的生活质量,研制了很多相关的量表,如 WHOQOL-100、WHOQOL-BREF、EuroQol、SF-36、MIDAS (the myocardial infarction dimensional assessment scale)、CQOLCF (the caregiver quality of life cystic fibrosis scale)、LQOL (the liverpool quality of life)、CQOLC (the caregiver quality of life index-cancer scale) 等。1998 年,世界卫生组织(WHO)经过多个国家多中心研究,研制了生活质量量表 WHOQOL-100 和 WHOQOL-BREF,由于其良好的信度和效度,广泛应用于不同国家不同人群的生活质量评价,已经成为世界普遍接受的评价个体生活质量的工具。Power M 等与 WHOQOL 老年研究组在 WHOQOL-100 的基础上研制了适合老年人的生活质量量表 WHOQOL-OLD。Apajasalo M 等研制了适合青少年的包含 16 个维度的生活质量量表。各国学者在 WHOQO-BREF 量表的基础上,根据不同国家文化或不同疾病人群的特点,研制了相应的生活质量量表。

亚健康量表的制定必须在大规模流行病学调查和统计学分析的基础之上,对数目众多的条目进行定量分析和筛选,并严格考评效度、信度、可接受性和反映度等指标,才能够得到真正适用于亚健康的评判工具——亚健康量表。因此,近年来,我国学者翻译了国外的很多常用量表,并进行了大量的相关研究,其中一些量表经过多次修订后已得到了广泛的应用。与此同时,国内也有一些学者根据我国的社会文化特点编制了一些适合我国人群应用的评定量表。

(一)Delphi 法

国内许多学者研究亚健康状态所都使用的自制量表,多由 Delphi 专家咨询法发展而来。Delphi 法又称专家咨询法,是美国兰德公司在 20 世纪 50 年代研制的一种直观预测技术,其核心是通过匿名方式进行几轮函询,征求专家们的意见,然后由协调小组对每一轮的意见进行汇总整理,作为参考资料再寄发给每位专家,供他们在下一轮分析判断,提出新的论证意见。如此反复多次,专家意见逐步趋于一致,得到一个比较科学、可靠的结论或方案。Delphi 法是一种广泛应用于医学及公共卫生领域的定性研究方法。在建立评估指标体系的研究中得到了广泛的认可与应用。运用专家咨询法制定亚健康诊断标准，专家代表性较强，积极程度较高，协调性较好，权威程度较大，具有流行病学的诊断价值。

罗仁教授等通过 Delphi 专家咨询法、条目分析和条目筛选等方法进行严格论证，筛选出 39 个亚健康评价指标，形成正式第一版的亚健康评定量表（sub-health measurement scale version 1.0，SHMS V1.0），该量表由 39 个条目、10 个维度组成，涉及生理、心理和社会三个方面。量表所有条目采用五等级评分方法，正向评分条目从很差到很好分别评 1～5 分，负向条目评分为：6 减原始评分（其中正向评分条目 20 个，负向评分条目 15 个）。各维度总分为其所包含条目的得分之和；各子量表总分为其所含维度的得分之和；量表总分为所有条目得分之和；其中 4 个整体评价条目不计入各维度、子量表和量表总分。可以较为全面地反映出被调查者的健康状况，初步排除疾病患者，筛选出亚健康和健康者。

（二）美国康奈尔医学指数评定法（Cornell Medical Index，CMI）

是目前具有代表性的问卷评定法。CMI 是美国康奈尔大学 Wolff 和 Brodma 等编制的自填式健康问卷，可以从正常人群中筛查出躯体和心理障碍者。CMI 包括 4 个部分：躯体症状、家族史和既往史、一般健康和习惯、精神症状。问卷分 18 个部分，每部分按英文字母排序，共有 195 个问题，每一项目均为两级回答：是或否。"是"记 1 分；"否"记 0 分。全部项目得分相加得到 CMI 总分。美国常用的筛查界值总分为 30 分，M～R 分为 10 分。国内研究者结合我国特点，对进行初步的修订，并提出不同性别筛查参考标准：男性总分 35 分，M～R 分 15 分；女性总分 40 分，M～R 分 20 分，达到此标准的即为正常人群中筛查出的躯体和心理障碍者。并利用 CMI 对学生、军人、教师、护士等不同人群进行了亚健康研究。

（三）症状自评量表（SCL-90）

症状自评量表在国外应用广泛，该量表共 90 个问题，包括感觉、思维、情感、意识、行为、生活习惯、人际关系、饮食和睡眠等心理精神症状学内容。每个问题按照"无、轻、中、重、严重"5 档赋值 1～5 分，统计指标包括总分、总均分、阳性项目数、阳性症状均分、因子分等，能反映个体或某一群体的心理卫生问题。SCL-90 是测试亚健康者心理健康状态的有效工具，其自评结果可作为亚健康临床心理状态判断的标准。

（四）ICD-10

何裕民等利用 International Classification of Diseases（ICD）中或系统或散在地涉及了亚健康的相关问题。例如主干的第五章（精神和行为障碍）、第十八章（症状、体征和临床与实验室异常，不可归类在他处者），以及第二十一章（影响健康状态和与保健机构接触的因素）类目中，对亚健康状态进行判别。主要涉及了生理、心理、社会等方面。

（五）Likert-5

郭太玮等基于中国人亚健康状态测量量表（CSHS-2）研制平台，在开放式问卷调查基础上，将 CSHS-2 共计 78 条条目（受试对象为 20～60 岁中国人）和开放式问卷调查整理形成的 15 条条目（直接源于大学生）进行整合，形成了有 92 条条目的预试量表。经过对条目的筛选和探索性因素分析，形成了 Likert-5 自评式"大学生亚健康状态测量问卷"，包括 3 个领域、12 个维度、54 条条目。

（六）青少年亚健康多维评定问卷（MSQA）

邢超等初步编制了《青少年亚健康多维评定问卷》（MSQA）。该问卷设 6 个评定等级分别赋 1～6 分。每个等级的意义分别为 1 为没有或持续不到 1 星期。2 为持续 1 星期以上。3 为持续 2 星期以上,4 为持续 1 个月以上,5 为持续 2 个月以上,6 为持续 3 个月以上。条目均设置为反向条目,得分越高表示身心的亚健康症状持续时间越长。应用自评量表(SCL-90)、Comen 医学指数(CMI)问卷进行自我评定。

(七) 亚健康状态自制量表

许多学者在研究过程中,多根据研究需要采用自制亚健康状态量表,量表内容一般包括:个人基本情况、生活方式、工作、学习、生活压力人际关系等相关因素、既往史、现病史等项目。刘氏等研制的亚健康状态调查闯卷,内容包括一般信息、躯体状况、情志状况、生活状况、精力状况、禀赋状况、社会环境状况等。

中国中医科学院在 2001～2005 年间对北京市健康和亚健康人群近 4000 人进行了调查研究。在排除疾病诊断后,主要测量"不适状态和能力减退"的情况,同时考虑到亚健康的产生与人的禀赋、环境(自然、社会)有关,所以增加了相关领域。自行研制了"亚健康状态调查问卷"。此问卷所建立的亚健康测量域体系包括不适状态、能力减退、禀赋、环境 4 个方面,并进一步分为躯体状况、情志状况、生活状况、精力状况、禀赋状况、社会环境状况 6 个域结构,共 124 个条目。

刘保延等吸纳了世界卫生组织生存质量简表(WHOQOL-BREF)全部条目研制了自评与他评相结合的《亚健康状态中医基本症候特征调查问卷》,该问卷包括了 6 个部分结构、124 个问题条目。

于春泉设计的《亚健康人群中医基本症候流行病学调查问卷》包括自填与访谈两大部分,共有 124 个条目,自填部分包括躯体、生活情志、精力、社会环境及女性情况等六方面内容;访谈部分主要是望诊、舌象、脉象及健康情况判断,此外还附有精神情志、头面五官、躯体、肢体、二便及疼痛等症状量化调查。

李海峰等研制《亚健康证候测试量表》,以体现中医基本证候为特点,共 64 个条目,分精力状况、情志精神状况、躯体症状以及其他表现四大块结构。

韩标等研制《亚健康状态躯体症状自评量表》,有 16 个条目,疲劳感觉、疼痛感觉、睡眠问题和胃肠不适等 4 个方面,可用于亚健康躯体症状的筛选及初步评估。

(八) 中医评估方法

韦玉科等人通过融合模糊逻辑推理、神经网络控制技术及可拓学方法,设计了一个基于模糊神经网络的对复杂亚健康状态进行智能化诊断的模型,实现了对专家诊断推理过程的模拟,同中医专家诊断的实际情况基本相符。该诊断系统可以较好地应用于亚健康中医辨证。

(九) 生存质量评价

生存质量测量是从躯体、心理、社会等个人生活中所涉及的多方面来反应健康问题,既包括客观的测量又涉及必要的主观感受,能全面客观地反映亚健康人群的生存状况。国内有学者运用世界卫生组织生存质量测定量表简表(WHOQOL-BREF)和自制的亚健康状态人群中医基本症候调查问卷探讨亚健康人群躯体症状和生活质量的关系。

(十) 心理状况评估

对于亚健康症状中涉及心理状态评估多采用焦虑自评表(SAS)和抑郁自评量表(SDS)、埃克森(EPQ)个性问卷进行测量。

第三节 亚健康的客观评价方法

随着对于亚健康的认识逐渐深入,有关亚健康的检测手段也日益丰富起来,主要包括血液检测评估,仪器检测,生理信息检测等方面。

一、血液检测评估法

(一)超高倍显微诊断仪(MDI)检测法

超高倍显微诊断仪(MDI)亚健康评估法俗称"一滴血检查"。MDI 健康评估法是美国斯坦福大学博士 Dradford 研究推出的一种健康评估和疾病诊断方法,集光学、电学、电子学、影像学和多媒体技术于一体,它以定性为主,通过对高度敏感的血液信息的整体提取,进行综合性的全科检查。可用来作为评估健康和诊断疾病的有效方法。该方法是利用相差、中密度、暗视野、明视野等显微和多媒体技术,样本无需染色,即通过"干血"和"活血"两种检查,就可以观察到血液中各种有形成分的形态结构和活力,从而获得细胞水平上的真实原始信息。它集相差、中密度、明视野、暗视野、偏振光等显微技术和多媒体计算机技术为一体,通过活血检查和干血检查,无需染色,便可观察到血液中各种有形成分的形态和活力,从而推断细胞水平的信息,结合自由基足迹对机体的健康状况做出评价和提示。它本来是 WHO 用于对人类死亡危害最大的疾病所提示的各项指标进行测定,根据被测定者的实际检测状况逐项打分(采用百分制,满分 100 分),对应于 WHO 的健康定义,进行综合评价,其标准是:85 分以上为健康状态,70 分以下为疾病状态,70~85 分为亚健康状态,这项用于亚健康诊断的技术在一些发达国家已很成熟,并被誉为健康的预警器和保护神,它的原理是通过超高倍显微诊断仪放大 15 000 倍的末梢血标本,直接观察血细胞的形态、结构、活动情况,早期发现和预测病情,为医学诊断提供重要信息。但是,MDI 不能定性和定量地对某些特殊器官进行检测,而有一部分指标只能定性却不能定量。

(二)多媒体显微诊断仪(THMMDI)检测法

在 MDI 基础上将放大倍数提高 20 000 倍,增加了病原体以及细胞学的检查。钱锦康等对 86 名志愿者采小指尖血制成血涂片进行检测,所得结果与临床检测结果比较,发现其诊断阳性符合率为 90%,能基本暴露出临床体检中发现的阳性现象。

(三)应激蛋白表达

丛雪等用体检和 MDI 健康评估相结合对志愿者进行筛查,用酶联免疫技术检测血清中 UL16 结合蛋白(UL16-binding proteins, ULBPs)和人类 MHOI 类链相关基因 A/B 编码的蛋白(MICA/B)含量,结果发现亚健康组的 MICA、MICB、ULBP1 和 ULBP2 的含量均高于健康对照组,而 ULBP3、ULBP4 和 ULBP5 低于健康对照组,推断血清 MICB 含量可以联合其他免疫指标一起作为诊断亚健康的一种辅助手段。在将志愿者按性别分组后进行比较,可以看到两组的 MICA 和 ULBP3 是有显著差别的,而且男性组要明显高于女性组。而随着年龄的增长,一些指标如 ULBP2 和 ULBP4 也会出现显性差异。由此提出未来在临床诊断指标参考值的设立时,需要考虑年龄、性别等带来的差异。

(四)血液流变学

血液流变学变化出现在亚健康状态和疾病的早期,特别是心脑血管病,在症状出现之前就已经出现一种或几种血液流变学指标的异常,这标志病程已经开始。目前测定项目主要有:全血黏度值、血浆黏度值、全血高(低切)还原黏度、红细胞变形指数、红细胞聚集指数、血沉、细胞压积等。许多研究表明,血液黏滞性的升高常常发生在亚健康状态或疾病的早期,是血液流变学指标的一个显著特点;同时标志着无症状的疾病病程已经开始,已由一个健康人发展为亚健康人。及早采取改善血液流变学的措施,可以逆转此过程,防止其向疾病转化,使亚健康转化为健康。

(五)血液细胞阻抗测量

血液是由含有多种容性颗粒物质和电解质混合而成的复合介质,应该具有容性物质的频率特性和电解质的导电性。生理学、生物学的研究表明,多种疾病或亚健康状态都会引起血细胞,主要是红细胞膜性质的改变,而这种改变又必然影响到血液的阻抗,使阻抗发生变化。检测出这种变化,并找到与之对应的临床意义,就可以为疾病的诊断和预防提供一种新的检验方法。陈安宇等通过对血液阻抗进行测量和分析发现,亚健康状态可能会引起血液红细胞膜质的改变,而这种改变又会影响血液的阻抗变化,但未提出具体的判断标准。

(六)其他血液指标检测

钟玉昆认为可以通过测定体内微量元素的含量变化揭示亚健康状态。意大利学者对2486名老年人研究发现,低血清蛋白和低血清铁可能标志亚健康,年龄—胆固醇负相关在男性是有显著性意义的,对于老年人低胆固醇可能标志亚健康。澳大利亚学者发现超重与亚健康有重要的关系。武维屏等提出亚健康有两种情况:特异性疾病的临界状态和非特异性疾病的临界状态。处于亚健康的人自觉会有诸多不适症状,实验室检查等可能有某些指标的变化,但尚未达到相应疾病的诊断标准,如血糖时常高于参考值,但尚未达到糖尿病诊断标准。

二、仪器检测评估法

(一)多媒体显微诊断仪检测法

多媒体显微诊断仪(multimedia microscopy diagnostic instrument,MMDI)是清华大学在MDI的基础上改进设计的一种检测方法。该方法保留了对"一滴血"的健康检查,与MDI比较,放大倍率提高至20 000倍,增加了一些病原体和细胞学检查。钱锦康等的研究显示,MMDI能较早发现人群中的亚健康状态,诊断阳性负荷率为90%。不足之处是不能对特殊器官进行定量和定性检测,有些指标只能定性而不能定量。

(二)福贝斯远程健康检测系统(TDS)

各种理疗仪器设备、各类生化指标检测、理疗康复等治疗仪已投放市场,为健康体检增添了新的检测手段。福贝斯远程健康检测系统(TDS)是由福贝斯医疗器械开发有限公司于2000年初研制开发的,是祖国传统经络学理论和现代高新电子技术设备结合的产物,可以无创检测人体健康状况,运用电子感应器对人体十二经穴生物电流进行测定。其理论依据是:人体是一个生物信息的整体,睡眠细胞以代谢活动为基础,生物电的产生是一切活细胞的重要基础。人体经络和脑电、心电、肌电一样都能产生和传导生物电流,检测仪依据经络理论,结合现代高新电子技术,利用感应器测定人体穴位的电能量值,通过将数据传送到中央数据库,应用卫生统计学和模糊数学原理,与原保存的医学专家模型分析对比,对被检测者的健康状况做出评价。通过病例分析数据库来分析人体器官组织的生理、病理实际状况。TDS的亚健康人群检出率为87.2%,福建省目前已将TDS检测列入公务员健康体检项目。

（三）脑像检查（EEQG）

亚健康的典型表现是疲劳感，感觉活动、知觉活动等离不开中枢神经的活动，即人脑的高级活动。王氏等通过对神经行为功能测试（NCTB）和脑像检查（EEQG）进行相关研究认为，脑像图技术具有早期发现神经行为和大脑思维活动的亚健康状态的作用，且两者之间有较好的相关性，并进一步研究认为，亚健康人群的脑功能活动不同于健康群体，亚健康群体的脑功能下降，亚健康状态是脑的亚健康，脑电脑图像技术具有较早测评亚健康的能力，人脑的高级神经活动可以用物理学和数学方式予以表达。

（四）量子共振检测法（QRS）

量子共振检测法（QRS）是一种类似磁共振和红外光谱分析原理的新的波谱分析仪器，在国外只有 6～11 年研究应用历史，通过量子共振仪的微量磁场测定装置对生物体及物质中的微弱磁场进行捕捉和分析，疾病在早期首先表现为人体基本粒子对磁场的失极性，当身体只有少数细胞发生病变时，通过检测人体毛发、血液、尿液中的任一标本，从细胞、分子水平了解人体多种健康指数，掌握人体的健康状况超微测定，便可以根据蛋白质、基因、生物电磁变化直接分析整体功能状态，提示疾病发病前兆及病情进展情况达到检查人体疾病、营养水平和药品、食物功能的目的。由于其具有无创、灵敏、经济、简易、快速、重复性好的优点，现已被国内外誉为临床检验领域重大变革。全国现有近百台量子共振仪，在北京、上海、厦门、深圳等十多个城市的医院配备，用于亚健康检测、慢性病和肿瘤良恶性的鉴别等。

（五）脉搏传感器检测

兰州理工大学利用 HK-2000C 集成化数字脉搏传感器，在人体左桡动脉采集脉搏信号，通过对脉象信号的分析来识别亚健康状态。但该研究的样本数目有限，对脉象特征参数的提取尚不完善，尽管该研究对亚健康的诊、治评估可以提供客观依据，但运用于临床还有一定差距，以期提取更好的区别亚健康和健康状态的特征参数。

（六）便携式四诊合参辅助诊疗仪

赵兰平用便携式四诊合参辅助诊疗仪采集亚健康人群的脉动压力信息，从位、数、形、势四个属性对脉象进行研究，对获得参数特征进行分析。发现亚健康状态人群 Pop、HR、CV、HB 等特征量与健康组存在显著差异，提示亚健康状态人群脉图多呈弦紧状态。

三、其他生理信息检测方法

（一）面色图像分析法

许家伦等应用数字图像分析技术对 207 名大学生进行面色特征分析，分别取额头、左颊、右颊、鼻头、下颌、口唇 6 个部位进行分析；分析不同健康状态、亚健康不同中医证型的面色 RGB 色度、HIS 色度、Lab 色度颜色特征。结果提示亚健康组与健康组在整体面色上并没有显著性差别，但在局部面色上存在一定显著性差异；亚健康各中医证型组之间存在较多显著性差异；对亚健康进行面色观察分析时，局部面色的分析比整体分析更具诊断价值。认为将面色图像分析方法应用于亚健康评价是完全可行的，为亚健康状态的客观评价提供了依据。

（二）心电图

1. 心率变异性　心率变异性分析作为一项可以定性、定量评价自主神经功能指标的新型检测方法，因其简易性、科学性及无创性在临床得到广泛应用。研究发现亚健康状态人群正常心动周期的标准差和总功率都显著低于健康人群；同时低频功率增高，高频功率有所下降。即亚健康状态人群心率变异性降低，自主神经系统功能减退。因此心率变异性分析对亚健康状态的评估具有指导意义，可用于亚健康状态人群的测查与评估，能够有效地指导临床及早发现，及时诊断，尽快调适，使处于亚健康状态的人群及早恢复健康状态。

2. QT 离散度 殷淑珍根据国外资料对心电图 QT 离散度进行了研究，并将亚健康进行了分期，提出以 QT 离散度作为健康监测手段。

（三）TT-M 热成像 IRT 图

中国中医科学院针灸研究所令受试者背对镜头，双手自然放在两膝上，距红外摄像机镜头 1.5m 处，屏气状态下用红外热像仪采取、记录颈肩部热像图，经计算机图像分析软件处理后，结果发现：亚健康人群背部的温度与正常人存在差异，左右两侧对称性也存在差异。

（四）虹膜检测

虹膜检测仪采集疲劳性亚健康状态人群及健康人群的虹膜图像，并依据虹膜定位图及相关理论对其表现特点进行分析。王佳佳等采集疲劳性亚健康状态人群 420 例，健康人群 250 例进行虹膜图像检测、分析，发现疲劳性亚健康状态人群的虹膜表现按性别分组在胃环异常、卷缩轮无活力、卷缩轮星形或锯齿、肠环色重、肠环狭窄等方面与健康人群存在显著差异。

（五）微循环检测

范海宁等采用多部位多功能彩色微循环检测仪对亚健康者行甲皱微循环检查，室温保持 18～25℃时，令患者端坐并将左手无名指置于心脏水平高度，显微镜下观察微循环的管袢形态、血液流态及袢周状态等指标，并按田牛氏积分法计算积分，发现在形态积分、流态积分、以及袢顶与袢周积分上存在明显差异。

（六）生物信息能量检测

该方法是以德国的优耳医生所创立的穴道电测发为基础，以量子场论推衍而来的住场波传递学说为理论依据，结合现代科学对经络的认知，运用电子仪表，电脑等现有科技产物，形成诊治兼备的系统，广泛而深入地检验患者的身心状况，从而做到全面的健康维护。该方法是利用生物能量检测仪，让受检者左手握住电极，医生持探测笔在被测者的右手手指两侧寻找测定点，通过电压诱导，对人体网络系统的经络生物电进行测定，仪器显示的脏器指数能正确判断人体的健康状况。该系统不仅具有无创伤的优点，而且是东西方医学沟通的桥梁。通过提供客观的度量方法和数据，可以使多种医学理论有共通的语言。

四、"三维体检"评定法

由世界 500 强企业 SK 集团和原卫生部国际交流与合作中心共同投资创建的我国首家亚健康医院（北京爱康医院），它针对亚健康人群设计的体检是三维的，所谓三维体检就是在过去常规生理病理体检的基础上，增加了心理和体能的检测项目。被检者不仅要做血、尿常规、心电图检查等常规项目，还要做心理测试题以观察心理健康状态，还需要在跑步机上跑 10 分钟后观察心肺功能等，然后由专家根据整个体检结果给出一个综合的健康评价。

亚健康是一个广泛的概念，其内涵十分复杂，不仅包括躯体的不适，而且还包括心理与社会适应能力方面的不良，因此应从多方面进行综合评估。诊断亚健康仍需排除各种疾病，应用现代医学的检测手段对于排除器质性疾病具有重要的意义，还可以采用系统生物学的方法和手段对其生理病理进行科学研究。上述的理化检查除了存在费用较高、缺乏统一标准等缺陷外，尚不能代替心理、社会评估，它们在亚健康诊断中的意义有待于进一步研究。

参 考 文 献

[1] Gunn WJ，Connell DB，Randall B. et al. Epidemiology of chronic fatigue syndrome：the Centers for Disease[J]. Control Study Ciba Found Symp，1993，173：83-931.

[2] Kitani T，Kumtsune，Yamaguchi K，et al. Diagnostic criteria for chronic fatigue syndrome by the CFS group in Japan[J]. Nippon Rinsho，1992，50（11）：2600-2605.

[3] Lloyd AR，Hiclde I，Boughton CR，et al. Prevalence of chronic fatigue syndrome in Australian population[J]. The medical Journal of Australia，1990，153（5）：522-526.

[4] Sharpe MC，Archard LC，Banatvala JE，et al. A report chronic fatigue syndrome：guidelines for research[J]. Journal of the Royal Soyal of Medicine，1991，84：118-121.

[5] Ukudal. Complete text of revised case definition[J]. Annals of Internal Medicine，1994，121（12）：953-9591.

[6] 罗仁，邝日建，李玉萍，等. 关于亚健康诊断参考标准的讨论. 世界中医药学会联合会Ⅱ健康专业委员会成立首届世界亚健康学术大会论文集，2006，1：51-54.

[7] 中华中医药学会. 亚健康中医临床指南 [M]. 北京：中国中医药出版社，2006.

[8] Guolin Li，Fuxia Xie，Siyu Yan，Xiaofei Hu，Bo Jin，Jun Wang，Jinfeng Wu，Dazhong Yin and Qingji Xie，Subhealth：definition，criteria for diagnosis and potential prevalence in the central region of China[J]，BMC Public Health，2013，13：446.

[9] 刘欢欢，张小远，周志涛. 大学生心理亚健康状态筛查及评价 [J]. 中国公共卫生，2006，22（6）：647-649.

[10] 许军，罗仁，张金华，等. 亚健康评定量表. 心理评定量表手册 [M]. 郑州：郑州大学出版社，2011：455-465.

[11] 陈明，陈景武. 医学生心理健康状况及其相关因素分析 [J]. 中国校医，2007，21（2）：171-173.

[12] 何裕民，沈红艺，倪红梅，等. 从ICD-10分析"亚健康"[J]. 医学与哲学（人文社会医学版），2008，4（354）：41-42，61.

[13] 郭太玮，朱勤，施鸿飞. 基于结构方程模型的大学生亚健康量表效度测评测 [J]. 中国卫生统计，2013，30（1）：23-26，30.

[14] 齐兰芳，王红玉，高颖. 亚健康状态人群生存质量与症状测评 [J]. 北京中医，2005，24（1）：23-25.

[15] 张莉，黄昌林，崔炜. 军事坑道作业不对新兵心理健康状态与个性特征关系的研究 [J]. 解放军医学杂志，2006，31（3）：265-266.

[16] 马海鹰，肖蓉，张小远，等. 潜艇官兵心理亚健康影响因素分析 [J]. 第四军医大学学报，2006，27（4）：316-318.

[17] 刘保延，何丽云，谢雁鸣，等. "亚健康状态调查问卷"的设计思想与内容结构 [J]. 中国中医基础医学杂志，2007，13（5）：382-387.

[18] 韩标，孔晶，刘伟，等. 亚健康状态躯体症状自评量表的编制及信度、效度检验 [J]. 中国心理卫生杂志，2007，21（6）：382-385.

[19] 华中医药学会. 亚健康中医临床指南 [G]. 北京：中国中医药出版社，2006.

[20] 邢超，陶芳标，袁长，等. 青少年亚健康多维评定问卷信度和效度评价 [J]. 中国公共卫生，2008，24（9）：1031-1033.

[21] 张爱华,杨凤霞,王润东.基于脉象信号的亚健康状态的识别 [J].兰州理工大学学报,2006,32(6):82-84.

[22] 赵兰平,李海燕,朱庆文,等.亚健康状态数字化脉诊属性特征的研究 [J].中国中医药科技,2012,19(3):197-198.

[23] 王正惠,李继铭,刘云昆.超高倍显微仪(MDI)健康评估在部队亚健康防治中的重要作用 [J].中国疗养医学,2011,20(1):74-75.

[24] 彭娜.亚健康诊断评估方法的研究现状 [J].中华中医药学刊,2009,27(6):1324-1326.

[25] 丛雪,李成红,何维,等.LBPs 及 MK 分子在亚健康状态诊断及评价中的作用 [J].基础医学与临床,2012,32(5):516-519.

[26] 王艳会,栾兆鸿.亚健康与血液流变学 [J].中国血液流变学杂志,2006,16(1):138-145.

[27] 陈安宇,王锐.血液细胞阻抗的测量与临床意义的探索 [J].中国医学物理学杂志,2004,21(1):33-35.

[28] 钟玉昆.亚健康问题与防治研究成果 [J].广东微量元素科学,2002,9(5):60-64.

[29] VOLPATO S. The inverse association between ago and cholesterol level among older patients:the role of poor health states[J]. Gerontology,2001,47(1):36-40.

[30] 钱锦康,巴福森.多媒体显微诊断仪对人体亚健康状态检测 [J].航天医学与医学工程,2000,13(6):444-447.

[31] 王德堃,王俊丽.对亚健康人群脑功能活动状态的分析 [J].山西中医,2002,18(5):47-49.

[32] 王广仪.亚健康与微量元素的关系及其检测预防 [J].世界元素医学,2005,12(2):36-41.

[33] 许家佗,屠立平,张利,等.基于图像处理的大学生亚健康状态面色特征分析 [J].中华中医药杂志,2012,27(3):567-571.

[34] 郭继鸿,张海澄.动态心电图最新进展 [M].北京:北京大学医学出版社,2005:86-92.

[35] 李顺月,张栋,宋晓晶,等.中医"未病"诊断的初步研究——背部肌肉疲劳的红外热像图分析 [J].中国中医基础医学杂志,2010,16(6):535-536.

[36] 王佳佳,王天芳,王龄,等.疲劳性亚健康状态人群虹膜表现特点的探索性研究 [J].天津中医药大学学报,2011,30(2):79-82.

[37] 范海宁.微循环检测在亚健康诊治中的意义 [J].海南医学,2007,18(6).145-146.

[38] 别怀玺,刘小娟,李笑,等.亚健康人群心率变异性特点的研究 [J].中国健康心理学杂志,2001,19(7):796-798.

[39] 李慧株,勇国良.亚健康检测与防治 [M].上海:上海科学技术文献出版社,2003:31-33.

[40] 韦玉科,汪仁煌,黎敬波.一种亚健康诊断推理的新方法 [J].计算机应用研究,2006,23(3):70-72.

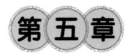

亚健康的临床干预

第一节　亚健康的三级干预方案

目前对于亚健康的干预,因为还没有达到西医学疾病诊断的程度,主要是应用中医药手段来进行干预。然而亚健康相关中医证候研究多是每个医家依其不同的经验、体会、认识而使亚健康的临床分型繁杂多样,带有一定的主观性,且基本上都是理论探讨或小样本的临床资料。目前也尚无公认的,统一的亚健康干预措施及方案,这严重地影响了亚健康的防治,因此,急需建立科学、规范、系统的亚健康干预方案。近十年来,罗仁教授课题组在国家"863"项目支持下,较系统地研究了亚健康的干预方案,并在临床应用,得到同行专家的认可,也被应用单位接受和认可,具有较好的科学性、实用性和操作性。兹介绍如下。

一、亚健康干预方案

亚健康三级干预方案,是在综合了大量的文献资料,大规模流行病学调查、实验研究、临床观察的基础上,以预防医学三级干预为指导思想,结合了"生物—心理—社会"的医学模式的一种综合性、系统性的干预方案。它从三个不同的层次对亚健康人群进行不同程度的干预。为亚健康的防治提供切实有效的干预的措施。

二、亚健康中医干预原则

1. 积极开展健康教育,提高健康意识。
2. 改变不良的生活习惯,如吸烟、酗酒、熬夜。
3. 合理膳食,适量运动,保持乐观的心态。
4. 干预的优先级顺序　一级干预＞二级干预＞三级干预。

三、亚健康三级干预方案的操作实施

一级干预:以自我保健、健康教育为主,辅以运动指导、饮食指导、心理指导等措施以消除亚健康的危险因素。

1. 加强健康宣教,进行亚健康干预专题讲座、宣传栏等形式,提高人们对亚健康的认识。
2. 倡导健康的生活方式,纠正不良的生活习惯,并根据具体情况给予个别指导。
3. 印发自我保健、健康教育等的知识手册,供大家参阅,以提高自我保健意识。

4. 膳食、运动、起居调摄指导。

二级干预：进行普查、筛查、定期健康检查以及亚健康量表自测等干预亚健康，以早发现、早诊断、早治疗（即"三早"干预）。经常检测自身的呼吸、脉搏、血压心率、观察大小便情况，同时定期进行健康体检，常规项目如下：

1. 一般情况　身高、体重、血压、脉搏。

2. 五官科　眼、耳、鼻、喉、口腔等。

3. 内科常规检查　发育营养状况、精神状态、胸部、腹部、神经系统等。

4. 外科检查　皮肤、淋巴结、甲状腺、乳房、脊柱、四肢。

5. 专科检查　妇科、男科、生殖科等。

6. 三大常规　血常规、尿常规、便常规。

7. 血生化指标　电解质、肝功、肾功、血糖、血脂等。

8. 免疫学　乙肝两对半、甲功三项、甲胎蛋白、免疫球蛋白、自身抗体。

9. 其他　B超、X线、CT等。

三级干预：采用中医辨证论治为主要措施的临床治疗干预亚健康。采集中医四诊资料，运用中医临床辨证方法，对其进行辨证调治，提出相应的健康调养方案，以防止亚健康恶化，从而促进其向健康转化。建议进行2～4周干预。

1. 脾气虚证　神疲乏力，四肢困重，食欲不振，腹胀便溏，舌淡，苔白，脉细或弱。

治疗：四君子汤加减

党参　白术　茯苓　黄芪　当归　五味子　远志　麦冬　厚朴　陈皮

针灸以手太阴、足太阴经穴位。肺俞、太渊、脾俞、中脘、太溪、气海

2. 肝郁脾虚证　胸胁满闷，喜太息。周身不适，时发时止，情绪低落，急躁易怒，咽喉部异物感，周身倦怠，神疲乏力，食欲不振，脘腹胀满，便溏不爽，或大便秘结，舌淡红或黯，苔白或腻，脉弦细或弦缓。

治疗：逍遥散合六君子汤加减

柴胡　当归　白芍　茯苓　白术　党参　陈皮　半夏

针灸选择督脉、足厥阴经穴位。内关、神门、膻中、期门、脾俞

3. 肝肾阴虚　腰膝酸软，疲劳乏力，眩晕耳鸣，失眠多梦，潮热盗汗，月经不调，遗精早泄，舌红少苔，或有裂纹，脉细数。

治疗：知柏地黄丸合一贯煎

知母　黄柏　熟地　山药　山茱萸　泽泻　牡丹皮　茯苓　玄参　白芍　龟板

针灸以督脉、足少阴经穴位。肾俞、肝俞、足三里、志室、悬钟、三阴交

4. 肾阴虚证　腰酸困重，失眠心烦，潮热盗汗，手脚心发热、出汗，舌红苔黄脉细数。

治疗：六味地黄丸

熟地　山药　山茱萸　泽泻　牡丹皮　茯苓

针灸以督脉、足少阴经穴位。肾俞、肝俞、足三里、志室、悬钟、三阴交

5. 肝气郁结证　胸胁满闷，喜太息。周身不适，时发时止，情绪低落，急躁易怒，咽喉部异物感，月经不调，痛经，舌苔白薄，脉弦。

治疗：柴胡疏肝散加减

柴胡　香附　白芍　枳壳　厚朴　川芎　甘草

针灸选择任、督脉,手少阴经穴位。中脘、神门、三阴交、肝俞

6. 肾阳虚证 平素畏寒,晨起腹泻,四肢冰凉,不喜冷饮,舌淡白齿痕苔薄,脉沉细。

治疗:桂附地黄丸

肉桂 附子 熟地 山药 山茱萸 泽泻 茯苓 牡丹皮

针灸以督脉、足少阴穴位。肾俞、脾俞、足三里、劳宫

7. 心脾两虚证 心悸胸闷,气短乏力,自汗,头晕头昏,失眠多梦,食欲不振,脘腹胀满,便溏,舌淡苔白,脉细或弱。

治疗:归脾汤加减

当归 党参 白术 黄芪 龙眼肉 木香 酸枣仁 大枣

针灸选脾经、心经、心包经穴位。脾俞、心俞、四神聪、神门、照海、足三里等

8. 痰热内扰证 心悸心烦,焦虑不安,失眠多梦,便秘,舌红苔黄腻,脉滑数。

治疗:黄连温胆汤

半夏 茯苓 陈皮 甘草 枳实 竹茹 黄连 大枣

针灸以手厥阴、足太阴经穴位。丰隆、内庭、曲池

四、疗效评价

干预前后进行《亚健康自我测定》调查评分(分值≥80,判定为健康;30≤分值<80判定为亚健康;分值<30判定为疾病。分值的多少表明程度的大小)。对比干预前后两次分数值。

参 考 文 献

[1] 赖逸贵,严美花,谭为,等. 亚健康状态三级干预方案的临床随机对照试验[J]. 广东医学,2012(01): 29-31.

第二节 亚健康的中医体质调理

亚健康状态下的中医体质可分为平和体质和偏颇体质。平和质者不偏于阳也不偏于阴,身体处在一个平衡状态,体质状态非常好,以体态适中、面色红润、精力充沛等为主要特点。偏颇体质又可分为气虚质、阳虚质、阴虚质、湿热质、血虚质、气郁质、血瘀质、特禀质。有研究表明,偏颇体质是健康向亚健康、疾病转化的危险因素,如果亚健康偏颇体质不进行调理,那么亚健康就有可能进展到疾病状态。而平和体质的人具有阴阳和调、血脉畅达、五脏匀平的生理特点,身体处在一个平衡状态,体质状态非常好,以体态适中、面色红润、精力充沛等为主要特点,这类体质的人不需要进行特殊的调理。

关于亚健康体质的调理,可分为单纯偏颇体质的调理和兼夹体质的调理,单纯偏颇体质指的是只有八种偏颇体质中的一种,而兼夹体质指的是包含着八种偏颇体质的任意两种或两种以上。兼夹体质的调理方法可按相应的单纯体质调理方案进行辨证后再组合调理。

一、气虚质

(一)饮食调摄

1. 气虚质宜食性质平和,偏温而容易消化的食物,如小米、香菇、豆腐牛肉。平时应注重调理脾胃,适当进补,补益要细水长流慢慢补。

2. 不宜吃过于滋腻、难消化、加工食物，或生冷饮品及苦寒、辛辣燥热等寒热偏性明显的食物。忌吃破气、耗气食物，如山楂、佛手柑、槟榔、萝卜缨、香菜、紫苏叶、胡椒等，忌食生冷寒凉食物，忌食油腻、辛辣物。感冒时，或身体有发炎症象时，切忌食补，以免将邪气闷在体内，以致形成其他病变。

3. **推荐药膳** 黄芪童子鸡、山药粥、茯苓粥等。

黄芪童子鸡：取童子鸡1只洗净，用纱布袋包好生黄芪9g，取一根细线，一端扎紧纱布袋口，置于锅内，另一端则绑在锅柄上。在锅中加姜、葱及适量水煮汤，待童子鸡煮熟后，拿出黄芪包。加入盐、黄酒调味，即可食用。可益气补虚。

山药粥：将山药30g和粳米180g一起入锅加清水适量煮粥，煮熟即成。此粥可在每日晚饭时食用，具有补中益气、益肺固精、强身健体的作用。

（二）运动调摄

1. **气虚质运动原则** 气虚质的人适合运动量小且较和缓的项目，一般情况下，先选择小运动量，以后逐渐加大，循序渐进。不宜做强度大和出汗过多的运动或用力过猛，以免耗伤元气。

2. 气虚质者可选用一些比较柔缓的传统健身功法，适合的气功和太极拳等进行锻炼。气功的调息方法，有利于养气、补气，改善呼吸功能。气功行功时讲究意念配合导引，形、神合一，以呼吸应用于动作，达到外强肢体、内和脏腑、通畅经络的作用，从而使人体内外的各个部分得到全面均衡的锻炼。

气功可练"六字诀"中的"吹"字功，常练可以固肾气，壮筋骨，逐渐改善体质。"八段锦"是传统的导引健身术，由8种不同动作组成，动作柔和，有强身益气功效，适合气虚质的人。

另外也可选择太极拳、散步、登楼梯、踢毽子、健身操、瑜伽等项目。

3. **运动时间、频率建议** 锻炼宜采用低强度、多次数的运动方式，适当地增加锻炼次数，减少每次锻炼的总负荷量，每周3～5天，每次持续约30分钟。

（三）起居调摄

1. 注意季节转换，气候变化，多补充维生素A、维生素C、维生素E，预防呼吸道疾病、过敏性疾病，防止身体、精神的过度疲劳。

2. 注意双脚的保温，尤其是春、秋、冬季的夜晚，晚上睡觉前可用温热水（40～50℃）泡脚15～20分钟，泡脚时水量应没过双脚面，泡后双足微微发红为佳，以促进血液循环，提高身体的耐寒及抗病能力。

（四）中医调理

1. **中药** 以益气健脾为主，常用中成药有补中益气丸、玉屏风颗粒等，可以求诊中医医师进行辨证论治，在医师的指导下中药调理。

2. **穴位按摩** 可按摩风池、肺俞、气海、足三里穴进行保健。轮流交替按摩穴位。按揉结合，节奏地按压，一般2秒1次，每次5～10分钟，以感觉到酸、胀为佳，建议每日早晚各1次，可以帮助补脾益气、舒经活络。

风池：位于颈后发际两旁的凹陷处，与耳垂持平。

肺俞：位于背部，第三胸椎棘突旁开1.5寸。

气海：位于下腹部，前正中线上，脐下1.5寸（肚脐下约2横指）。

足三里：位于小腿前外侧，外膝眼下3寸（约4横指），距离胫骨前缘1横指处；或以自己的掌心盖住自己的膝盖骨,五指向下,中指尖处便是此穴。

3. 耳部按摩 提拉耳尖→上下按摩耳轮→下拉耳垂,重复20～30次至该处微微发热,每日2～3次。

提拉耳尖:先用双手拇指和食指分别揉捏双耳上部,然后再往上提揪。此处有盆腔、内外生殖器、足部、踝、膝、胯关节等部分的反射区。

上下按摩耳轮:先按摩耳轮并向外拉,以拇、食指沿耳轮上下来回按压、揉捏,使之微微发热,然后再向外拉耳朵。耳轮处主要有颈椎、腰椎、胸椎、肩、肘等部分的反射区。

下拉耳垂:先将耳垂揉捏、搓热,然后再向下拉。耳垂处主要有头、眼睛、牙齿、舌头的反射区。

二、阳虚质

(一)饮食调摄

1. 阳虚质的人日常食物应以温性食物为主,如糯米、韭菜、大葱、荔枝、木瓜、黑豆、狗肉等,还应考虑有针对性地配合补气食物,保护脾胃。

2. 不宜吃性质寒凉、易伤阳气的食物,忌吃各种冷饮,忌吃各种生冷瓜果。忌吃滋腻味厚难以消化的食物,产气食物(萝卜、山芋等)也应减少食用。少饮绿茶、黄茶,不饮苦丁茶。妇女在月经期少吃一些属性偏寒凉、酸涩的食物,如各种冰品、冬瓜、茄子、丝瓜、黄瓜、蟹、田螺、海带、竹笋、橘子、梨子、柚子、西瓜、酸梅,或者是一些过于辛热食物,如油炸食品、辣椒、胡椒、芥末等,以免造成血流不畅、痛经的情况。

3. 推荐药膳 当归生姜羊肉汤、韭菜炒胡桃仁等。

当归生姜羊肉汤:当归20g,生姜30g,冲洗干净,用清水浸软,切片备用。羊肉500g剔去筋膜,放入开水锅中略烫,除去血水后捞出,切片备用。当归、生姜、羊肉放入沙锅中,加清水、料酒、食盐,旺火烧沸后撇去浮沫,再改用小火炖至羊肉熟烂即成。此为汉代张仲景名方,温中补血,祛寒止痛,特别适合冬季食用。

韭菜炒胡桃仁:胡桃仁50g开水浸泡去皮,沥干备用。韭菜200g摘洗干净,切成寸段备用。麻油倒入炒锅,烧至七成热时,加入胡桃仁,炸至焦黄,再加入韭菜、食盐,翻炒至熟。可补肾助阳,温暖腰膝,适用于肾阳不足,腰膝冷痛。

(二)运动调摄

"动则生阳",故阳虚体质之人,要加强体育锻炼,春夏秋冬,坚持不懈。

1. 阳虚质运动原则 阳虚质的人一般喜温热而怕寒冷,应多进行一些户外体育活动,选择在春夏季或阳光充足、暖和的天气下进行锻炼。运动强度不宜过大或出汗过多,以免损伤自身阳气。

2. 建议选择的运动项目 散步、爬楼梯、伸展操、羽毛球、登山、跳绳等,以向上、蹦跳动作为主,以助体内阳气的提升。

3. 运动时间与频率建议 每周至少5天,每次持续30分钟。

(三)起居调摄

1. 注意季节转换、气候变化,身体虚弱、过度疲劳、睡眠不足、紧张持久的脑力劳动都可能成为发病的诱因,可遵照中医"春夏养阳"的养生原则,在春夏季节,借自然界阳气帮助培补自身的阳气,可适当洗桑拿、泡温泉,或多户外活动,拥抱阳光。

2．夏季避免直接吹空调或电扇，秋冬注意保暖，尤其是足部、背部及下部丹田部位（肚脐下三寸处关元穴）。

3．晚上睡觉前用温热水（40～50℃）泡足 15～20 分钟，泡脚时水量应没过双脚面，泡后双足微微发红为佳，以促进血液循环，提高身体的耐寒及抗病能力。

（四）中医调理

1．中药　以温阳祛寒为主，常用中成药有金匮肾气丸、右归丸等，可以求诊中医医师进行辨证论治，在医师的指导下中药调理。

2．穴位按摩法　可按摩气海、关元、足三里、肾俞穴进行保健。轮流交替按摩穴位。按揉结合，有节奏地按压，一般 2 秒 1 次，每次 5～10 分钟，以感觉到酸、胀为佳，建议每日早晚各 1 次，可以帮助补脾益气、舒经活络。

3．提肛运动　就是做收缩肛门的小动作，利用自己的意念，有意识地规律收缩、放松肛门括约肌，吸气时提肛（像忍住大便的感觉一样），呼气时缓慢放松肛门，有规律地连做 50～100 次，持续 5～10 分钟。中医认为提肛运动可使中气提升，脏腑强壮，除了可预防便秘、肛门疾病及前列腺疾病外，对内脏下垂、胃肠功能紊乱均有一定好处。

三、阴虚质

（一）饮食调摄

1．阴虚质的人宜食甘凉滋润、生津养阴的食品。要多吃新鲜蔬菜瓜果或含纤维素及维生素较多的食物，多吃含蛋白质丰富的食品。如小麦、粳米、小米、百合、冬瓜猕猴桃、柠檬、鸡蛋、豆腐、墨鱼。

2．饮食宜忌　忌吃辛辣刺激性食物，少吃煎炸炒爆及性热上火的食物，这些食物极易助热动火，燥液耗阴。忌烟酒，远肥腻厚味、燥热辛辣之品。过重的口味、肥腻的食物会使情绪焦躁不安，也会使胃肠消化不良。

3．推荐药膳

（1）莲子百合煲瘦肉：用莲子 20g、百合 20g、瘦猪肉 100g，加水适量同煲，肉熟烂后用盐调味食用，每日 1 次。有清心润肺、益气安神之功效。适用于阴虚质见干咳、失眠、心烦、心悸等症者。

（2）蜂蜜蒸百合：将百合 120g，蜂蜜 30g，拌均匀，蒸至其熟软。时含数片，咽津，嚼食。能补肺、润燥、清热，适用于肺热烦闷或燥热咳嗽、咽喉干痛等症。

（二）运动调摄

1．阴虚质体质的运动原则　阴虚质体质的人一般怕热，耐冬不耐夏，故运动时应避免烈日或太热的时间段。

2．建议选择的运动项目　散步、慢跑、太极拳、八段锦、气功、游泳、瑜伽等。

3．若平日有便秘者，可配合做腹部按摩　腹部为人体"五脏六腑之宫城，阴阳气血之发源"，按摩腹部可增加胃肠内壁肌肉的张力及淋巴系统功能，活跃胃肠等脏器的分泌功能，加强对食物的消化吸收与排泄，明显改善大小肠蠕动功能，提高消化系统功能从而预防便秘、调理脏腑，达到提高机体抗病能力的作用。具体方法：以"O"字形按摩法，一般选择起床前和入睡前进行，排空小便，或卧或坐或站立，全身放松，左手按在腹部，右手叠放在左手上，从下腹部按摩上提至右季肋部，推向左季肋部，再向下按摩到左下腹。按顺时针方向反复揉按全腹部 100～200 次。按揉时，用力要适度，精力集中，呼吸自然。但饱食或空腹或腹部患有炎症、腹水、肿瘤等则不宜施行。

4. 运动时间与频率建议 每周至少 5 天，每次持续 30 分钟。

（三）起居调摄

1. 夏应避暑，多去海边高山，工作环境要尽量避开烈日酷暑，不要汗出太多，不剧烈运动，不在高温下工作。秋冬要养阴。居室应安静。

2. 阴虚质者应保证充足的睡眠时间，以藏养阴气。工作紧张、熬夜、剧烈运动、高温酷暑的工作生活环境等，由于能加重阴虚倾向，应尽量避免。

3. 若工作和生活压力大，起居没规律，容易积劳阴亏。因此要学会放松，可以每天抽出 10 分钟，让自己澄心静虑，保持心灵宁静，回忆或想象让自己快乐的事情。

4. 阴虚质性情较急躁，外向好动，活泼，常常心烦易怒。应安神定志，以舒缓情志。要学会正确对待喜与忧、苦与乐、顺与逆，保持稳定的心态。

5. 若有烟酒嗜好者，建议戒烟限酒，因为烟酒都为湿热之品，长期吸食易致燥热内生。

（四）中医调理

中医以滋阴清热为主，可以求诊中医医师进行辨证论治，在医师的指导下中药调理，也可按摩穴位进行保健。

1. 中药代表方 六味地黄丸（由熟地黄、山药、山茱萸、泽泻、丹皮、茯苓共六味中药组成的浓缩丸）。口服，一次 8 丸，一日三次。

2. 穴位按摩法 可选择三阴交、太溪、足三里、肾俞等穴位，轮流交替按摩穴位。按揉结合，有节奏地按压，一般 2 秒 1 次，每次 5～10 分钟，以感觉到酸、胀为佳，建议每日早晚各 1 次。

3. 叩齿咽津法 口轻闭，上下牙齿稍用力连续咬合 100～1000 次，再两腮做漱口状，将口中津液咽下。祖国医学有"肾液为唾"之说，认为肾的盛衰关系到唾液的盈亏，而唾液能起到滋补肾精的作用，肾精充足，则能内养五脏，外润肌肤，使皮肤细嫩有光泽。

四、湿热质

（一）饮食调摄

1. 湿热质的人宜食甘凉滋润、清热利湿的食品。要多吃新鲜蔬菜瓜果或含纤维素及维生素较多的食物。日常生活中适合湿热体质的食材大麦、薏苡仁、玉米、苦瓜、鲜藕、空心菜、苋菜、葫芦、芹菜、冬瓜、莲子、黄瓜、甘蓝、茼蒿、油麦菜、紫菜、大白菜、杨桃、荸荠、葡萄、绿豆、绿豆芽、豆腐、赤小豆、白扁豆。

2. 湿热体质的人还要注意养阴清热，可辅助食用核桃、兔肉、鸭肉、冬瓜、莴笋、百合、紫菜、鸽蛋等食物。

3. 湿热体质的人要少食辛辣燥热、大热大补的食物，少食性热生湿、肥甘厚腻的食物，也要避免进食过多酸性食物（大部分肉类及海鲜类属于酸性，蔬果类多数碱性），如牛肉、羊肉、香肠、蛤蜊、鲍鱼、虾、竹笋、葱白、茄子、柿子、奶酪、砂糖、花生米、清酒、啤酒，尤其是荔枝、樱桃不宜多吃。但不宜过分喝凉茶，过度祛湿，有可能将体质转化为阴虚，贪凉则会逐渐伤害阳气。

4. 推荐药膳 绿豆汤、菊花代茶饮、红豆汤、冬瓜汤。

泥鳅炖豆腐：泥鳅 500g 去腮及内脏，冲洗干净，放入锅中，加清水，煮至半熟，再加豆腐 250g，食盐适量，炖至熟烂即成。可清利湿热。

绿豆藕：藕去皮，冲洗干净备用。绿豆 50g，用清水浸泡后取出，装入藕孔内，放入锅中，加清水炖至熟透，调以食盐进食。可清热解毒祛湿。

（二）运动调摄

1. 适当的运动和体育锻炼是祛除湿热很好的方法。这是因为"脾主四肢肌肉"，通过四肢的运动，反射性地达到了健脾祛湿的目的，且帮助疏通毛孔排毒。湿热体质者适合做大强度、大运动量的锻炼，如跑步，各种球类、游泳等。

2. 运动的方式有游泳、爬山等，但最理想的运动方式是快步走，通过快步走，达到了按摩肠胃、促进消化吸收、消耗脂肪的目的，有瘦身、降脂、通便、祛除胃肠湿热的作用。

3. 每次运动以全身出大汗，面色发红为宜，注意大汗后不宜马上洗澡。最好选择凉爽时锻炼，盛夏暑湿较重的季节，应减少户外运动的时间。

（三）起居调摄

湿热质的人性格较为急躁、易怒、冲动，即刻满足感很强，但忍耐能力较差。

1. 在工作之外，也应该有让精神和体力恢复的时间，多培养缓慢而耐心的休闲项目，如下棋、写书法、钓鱼、听音乐、看影视、多散步等。

2. 避免在低洼潮湿、炎热的环境下工作和生活，居住环境宜干燥，通风，衣着保持以宽松为好。

3. 暑湿季节尤其不可贪凉，如长时间直吹风扇，空调温度过低，避免冰冻饮料及水果，宜洗温、热水澡。盛夏暑湿较重的季节，减少户外活动的时间。

4. 彻夜唱卡拉 OK、打麻将、长期熬夜等无规律的生活都会加重体质酸化，容易产生各种疾病，应尽量避免。不熬夜、保证睡眠时间和质量对于减轻和改善湿热体质非常重要。好的睡眠质量还可以使神清气爽，皮肤光洁，俗话说"睡好子午觉，胜过吃补药"。

（四）中医调理

1. 中药 以清热利湿为主，常用中成药有甘露消毒丹，三仁汤，六一散等，可以求诊中医医师进行辨证论治，在医师的指导下中药调理。

2. 针灸穴位按压 可按摩足三里、阳陵泉、丰隆、曲池穴进行保健。轮流交替按摩穴位。按揉结合，有节奏地按压，一般 2 秒 1 次，每次 5～10 分钟，以感觉到酸、胀为佳，建议每日早晚各 1 次，可以帮助清利湿热、舒经活络。

五、血瘀质

（一）饮食调摄

1. 血瘀质的人适合吃具有甘平或甘温及有活血通脉作用、疏肝解郁作用的食物。日常生活中适合血瘀体质的食材：五谷杂粮类：糙米、黑米；蔬菜类：竹笋、芸薹菜、魔芋、茄子、香菇、海藻；水果类：山楂、李子、金橘、橙、桃仁、桃、西柚、提子、橄榄、菠萝；蛋豆鱼肉类：黑豆、螃蟹、海蜇皮、鸡蛋、鳕鱼；其他：糯米甜酒（少量），红葡萄酒（少量）、少量黄酒、葡萄酒和白酒、红糖、桂皮、醋、蜂蜜、蜂花粉、蜂胶、玫瑰花茶、山楂茶、红糖茶等；推荐茶多酚片。

2. **饮食宜忌** 少吃高盐高脂的食物，避免血黏度增高，加重血瘀的程度；少吃甘薯、芋头、蚕豆、栗子等容易胀气的食物，少吃肥腻、黏滞食品，太甜、太咸、收涩的食物，尽量不吃油炸食品及各种酱菜、腌制品,防治血脂增高,阻塞血管,不宜吃喝冷饮或生冷寒凉的食物,避免影响气血运行。

3. 推荐药膳

(1)山楂红糖汤:山楂 10 枚,冲洗干净,去核打碎,放入锅中,加清水煮约 20 分钟,调以红糖进食。可活血散瘀。

(2)益母山楂鸡蛋方:益母草 30g、山楂 15g、红花 5g、鸡蛋 2 个放入锅中加水煮,煮至蛋熟后,将蛋及药渣捞出留汁,蛋剥去壳后,与红糖适量一起放入上述药汁中,再煮 10 分钟即可。吃蛋饮汤可活血化瘀、调经止痛。

(二)运动健身

血瘀体质者在冬季静卧不动易加重气血瘀阻,要多做有益于心脏血脉的活动。

1. 血瘀质的运动原则 血瘀质的人应多做些促进气血循环的运动,强度控制在中小强度,不过猛过激。

2. 建议选择的运动项目 主要为有氧运动,如散步、慢跑、登山、太极拳、舞蹈、瑜伽、八段锦等。

3. 运动时间与频率建议 每周至少 5 天,每次持续 30 分钟以上。

(三)起居调摄

作息规律,睡眠足够,不可过逸以免气滞血瘀。在保持足够睡眠的同时,又不可过于安逸,可进行一些有助于促进气血运行的运动项目、保健按摩可使经络畅通,达到缓解疼痛、稳定情绪、增强人体功能的作用。

1. 避免过度紧张、劳累,避免大怒、惊恐、忧思等不良情绪对气血运行的影响,容易形成血瘀。应正确、冷静地分析所面临的工作问题,量力而为,并且适当地释放压力,劳逸结合,使身心处于平衡状态,有助于改善气血运行。有很多方式可以处理压力,如运动、冥想、听音乐,多和乐观开朗的人在一起参与团体活动,或培养兴趣做自己喜欢的事情,就算什么事都不做,也是一种放松。

2. 注意居家室内的通风,注意衣被保暖,在寒冷环境的时间不宜过久,夏季可选用空调降温,室温也不宜过低,一般保持在 25～26℃ 为佳,每天用热水泡浴,有利于改善全身气血运行。

3. 晚上睡觉前用温热水(40～50℃)泡足 15～20 分钟,泡足时水量要没过双脚面,泡足后双足皮肤微微发红为佳,能促进血液循环,预防高血压、心脏病、脑卒中等疾病。泡完后可适量饮水以补充水分。

(四)中医调理

中医以活血化瘀、行气散结为主,可以求诊中医医师进行辨证论治,在医师的指导下中药调理,也可按摩穴位进行保健。

1. 中药代表方 桃红四物汤。由当归、川芎、熟地黄、赤芍、桃仁、红花组成。药店也有出售活血化瘀的中成药,如桂枝茯苓丸。

2. 穴位按摩法 可选用血海、三阴交、足三里、合谷等穴位,轮流交替按摩穴位。按揉结合,节奏地按压,一般 2 秒 1 次,每次 5～10 分钟,以感觉到酸、胀为佳,建议每日早晚各 1 次。长期按摩阳陵泉、太冲、风池穴,有助于疏通血脉,对高血压、失眠、神经衰弱等有一定的治疗效果,还可以预防脑出血的发生。

六、痰湿质

（一）饮食调摄

1. 适合痰湿体质的食物 应多吃清淡的天然食物，多摄取能够健脾利湿、宣肺化痰的食物，遵守"五低一高"的饮食原则（低热量、低糖、低盐、低蛋白、高纤维）。肉类尽量选择白肉和鱼肉，少一些红肉，利用相似的低脂食物替代高脂食物，例如白切肉可选择猪后腿瘦肉代替五花肉，炖红烧牛肉时选牛腱肉代替牛腩，烹调前先将肥肉及外皮去掉，使用植物油（如玉米油、花生油、葵花籽油、橄榄油等）取代动物油（如猪油、奶油等）烹调，并要多以蒸、煮、烤的方式烹调食物。日常生活中适合痰湿体质的食材，五谷杂粮类：玉米、荞麦、山药、薏米；蔬菜类：洋葱、紫菜、海蜇、马蹄、白萝卜、冬瓜、海带；水果类：菠萝、木瓜、橄榄、西柚、番石榴、奇异果、柑橘；蛋豆鱼肉类：豆腐、青豆、四季豆、白扁豆、赤小豆、鲫鱼、鲤鱼、银鱼、青鱼、鹌鹑、鸡肉、鸭肉、牛肉、瘦肉；其他类：低脂牛奶、各类茶，推荐茶多酚片、橘皮茶。

2. 饮食宜忌 肥胖者远离油炸食物，少吃肥肉、黄油、动物内脏、速食面、糕点、汉堡、炸鸡、汽水、果汁、冰激凌、炒干货、巧克力、各种酱菜及腌制食物；如果家族中有痛风患者，应避免进食高嘌呤饮食，动物内脏、骨髓、海鲜、浓汤等嘌呤含量最丰富，菇类、豆类、菠菜及发酵食物等也含有一定量的嘌呤。

3. 推荐药膳

（1）山药冬瓜汤：山药50g，冬瓜150g放至锅中慢火煲30分钟，调味后即可饮用。可健脾，益气，利湿。

（2）赤豆鲤鱼汤：将活鲤鱼1尾（约800g）去鳞、鳃、内脏；将红小豆50g、陈皮10g、辣椒6g、草果6g填入鱼腹，放入盆内，加适量料酒、生姜、葱段、胡椒，食盐少许，上笼蒸熟即成。可健脾除湿化痰，用于痰湿体质症见疲乏、食欲不振、腹胀腹泻、胸闷眩晕者。

（3）薏仁汤：薏米30g，陈皮5g，煲汤服用。

（二）运动健身

痰湿质的人一般体型多肥胖，身体困重，容易疲倦，应根据自身情况选择以下适合的运动形式，循序渐进，坚持长期规律的1或2有氧运动，可以帮助燃烧体内多余的脂肪，有利于提高心血管系统功能。配合3等张训练，对肌肉强度及耐力的训练，以消除局部脂肪（请选择1+3或2+3的运动方案）。

1. 跑走交替（无运动习惯的人，可以先选择此项运动），改善心肺功能及抗病能力，强度：轻中度；时间：30～45分钟为宜。频率：每周5次，跑走交替有2种方法：一种是先走后跑，即走1分钟跑1分钟，交替进行。另一种是由行走开始锻炼，随着身体适应能力的增加，渐渐过渡到由慢跑代替行走。

2. 骑自行车、打乒乓球、网球、爬山、慢跑、快走、游泳等，增进心肺功能及控制体重。强度：中强度；时间：45～60分钟为宜；频率：每周3～5次。强度：由小逐渐加大，心率在靶心率范围内，即140～170次/分。间歇锻炼和每日锻炼都对减轻体重和改善体质同样有效。

3. 等张训练（如：杠铃、哑铃、仰卧起坐、伏地挺身、综合机械式器材及液压式七彩灯）。肌肉强度及耐力的训练，以消除局部脂肪。强度：中强度时间：每回合10～15次，每次3个回合，频率：每周 5 次。可根据脂肪沉积的部位选择力量型肌肉运动，如仰卧起坐锻炼腹肌、消耗腹部脂肪；双上肢的哑铃运动可消耗肩、胸、背部的脂肪。

（三）起居调摄

1. 避免抑郁恼怒，以防止肝郁气滞而导致气滞津停，痰湿内生而发病。应培养乐观开阔的生活态度，比如积极学习新的事物，拜访久未谋面的朋友；并保持积极乐观的心态，学会当一个把风险看成挑战，把变化当做机会的乐观主义者。

2. 在阴雨季节，避免湿邪侵袭；避免凉水沐浴，坚持洗热水澡；不宜居住在阴冷潮湿的环境里；衣着尽量宽松，并尽量穿棉、丝、麻等透气散湿的天然纤维，以助津液循行，减少肌肤的湿气。

3. 晚上睡觉前用温热水（40～50℃）泡足 15～20 分钟，泡足时水量要没过双足面，泡后双足微微发红为佳，能促进血液循环，预防高血压、心脏病及卒中等。注意泡足后适当喝水以补充水分。

（四）中医调理

中医以健脾利湿为主，可以求诊中医医师进行辨证论治，在医师的指导下中药调理，也可按摩穴位进行保健。

1. 中药代表方　参苓白术散（人参、白术、茯苓、山药、薏苡仁、莲子、白扁豆、砂仁、桔梗、甘草等组成），口服。一次 6～9g，一日 2～3 次。也可用陈夏六君丸。

2. 穴位按摩法　轮流交替按摩穴位。按揉结合，一紧一松有节奏地按压，一般 2 秒 1 次，每次 5～10 分钟，以感觉到酸、胀为佳，建议每日按摩 3 次。

常用腹部穴位：经常轮流按压腹部穴位，如天枢、大横、带脉、关元、水道等，可促进腹部脂肪的分解。

七、气郁质

（一）饮食调摄

1. 气郁质着具有气机郁结而不舒畅的潜在倾向，应选用具有理气解郁、调理脾胃功能的食物。日常生活中适合气郁体质的食材，五谷杂粮类：大麦、荞麦、大米、玉米；蔬菜类：佛手、黄花菜、豆豉、萝卜、苦瓜、茼蒿、菠菜、莲子、冬瓜、白菜、葫芦；水果类：大枣、山楂、苹果、腰果、西瓜、金橘、橙子；蛋豆鱼肉类：鲤鱼、鸡肉；其他：适量饮用葡萄酒、大蒜、红糖、黄酒、醪糟，茶类如安吉白茶、山楂花茶、玫瑰花茶、菊花茶、佛手茶、金银花茶、葛根茶。

2. 应少食收敛酸涩之物；气得温则行，亦不可多食冰冻食品。睡前避免饮茶、咖啡等具有提神醒脑的饮料。

3. 推荐药膳

（1）橘皮粥：橘皮 50g，研细末备用。粳米 100g，淘洗干净，放入锅内，加清水，煮至粥将成时，加入橘皮，煮 10 分钟即成。

（2）菊花鸡肝汤：银耳 15g 洗净撕成小片，清水浸泡；菊花 10g、茉莉花 24 朵温水洗净；鸡肝 30～50g 洗净切薄片备用；将水烧沸，先入料酒、姜汁、食盐，随即下入银耳及鸡肝，烧沸，打去浮沫，待鸡肝熟，调味。再入菊花、茉莉花，稍沸即可。

（3）甘麦大枣粥：原料：小麦 50g，大枣 10 枚，甘草 5g。先煎甘草，去渣，后入小麦及大枣，煮粥。空腹服用。

（二）运动调摄

1. 气郁体质者的养生法重在心情调整。可多参加社会活动。多出去旅行，行走于山水间，人就不会那么钻牛角尖了。

2. 在体育锻炼上宜动不宜静，应选择强度较大的运动项目或户外活动。还需配合每天做 30 分钟消耗体力的活动，多跑步、爬山、武术、游泳、瑜伽、太极、各种舞蹈等以抒发肝气、鼓动气血。

3. 着意锻炼呼吸吐纳法，以开导郁滞。

呼吸吐纳法：指通过呼出浊气吸进清气，或伴随发音来调整身体各部功能的锻炼方法。做法是用满吸的呼吸法，即腹式呼吸，先把气呼净，腹部自然放松，然后吸气使肺部开张，停留数秒，再慢慢把气呼出去，以此来加强吐纳的过程，关键是为了换气。此方法对解除疲劳、清新头脑有较明显的作用，对五脏偏颇之调整作用亦较明显，对调整经络也有一定作用。

（三）起居调摄

1. 气郁质体质的人容易产生焦虑、悲伤等负面情绪，建议当情绪不好的时候尝试写一个列表，把焦虑的事情具体列出来，有助于理智分析事物，舒缓心情；也可以选择看喜剧片，大笑一场；或是安排一个假期，和能让自己快乐的人一起度过；或增加户外活动，放松身心；或搜索趣闻、笑话与身边的人分享；或参加团体活动结交新的朋友，在活动中勇于表现自己，从中获得自尊和自信。总之，要结合自身的情况，选择适合自己的方式克服负面情绪的困扰。

2. 在天气阴暗的日子，最好待在灯火通明的室内；而在阳光明媚的好天气时应走出户外活动，接受阳光照射 1～2 个小时，对消除忧郁的情绪很有帮助。睡前一定避免饮茶、咖啡和可可等具有提神醒脑作用的饮料，避免引起失眠。

3. 腹式呼吸　腹式呼吸法是指吸气时让腹部凸起，呼气时收缩腹部使之凹入的呼吸法。简单地说就是"吸气时鼓肚子→吐气时收肚子"的步骤。正确的腹式呼吸法为站、坐、卧皆可，尽量放松身心，由鼻慢慢深吸气（胸部肌肉放松，肩膀不要上下晃动），此时腹部会充满空气而使肚皮鼓起，每口气坚持 10～15 秒，屏息 1～2 秒，再徐徐呼出，每分钟呼吸 4～6 次。呼气时宜慢且长，尽量不要中断。做完几次后，不但不会觉得不舒服，反而会有一种舒畅的快感。早晨起床后及晚上睡觉前常做为佳，每次约 5～15 分钟，有增加腹压、刺激肠胃蠕动、加强体内毒素排出的作用，还可以有效放松身心及提高身体免疫力。

4. 保障良好的睡眠。早睡是保障肝脏造血的最佳方式。如果在睡觉之前泡个玫瑰花浴，效果更好。用具有疏肝解郁效果的玫瑰，用来泡脚或泡澡，可以舒展每一个紧绷的神经细胞，达到身心放松效果。

（四）中医调理

中医以疏肝理气为主，可以求诊中医医师进行辨证论治，在医师的指导下中药调理，也可按摩太冲、内关穴进行保健。

1. **中药代表方**　逍遥散，现在药店里也有逍遥散中成药。由柴胡、当归、白芍、白术、茯苓、生姜、薄荷、炙甘草组成。

2. **穴位按摩法**　轮流交替按摩穴位。按揉结合，节奏地按压，一般 2 秒 1 次，每次 5～10 分钟，以感觉到酸、胀为佳，建议每日早晚各 1 次，可帮助清利湿热、舒经活络。常用穴位如太冲穴、神门穴、内关穴。

3. 脚背按摩 每次 10 分钟,每日早晚 2 次。脚背的重要穴道有太冲、行间、冲阳、陷谷、内庭、足临泣等,可促进全身代谢、排毒及调节内分泌。脚背按摩包括脚背趾骨间的骨缝,以及脚背内外侧部位的按摩,可以用手指、按摩棒等工具来刮摩,方向由下往上刮,力道适中有酸胀感即可。

八、特禀质

(一)饮食调摄

1. 适合特禀质的食物 饮食宜清淡,均衡,粗细搭配适当,荤素配伍合理,应选用性质平和、清淡而偏温的食物。宜食益气固表、补益肺脾、调理肺脾功能的食物,可降低过敏的发生。日常生活中适合特禀体质的食材,五谷杂粮类:糯米、大米、粳米、小米、大麦、糙米;蔬菜类:红枣、山药、香菇、番茄、百合、芥菜、杏仁、银耳、绿色及深色蔬菜;水果类:荸荠、橘子、木瓜、枇杷、苹果、白柿、松子、橙子;蛋豆鱼肉类:深海鱼类如鲑鱼、沙丁鱼,牛肉,猪肉;其他:蜂蜜、大蒜、米醋、生姜、低咖啡因的茶。

2. 避免吃容易诱发过敏的食物,如曾有过某种食物过敏的经验,应避免再次食用。不宜食生冷苦寒,辛辣燥热等寒热偏性明显的食物。以下食物容易诱发过敏,应多予注意。

3. 推荐药膳

(1)固表粥:乌梅 10g、黄芪 30g、当归 5g 放砂锅中加水煎开,再用小火慢煎成浓汁,取出药汁后,再加水煎开后取汁,用汁煮粳米 100g 成粥,加冰糖趁热食用。功能益气固表,可以防止过敏的发生。

(2)葱白红枣鸡肉粥:粳米 100g、红枣 10 枚(去核)、连骨鸡肉 100g 分别洗净;姜切片;香菜、葱切末。锅内加水适量,放入鸡肉、姜片大火煮开。然后放入粳米、红枣熬 45 分钟左右。最后加入葱白、香菜,调味。可用于过敏性鼻炎见鼻塞、喷嚏、流清涕。

(二)运动健身

1. 特禀质的运动原则 由于和先天禀赋的体质有关,可根据各种特禀质的特征选择适合的体育锻炼。运动可强化脏腑的功能,增强体质,提高免疫力,增强身体对疾病的抵抗力,游泳时应注意水温及水质。

2. 建议选择的运动项目 过敏体质不宜做过度激烈的运动,可选气功、太极拳、八段锦、步行、登山、慢跑、游泳等。

3. 运动时间与频率建议 每周至少 3 天,每次持续 30 分钟以上。特禀体质者要避免春天或季节交替时长时间在野外锻炼,防止过敏性疾病的发作。

(三)起居调摄

1. 减少压力,保持免疫系统的平衡 压力确实会诱发过敏反应及自身免疫疾病,故学会减压对特禀质人群很重要!一些患有自身免疫疾病的人表示,他们发病前的个性倾向于完美主义,不断带给自己无形的压力,可能是最终导致疾病的原因。找时间放轻松,不过度劳累,并养成运动习惯或其他休闲爱好,常与人互动,降低压力指数。

2. 远离并清除过敏原 不同的个体对敏感原的反应不用,远离过敏原是减少过敏的第一要素!平时尽量保持房间内清洁、通风、无灰尘,被褥、床单要经常洗晒,可防止对尘螨过敏。

不要在家中饲养宠物,以免对动物皮毛过敏。室内装修后不宜立即搬进居住,应打开窗户,让油漆、甲醛等化学物质气味挥发干净后再搬进新居。

春天是百花盛开的季节,各种花粉会在空气中形成一种漂浮物,一些特禀体质的人吸入后就会引起皮肤过敏,故春季室外花粉较多时,要减少室外活动时间,有助于减小花粉过敏的机会。

南方梅雨季节应注意防潮除湿,去除真菌、花粉、灰尘和螨虫。吸烟者应戒烟。在陌生的环境中要注意日常保健,减少户外活动,避免接触各种致敏的动植物,适当服用预防性药物,减少发病机会。

(四)中医调理

1. 中药代表方 如以肺脾气虚为主,常表现为不感冒也常打喷嚏、鼻塞、流涕等,可选用玉屏风颗粒(或玉屏风口服液);如表现为对花粉、气味等过敏,皮肤易起风团,伴瘙痒等,内服选用消风散加减,外用炉甘石洗剂,可以求诊中医医师进行辨证论治,在医师的指导下中药调理。

2. 穴位按摩法 可选用足三里、合谷、肺俞、血海等,轮流交替按摩穴位。按揉结合,有节奏地按压,一般2秒1次,每次5~10分钟,以感觉到酸、胀为佳,建议每日早晚各1次。

第三节 亚健康的中医辨证论治

一、定义

亚健康是指人体处于健康和疾病之间的一种状态。处于亚健康者,不能达到健康的标准,表现为一定时间内活力降低、功能和适应能力减退的症状,但不符合现代医学有关的疾病的临床或亚临床诊断标准。

二、范畴

西医学描述的亚健康主要涉及如下的方面:①身心上不适应的感觉所反映的种种症状。②与年龄不相适应的组织结构或生理功能减退所致的各种虚弱表现。③微生态失衡状态。④某些疾病的病理生理前改变。

(一)病因病机

中医学虽无"亚健康"这一称谓,但其可以是内伤杂病范畴中许多证候的表现,如郁病、心悸、眩晕、不寐等病症。

1. 逆时而作,起居失调 《素问·调经论》曰:"阴阳匀平,以充其形,九候若一,命曰平人。"人与自然界是一个统一的整体,人类必须顺应自然界的阴阳变化规律,在一定限度内通过自我调节,维持人体阴阳气血、升降出入的相对平衡。随着现代生活节奏加快,人们的饮食起居很难做到有规律,功名利禄、酒色财气、外伤劳损、房事过度等,使人体长期处于入不敷出的非正常负荷状态,致阴阳、气血失衡,导致疾病。

2. 七情过极,情志所伤 《内经》指出:"心者,五脏六腑之主也。故悲哀忧愁则心动……心动则五脏六腑皆摇。"《灵枢·百病始生》曰"喜怒不节则伤脏","怒伤肝,喜伤心,思伤脾,悲伤肺,恐伤肾",中医学认为喜、怒、忧、思、悲、恐、惊七情过极,皆可致相应脏腑气血功能失常而使机体产生各种不适症状。

3. 饮食不节，脾胃乃伤 "饮食自倍，脾胃乃伤"，"高粱之变，足生大疔"，中医认为：过食寒凉则易伤中阳，过食辛辣易致胃火及脾胃湿热，过食肥甘滋腻之品则易化痰生湿，脾胃失其健运，则气血生化不足，机体失于濡养，日久可致诸脏虚损，导致亚健康的产生。

4. 劳逸无度，阴阳失衡 肾乃先天之本，肾所藏的先天之精和后天之精是促进人体生长发育和生殖的物质基础；肾精所化之肾阴肾阳为五脏阴阳之本，肾阴肾阳具有调节五脏阴阳平衡的作用，即所谓"阴平阳秘，精神乃治"。正常机体在一定限度内通过自我调节，维持人体阴阳气血、升降出入的相对平衡，如出现一定程度的偏失，未成显著疾病状态即可能成为亚健康。人到中年肾精渐衰，加之劳逸无度，肾精暗耗，导致脏腑气血阴阳失调，或内生五邪，或耗伤正气而致疾病产生。

（二）诊断

1. 诊断要点

（1）躯体方面的表现有疲乏无力、肌肉及关节酸痛、头晕头痛、心悸胸闷、睡眠紊乱、食欲不振、脘腹不适、便溏便秘、性功能减退、怕冷怕热、易于感冒、眼部干涉等；

（2）心理方面的表现可有情绪低落、心烦意乱、焦躁不安、急躁易怒、恐惧胆怯、记忆力下降、注意力不能集中、精力不足、反应迟钝等；

（3）社会交往方面表现有不能较好地承担相应的社会角色，学习和工作困难，不能正常处理人际关系、家庭关系，难以正常地进行社会交往等。

2. 亚健康分类 根据亚健康状态的临床表现，可以分为躯体、心理、社会交往亚健康三类：①以疲劳或睡眠紊乱，或疼痛等躯体不适症状为主的躯体型亚健康。②以抑郁寡欢，或焦躁不安、急躁易怒、恐惧胆怯、记忆力短期下降、注意力不能集中等精神心理症状表现为主的心理型亚健康。③以人际交往频率降低，或人际关系紧张等社会适应能力下降表现为主的社会型亚健康。上述 3 条中的任何一条持续发作 3 个月以上，并且经系统检查排除可能导致上述表现的疾病者，目前分别被判断为处于躯体亚健康、心理亚健康、社会交往亚健康状态。临床上，上述 3 种亚健康表现常常相兼出现。

（三）辨证论治

1. 辨证要点 主要辨虚实。虚证多是气血亏虚，肝肾亏虚所致，病程缓慢，持续时间较长。实证多有外邪、情志、饮食所致，起病较急，病程短。

2. 治疗要点 治疗原则：实则泻之，虚则补之。偏于邪实者，治宜驱邪为主，可活血化瘀、疏肝理气、和胃化湿等；偏于虚者，治宜扶正为主，采用健脾养血，益气养阴等法。

3. 分证论治

（1）气血亏虚型：头昏目眩，少气懒言，体倦乏力，稍劳尤甚，面色苍白或萎黄，手足发麻，自汗，舌淡苔薄白，脉细弱。其病因病机为长期饮食不节，起居失调或年老体弱等耗伤元气，脏腑功能衰退，气血生化乏源。

治法：益气养血。

代表方：八珍汤加减，气虚甚者加黄芪、黄精，血虚甚者加鸡血藤、阿胶，汗多者加浮小麦、五味子等。

（2）肝郁气滞型：精神紧张，烦躁易怒，或忧思抑郁，胸胁胀痛，寡言少语，喜太息，时有悲伤欲哭，情绪低落等，舌黯红，脉弦滑。此乃情志不节，致肝气不舒，木失条达，疏泄无权，或肝气横逆，气机阻滞不畅，气滞血瘀。

治法:疏肝理气解郁。

代表方:柴胡疏肝散或失笑散加减。药有柴胡、郁金、香附、白芍、川芎、当归、佛手、五灵脂等。

(3)心脾两虚:神疲倦怠,憋闷气促,四肢乏力,纳少便溏,肠鸣腹胀,舌淡,苔白,脉濡细。脾胃乃后天之本,为一身升降之中枢,脾胃健运能使心肺之阳降,肝肾之阴升,而成天地之泰,若脾失运,升降失常,就会产生一系列病症。

治法:健脾益气,调养心脾。

代表方:补中益气汤或归脾汤加减。药有党参、茯苓、甘草、黄芪、陈皮、当归、柴胡、枣仁等。

(4)肾阳虚型:常见畏寒肢冷,腰酸腿软,阳痿,头昏耳鸣,形寒尿频,舌淡胖,脉细弱。此乃禀赋薄弱或房劳伤肾,下元亏损,命门火衰所致。

治法:温补肾阳。

代表方:右归丸或金匮肾气丸加减。肉桂、附子温阳肾阳,地黄、山药、山茱萸、枸杞子培补肾阴。

(5)湿热壅滞型:神倦、乏力、懒言,四肢酸软无力,自汗或盗汗,失眠多梦,纳呆腹胀,口中黏腻或口中浊气,大便黏滞不爽,小便色黄味重;或兼见烦躁易怒,情志抑郁,月经紊乱甚或闭经,舌胖大有齿痕,舌质红,苔黄腻或黄厚腻,脉滑。

治法:清热,化湿,降浊。

代表方:泻黄散合苏叶黄连汤加减。生石膏(先煎)栀子、防风,藿香,紫苏叶,黄连,葛根,天花粉,厚朴,法半夏,陈皮,枳实。

(6)肝肾阴虚型:头晕目眩,耳鸣健忘,腰膝酸软,梦遗滑精,或月经不调,筋骨无力,身体消瘦,五心烦热,骨蒸潮热,颧红,盗汗,失眠多梦,口燥咽干,舌红少苔,脉弦细或脉沉细。该型患者多见于中老年。肾为先天之本,育真阴真阳,为气之根;肝主藏血,精血同源。肝肾阴虚常出现头晕目眩,耳鸣健忘,腰膝酸软,梦遗滑精,或月经不调,筋骨无力,身体消瘦;肾阴虚,导致水亏火旺,则见五心烦热,骨蒸潮热,颧红,盗汗,失眠多梦。口燥咽干,舌红少苔,脉弦细或脉沉细为肝肾阴虚之象。

治法:滋补肝肾。

代表方:六味地黄丸加减:熟地黄,山药,山茱萸,泽泻,茯苓,牡丹皮,牛膝。

亚健康状态的形成主要为环境、情志、起居、劳逸、饮食及年龄等因素导致脏腑气血阴阳失调所致,而脏腑辨证主要责之于心、肝、脾、肾。亚健康的临床表现具有多样性,以上证型往往相兼出现,所以应灵活变通,不能墨守成规,一成不变。再者,亚健康不一定是单纯的虚证,往往虚实夹杂较为多见,故不能一味进补,而应调补兼施或攻补兼施,才能取得良好的临床疗效。注意亚健康者的心理状态,充分调动其积极性对亚健康的恢复也是必不可少的。在用药物治疗的同时,还可以结合针灸、按摩及心理治疗等综合调理。此外,对处在亚健康状态的人群应适时进行教育,及时地纠正他们消极的生活态度,避免情志过激,改变不良的生活方式和饮食习惯,劳逸结合,戒烟限酒,适当进行体育锻炼等,这些对于亚健康人群恢复健康状态及预防疾病的发生具有十分重要的意义。总之,亚健康虽不是病,但它是影响人体健康的不和谐因素,由它导致的众多症状不同程度地影响着人们的生活质量,亚健康作为健康与疾病的中间状态,处理得当可向健康转化,处理不当将导致严重疾病,其关键在于早发现、早诊断，从而通过合理生活方式和中医辨证论治来积极调理、治疗，从而使人体达到一种自我稳定的状态，获得真正的健康。

参 考 文 献

[1] 张燕. 辨证治疗亚健康略述 [J]. 中国中医药现代远程教育，2012（17）：102-104.

[2] 杨红杰. 亚健康的中医辨证论治 [J]. 中国当代医药，2010（09）：77-80.

[3] 石鹤峰. 亚健康状态的中医辨证论治 [J]. 中医研究，2005（09）：47-48.

第四节　亚健康的临床疗效评价

由于目前对于亚健康的干预效果评价并无统一标准，多为亚健康整体表现或某一维度的量表评价，因此对于亚健康的干预疗效评价大多参考相关评估量表，详细可参考上一章亚健康量表评估的相关内容。

第五节　亚健康的药物治疗进展

对于亚健康状态调整，目前现代医学还缺少效的措施。但中医药在这方面却有着丰富的经验。中医学从调整阴阳、纠正气血偏盛偏衰、扶正祛邪为原则，运用综合调理的方法，消除异常、失调的病理状态，恢复正常、协调的生理状态，并通过调整以提高机体的抗病力。中医治疗方法也有很多种，有药物、针灸、推拿、心理养生、气功等，患者可以根据自身的实际情况和需求选择性进行施治。而且中医也有着悠久的"药食同源"传统，药物和食物无明显界限，可以在食疗中把亚健康状态调理好，中医药对亚健康状态调理的优势已基本形成共识。中医学的综合调整、提高机体抵抗力的指导原则对于亚健康状态的治疗非常合适。中医学对人体亚健康状态的调整，通过借助于天然药物、针灸、推拿、导引、食疗等自然疗法，较西药更加适合于亚健康状态的调理。

一、亚健康的常用方剂

对亚健康临床常用的方剂分析显示，中药处方以调补阴阳、补气行气、养血、调和肝脾为主，最常见方剂有：归脾汤、六味地黄丸、逍遥散、补中益气汤是临床使用频率较高的方剂。针对临床常见的亚健康表现，我们归纳出亚健康的主要方剂如下：

1. 肝气郁结型常用方剂及组成

（1）柴胡疏肝散：醋炒陈皮、柴胡、川芎、香附、炒枳壳、芍药、炙甘草；

（2）四逆散：柴胡、芍药、枳实、甘草；

（3）逍遥散：柴胡、当归、白芍、白术、茯苓、生姜、薄荷、炙甘草；

（4）小柴胡冲剂：柴胡、黄芩、姜半夏、党参、生姜、甘草、大枣。

2. 瘀血内阻型常用方剂及组成

（1）若因虚致瘀者，可给予四物汤（熟地黄、白芍、当归、川芎）、桃红四物汤（四物汤加味桃仁、红花）、当归芍药散（当归、芍药、茯苓、白术、泽泻、川芎）类。

（2）若因实致瘀者，选用少腹逐瘀汤（炒小茴香、炒干姜、延胡索、没药、当归、川芎、官桂、赤芍、蒲黄、炒五灵脂)、膈下逐瘀汤(炒灵脂、当归、川芎、桃仁、丹皮、赤芍、乌药、玄胡索、甘草、香附、红花、枳壳)等。

3. 痰湿内生型常用方剂及组成

(1) 二陈汤合香砂六君子汤:半夏、陈皮、茯苓、甘草、人参、白术、茯苓、广木香、砂仁。

(2) 参苓白术散合藿朴夏苓汤(白扁豆、白术、茯苓、甘草、桔梗、莲子、人参、砂仁、山药、薏苡仁、藿香、川朴、姜半夏、赤苓、杏仁、生苡仁、白蔻仁、猪苓、淡香豉、泽泻、通草)。

4. 胆郁痰扰型常用方剂及组成 十味温胆汤加减(半夏、枳实、陈皮、白茯苓、炒酸枣仁、远志、五味子、熟地黄、人参、炙粉草)。

5. 湿热内蕴型常用方剂及组成

(1) 三仁汤:杏仁、半夏、飞滑石、生薏苡仁、白通草、白蔻仁、竹叶、厚朴。

(2) 甘露消毒丹:飞滑石、淡黄芩、绵茵陈、石菖蒲、川贝母、木通、藿香、连翘、白蔻仁、薄荷、射干。

6. 脾肾阳虚常用方剂及组成 附子理中汤合金匮肾气丸加减(人参、白术、炮干姜、炮附子、炙甘草、地黄、山药、山茱萸、茯苓、牡丹皮、泽泻、桂枝、附子、牛膝、车前子)。

7. 心脾两虚型常用方剂及组成

(1) 归脾汤:白术、人参、黄芪、当归、甘草、茯苓、远志、酸枣仁、木香、龙眼肉、生姜、大枣。

(2) 归芍六君子汤:当归身、白芍药、人参、白术、茯苓、陈皮、半夏、炙甘草。

8. 阴虚火旺常用方剂及组成

(1) 六味地黄丸:熟地黄、酒萸肉、牡丹皮、山药、茯苓、泽泻。

(2) 大补阴丸:熟地黄、知母(盐炒)、黄柏(盐炒)、龟甲(醋炙)、猪脊髓,辅料为蜂蜜。

(3) 知柏地黄丸:知母、熟地黄、黄柏、山茱萸(制)、山药、牡丹皮、茯苓、泽泻。

(4) 养阴清肺汤:生地、麦冬、玄参、生甘草、薄荷、贝母、丹皮、白芍。

(5) 百合固金汤:生地黄、熟地黄、当归身、炒芍药、甘草、百合、贝母、麦冬、桔梗、玄参。

此外,还有一些调理亚健康的方剂,如补气行气有补中益气汤、四君子汤、参苓白术散、升阳益胃汤、乌梅丸、柴胡疏肝散;养血有归脾汤、乌灵胶囊、养血清颗粒;气血双补有十全大补汤、自拟补益汤、自拟保元煎;调补阴阳有六味地黄丸、维康颗粒、福康来胶囊、炙甘草汤、复脉汤、杞菊地黄丸加味、清宫长春胶囊、太医胶囊。调和肝脾有逍遥散、四逆散、解郁舒肝安神颗粒、调理乾坤丸、柴胡桂枝干姜汤、桂枝四逆散;补养安神有安神解郁汤、天王补心丹、养心汤、甘麦大枣汤。和解少阳有小柴胡汤加味;清虚热有当归六黄汤;燥湿化痰有温胆汤、自拟祛湿饮。

二、亚健康常用中药

1. 补气药 甘草、山药、白术、黄芪、党参、人参、大枣、西洋参等,补气药具有补肺气、益脾气的功效,适用于肺气虚及脾气虚等病症。主要表现为少气懒言,易出虚汗。或神疲倦怠,大便泄泻,食欲不振,脘腹虚胀,甚至浮肿、脱肛等证。

2. 理气药 陈皮、木香、枳壳、香附等,理气药可用于肝气郁滞所致的胁肋胀痛、疝气腹痛、经闭痛经、乳房胀痛,或脾胃不和的脾胃吞酸、恶心呕吐、不思饮食等证或肺气壅滞所致的胸闷气塞、咳嗽、气喘等证。

3. 补血药 当归、白芍、熟地黄、龙眼肉。主要作用于血虚证的药物，表现为心慌心烦，失眠多梦，面色无华，耳鸣眩晕，视物不清，头发枯黄，口唇淡白，舌质淡白，脉细无力，妇女月经量少、延期，甚至闭经等证。

4. 活血药 丹参、川芎、三七、丹参、牛膝、桃仁、没药、红花、郁金。主要作用有疏通血脉、促进血行、活血化瘀、破血消癥、调经止痛、散瘀消肿及化瘀止血、祛瘀生新等作用。

5. 补阴药 枸杞、麦冬。主要用于肺阴虚的干咳少痰、咯血、口干舌燥等证，或胃阴虚的咽干口渴、不知饥饿、胃中嘈杂、呕哕、大便燥结；或肝阴虚的目干涩、昏花、眩晕；或肾阴虚的腰酸、手足心热、心烦失眠、潮热盗汗、遗精等证。

6. 养心安神药 远志、酸枣仁、合欢花、茯神、柏子仁、夜交藤。主要适用于阴血不足、心脾两虚、心肾不交等导致的心悸怔忡、虚烦不眠、健忘多梦、遗精、盗汗等虚证。

7. 利水消肿药 茯苓、泽泻、薏苡仁。用于水湿内停之水肿、小便不利，以及泄泻、痰饮等证。

8. 化湿药 白豆蔻、藿香、砂仁、厚朴。化湿药主要适用于湿浊内阻，脾为湿困，运化失常所致的脘腹痞满、呕吐泛酸、大便溏薄、食少体倦、口甘多涎、舌苔白腻等证。

9. 清热药 丹皮、玄参、黄连、生地黄、知母、黄柏。清热药主要用治温热病高热烦渴、湿热泻痢、温毒发斑、痈肿疮毒及阴虚发热等里热证。

10. 疏肝药 柴胡。用于肝胆三焦气滞所致的胸胁苦满、胸胁窜痛，寒热往来，又用于气血郁滞的月经失调，胸胁疼痛，少腹疼痛。

11. 化痰开窍药 半夏、石菖蒲、竹茹、枳壳，主要用于痰多咳嗽或痰饮气喘，咯痰不爽之证。

12. 发散药 生姜、柴胡、桂枝、菊花，主要用于发散表邪，解除表证为主要功效。

13. 敛肺涩肠药 五味子。具有敛肺止咳喘和涩肠止泻痢作用。用于肺虚喘咳，久治不愈和肺肾两虚，摄纳无权的肺肾虚喘证；或用于大肠虚寒不能固摄和脾肾虚寒所致的久泻、久痢。

14. 固精缩尿止带药 金樱子、山茱萸。具有固精，缩尿，止带作用，兼有补肾功效。适用于肾虚不固，膀胱失约所导致的遗精，滑精，遗尿，尿频等症。

15. 止咳平喘药 杏仁、厚朴、葶苈子，用于制止或减轻咳嗽和喘息为主。

16. 温里药 干姜、肉桂、附子。具有温里散寒、补火助阳、回阳救逆、温经止痛等功效，适用于里寒之症。

三、亚健康的食疗保健

（一）怎样为合理的饮食

1. 饮食原则是保证数量，重视质量 合理的饮食是指每日饮食都应涵盖五谷根茎类、蔬菜类、水果类、蛋白鱼肉类、奶类及油脂类等六大类食物，平时的饮食要多样化，粗细粮搭配、荤素搭配、享受餐桌上菜色的搭配而不偏食，多食用新鲜且符合时节的食材，这样有利于获得完整的营养。每个健康的成年人营养需求为每日1500～2500卡路里的能量，依照身体的活动量而有所差异。青少年、老年人及孕妇由于生理状况的特殊性，而需要营养的情况有些不同。青少年应增加五谷根茎类、奶类、蛋类、鱼肉、豆类的摄取量。老年人由于消化吸收、代谢功能较弱，可适量减少油脂类及五谷根茎的摄取。孕妇以六大类食物均应酌量增加，为预防骨质疏松，最好每日能增加1～2杯牛奶加强补钙。

2. 一日三餐，要求早餐好，中餐饱、晚餐少 早餐吃好，是指早餐不但要注意数量，而且还要讲究质量。中餐应适当多吃一些，而且质量要高。晚餐要吃得少，以清淡、易消化为主，至少要在睡前2小时进餐。晚餐一定要偏素，应多摄入一些新鲜蔬菜。如果条件允许，晚餐后30分钟散步，有利于消化，可避免过多的热量堆积，减少肥胖的发生。

3. 合理饮食，全面营养

（1）每天一袋牛奶：每一袋的全脂牛奶约含有8g的蛋白质、12g的糖类及8g脂肪，每份牛奶可提供大约250mg的钙质。牛奶中所含的优质蛋白质可充分为被人吸收。还有维生素与矿物质。

（2）每天300～400g的主食：通常每人每餐的需要摄入主食100g，每天300～400g的主食，相当于250～350g糖类，实际上，应根据体型的胖瘦和工作量的不同适当调整。如重度体力劳动者，需要消耗许多热量，就需要更多的主食，而体力轻的劳动者可以进食少一些。

（3）每日摄入高蛋白食物3份：一般来说，每千克体重每天需要1～1.5g的蛋白质，因此大约需要3份高蛋白为每日摄取量的标准。每1份高蛋白是指猪瘦肉50g，或鸡蛋1个，或豆腐100g，或鱼虾100g。每日三餐，每餐一份高蛋白饮食为宜，比如，早餐一个鸡蛋，午餐肉片炒苦瓜，晚餐可以清蒸鱼，这就是3份高蛋白食物的意思。

（4）四句话：饮食有粗有细、不甜不咸、三四五顿、七八分饱。有粗有细指粗粮、细粮搭配，1周3～4次粗粮，粗粮加工简单，其中保留了许多细粮中没有的营养成分，小米、玉米、红薯等所含的食物纤维可刺激肠道使其增加蠕动，可防止因食物纤维不足导致的大便干燥，预防便秘，甚至减少大肠癌的患病机会；不甜不咸指以清淡为主，每日摄入食盐的量6～7g为佳。减少油炸，尽量以清蒸、水煮、凉拌的方式保持食物原味。三四五顿指少量多餐的饮食习惯，每餐进食量减少，使含量慢慢变小，可降低血中胰岛素的水平，而由于进食时间的缩短，不会因为强烈的饥饿感而使血糖下降太多，血糖浓度也会相对稳定。七八分饱指当吃完一餐饭离开饭桌时还有点饿，还有点想吃，这就是七八分饱的样子。

（5）每天500g的蔬菜和水果：含丰富纤维素的果菜能够调整血中脂肪浓度、改善便秘、调节血糖平衡稳定、预防癌症，特别是大肠癌和乳癌。选择吃新鲜原味的食物，可以适量烹调。

4. 四季的饮食宜忌 早在两千多年前的《周礼·天官》中就讲到，夏季多汗，多进羹汤类饮食，冬季多寒，应适当多用些辛辣食物。寒凉性质的食物多有清热、泻火、凉血解毒作用。温热性质的食物有助阳、活血通络、散寒作用。

（二）重视饮水

正常人每天水的摄入和排出处于动态平衡之中。水的来源有饮水、食物水、代谢水。成年人每天饮水量波动于1000～2000ml，食物水含量700～900ml，糖类、脂肪、蛋白质等营养物质在体内氧化生成的水称代谢水，每天约300ml，而机体通过皮肤蒸发、呼吸、小便、大便等途径排出的水量最低为每天1500ml。因此，我们要维持水分的出入量平衡，保障机体正常生理功能，每天至少需要摄入水2000～3000ml。

（三）多进粥食

食粥，在我国有数千年的历史。明代李时珍在《本草纲目》中写道，"每日起食粥一大碗，空腹胃虚，谷气便作，所补不细，又极柔腻，与肠胃相得，最为饮食之妙诀也"。故古人认为粥乃是世间第一补人之物。如根据个人体质或疾病选用合适的中药熬粥,即为药粥,达到以粥养生的目的。我们总结常用有药粥如下:

补中益气粥,以人参、黄芪、当归、甘草、陈皮、柴胡、升麻、白术等煎汤熬粥。适用于以疲劳、体力下降为主的亚健康。

逍遥粥,以柴胡、茯苓、白术、甘草、薄荷、白芍、生地黄等煎汤熬粥。适用于以抑郁、烦躁为主亚健康者。

甘麦大枣粥,以甘草、小麦、大枣等煎汤熬粥。适宜以抑郁为主的亚健康者。

龙眼酸枣仁粥,龙眼肉、酸枣仁熬粥,经常服用,可治疗失眠、记忆力下降等。

(四)每周菜篮子疗法

在健康管理的实践中,我们设计并推广绿色食物的菜篮子疗法,即每天以不同功能的绿色食物,调整人体脏腑气血阴阳。

周一,养肝:西红柿、木瓜、胡萝卜、酸奶、猪肝。

周二,清心:苦瓜、萝卜、洋葱、绿豆、莲子。

周三,健脾:山药、苹果、薏苡仁、黄豆、红薯、南瓜。

周四,补肺:百合、罗汉果、白果、荞麦、冬虫夏草。

周五,保肾:海带、海藻、淡菜、核桃、黑木耳。

周六,解毒:绿豆、海带、胡萝卜、无花果、木瓜。

第六节　亚健康常见症状的干预方法

一、疲劳

(一)分类

疲劳又称疲乏,是一种主观上疲乏无力的不适感,是日常生活中司空见惯的身体现象,也是亚健康人群最常见的一种主诉。疲劳按病程分为急性疲劳和慢性疲劳,急性疲劳是当体力或脑力劳动量过大或精神情志高度紧张造成的暂时性疲劳,急性疲劳病程短,通过适当休息充足睡眠或精神自我减压能够快速恢复。慢性疲劳指疲劳状态持续或反复出现了数月,通过适当休息或机体自我调节也不能缓解。亚健康人群的疲劳往往属于慢性疲劳,出现原因不明,经过临床理化检查难以明确诊断病因,反复或持续地出现,通过休息、睡眠不能缓解。

亚健康慢性疲劳多发生于中青年,受教育程度高的人群比普通人群发生率高,在工作紧张,身心长期处于疲惫状态,又不注意合理休息者中尤为多见。由于长期持续身心压力得不到缓解,人的组织器官,尤其是大脑皮质中枢神经系统活动会失调,进而出现倦怠、乏力、头痛、头昏、记忆力减退等一系列症状。

(二)中医药干预

慢性疲劳可按以下分型论治:

1. 肝气郁结

主要表现:疲劳乏力,情志抑郁,急躁易怒,喜太息,胸胁少腹胀闷或窜痛;或自觉咽中有物吐之不出咽之不下,俗称"梅核气"。妇女乳房作胀结块,月经失调,痛经,闭经,脉弦。

治法：疏肝理气。

方药：柴胡疏肝散或四逆散加减。柴胡、枳壳、香附、厚朴各 10g，白芍 20g，川芎、陈皮、半夏、甘草各 6g。水煎服，每日 1 剂，连服 5～7 剂。

中成药：柴胡疏肝丸（散），每次 6g，每日 3 次；或舒肝丸，每次 1 丸，每日 2～3 次。

2. 肝肾阴虚

主要表现：见于工作压力大，时常熬夜加班的人群，表现为：疲倦，腰膝酸软，目涩目糊，耳鸣健忘，肋痛，五心烦热，颧红盗汗，口干咽燥，失眠多梦，男子遗精，女子经少或崩漏，舌红少苔，脉细数。

治法：滋养肝肾。

方药：六味地黄汤加减。生地、熟地、山茱萸、山药、枸杞、牛膝、旱莲草各 15g，牡丹皮、泽泻、茯苓各 10g，甘草 6g。水煎服，每日 1 剂，连服 5～7 剂。

中成药：六味地黄丸，每次 6g，每日 3 次，阴虚上火者用知柏地黄丸。

3. 心脾两虚

主要表现：心悸健忘，失眠多梦，健忘，面色萎黄，食少，便溏，倦怠乏力，舌质淡，苔薄白，脉细弱。或见脾不统血所致的崩漏，便血，皮下出血，妇女月经超前，量多色淡，或淋漓不止者。

治法：补益心脾。

方药：归脾汤加减。党参、白术、茯神、当归各 10g，黄芪、龙眼肉、酸枣仁各 15g，木香、远志、炙甘草各 6g。水煎服，每日 1 剂，连服 5～7 剂。

中成药：可选用归脾丸，每次 6g，每日 3 次或人参养荣丸，每次 1 丸，每日 2 次。

4. 脾虚湿盛

主要表现：困倦乏力，脘腹痞满，恶心欲吐，食欲不振，面色萎黄，大便溏泄，舌质淡，苔白腻，脉虚缓。

治法：健脾渗湿。

方药：参苓白术散合藿朴夏苓汤加减。党参 20g，炒白术 15g，茯苓 30g，藿香 10g，薏苡仁 30g，砂仁 6g，厚朴 10g，法半夏 10g，扁豆 15g，陈皮 6g，甘草 6g。水煎服，每日 1 剂，连服 5～7 剂。

中成药：参苓白术丸，每次 6g，每日 3 次；脾虚腹泻者，可用补脾益肠丸，每次 6g，每日 3 次。

5. 气血两虚

主要表现：身倦乏力，精神萎靡，气短懒言，心悸失眠，健忘，易感冒，自汗出，面色无华，食欲不振，女性月经不调，色淡量少，舌质淡而胖嫩，苔薄白，脉虚细。

治法：补气养血，健运脾胃。

方药：八珍汤、十全大补汤、人参养荣汤化裁。人参 10g，茯苓 12g，白术 10g，黄花 15g，当归 10g，白芍 10g，川芎 10g，熟地黄 15g，远志 6g，大枣 15g，五味子 4g，甘草 6g。水煎服，每日 1 剂。

中成药：可选用八珍丸，每次 1 丸，每日 3 次；或人参养荣丸，每次 1 丸，每日 2 次；或当归补血丸，每次 6g，每日 3 次；或复方阿胶浆，每次 20ml，每日 3 次。

（三）中医适宜技术

1. 艾灸疗法 艾灸疗法对于改善亚健康疲劳状态疗效确切，既可以缓解体力疲劳，也可以缓解脑力疲劳。

取穴：印堂、百会、神阙、五脏背腧穴、中脘、关元、气海、足三里等。

方法：艾条或艾炷灸，一般每穴灸治 5 分钟，至皮肤潮红为度，每天 1 次，连续治疗 1～2 个月。

2. 针刺疗法

取穴：同艾灸疗法。

方法：毫针针刺，虚证用补法，实证用泻法，留针 20～30 分钟，每天 1 次，10 次为 1 疗程。

3. 推拿疗法

头部：患者仰卧，施术者先用双掌或指腹轻轻按摩患者颜面、额头致其温热，再以两拇指轻按印堂穴 5～10 次，再以两拇指左右分推眉弓、额头至太阳穴，反复操作 5～10 次，点按太阳、百合、风池穴各半分钟，再在头部进行摩、擦、指推、叩等手法 10 分钟。

上肢：患者仰卧，施术者以拿、揉和擦施于患者上肢，由上到下反复 5～10 遍，再以点法施于肩井、曲池、手三里、内关、外关、合谷等穴各半分钟，再以搓、揉法从肩至腕，往返 3～5 遍。

腰背部：患者俯卧，施术者先以按揉及擦法施于患者脊柱两侧，由肩至臀往返 5～10 遍，再点按天宗、肩井、肾俞等穴各半分钟，最后再以拿、推法施于脊柱两侧，由上之下往返 3～5 遍。

下肢：患者先俯卧，术者以按揉及该法施于臀部至踝部，往返 5～10 次，再点按环跳、承扶、承山、昆仑等穴各半分钟，再由承扶至昆仑用掌推法操作两遍。再令患者仰卧，按揉下肢前侧、外侧肌肉，由上至下往返 5～10 遍。

4. 耳穴疗法

取穴：心、脾、肝、肾、神门、垂前、皮质下。

方法：单耳取穴，双耳交替进行，用王不留行子耳穴贴压以上穴位，每日自行按压 3～5 次，以出现轻微痛为度，3～5 日更换 1 次，1 月为 1 个疗程。

5. 刮痧疗法

取穴：足太阳膀胱经及督脉穴位为主。

方法：刮痧板呈 45°，力度均匀适中，顺经络走向，以皮肤出痧为宜。

6. 拔罐疗法

取穴：足太阳膀胱经及督脉穴位。

方法：沿足太阳膀胱经游走罐或留罐，每次约 15 分钟，以皮肤潮红或出痧为度。

7. 熨烫疗法 熨烫法临床常用的有盐熨和药熨。用食盐或温经通络、调和气血等芳香气味药物研末放于锅内文火烧至热烫，放入布袋内，扎紧袋口，放在颈腰背部位反复热熨，使皮肤受热均匀，温度降低则加热，反复多次。每次约 30 分钟，每天 1～2 次。

（四）生活方式及心理干预

1. 合理饮食 引起慢性疲劳的因素很多，现代人膳食结构不合理是一个重要原因。饮食调理对缓解疲劳有一定的作用，但这种作用并非简单吃几种食物就能有效。打好抗疲劳的"持久战"，坚持每日合理平衡的饮食必不可少。合理饮食应做到以下几点：三餐合理分配,营养均衡;多吃富含钾、镁、氨基酸的食品;适当补充维生素 B、维生素 C、叶酸和钙。浓茶、咖啡等含有咖啡因,对提神有一定作用,但摄入过多的咖啡因,使精神持续处于兴奋状态可能会影响夜间的睡眠,使第二天疲劳症状加重。

2. 调摄心理,保证休息 现代社会竞争激烈,生活节奏快,生存压力大,容易因心理问题导致躯体疾患,因此,应注意保持心胸豁达,避免烦恼、焦虑,同时还要注意劳逸结合,保证充分的休息时间,睡眠好,身心才能更愉悦。

3. 坚持适量运动 坚持适度的运动,有助于解除疲劳,要坚持每天 1 次,每次 30~60 分钟的运动量。对极度倦怠无力者,可先从简单的伸展运动及关节活动开始,不建议选择较剧烈的运动,以免给身体造成更大的负担,注意应以不增加现有的疲劳为原则,在适应后再慢慢增加有氧运动,如游泳、快走、体操、瑜伽、太极等。

二、疼痛

疼痛是亚健康人群常出现的症状之一,其疼痛多为身体肌肉疼痛,最常见的是颈肩疼痛及腰背疼痛等,往往由于过度疲劳引起,长期伏案、久坐及缺乏运动引起。长期从事低头及久坐工作的人群,由于颈肩腰背部肌肉长时间承受单方向重力负荷,肌纤维长时间牵张,造成颈肩腰背肌肉损伤,产生疼痛。中医学上将疼痛的病因归为不荣则痛和不通则痛。不荣则痛指的是机体的脏腑经脉失调和气血亏损所导致的疼痛;不通则痛指的是经络气血的不通畅和邪气痹阻所导致的疼痛。亚健康疼痛初起多为经络气血不通而致气滞血瘀,不通则痛,疼痛日久亦伴有气虚症状,出现虚实夹杂,不荣和不通并存。

(一)中医药干预

亚健康疼痛可按以下分型论治。

1. 血瘀

主要表现:颈肩或腰背疼痛,疼痛剧烈,固定不移,甚者伴有关节活动受限,唇色黯,舌紫或有瘀斑,脉沉细或涩。

治法:活血化瘀,通络止痛。

方药:血府逐瘀汤加减。桃仁 10g,红花 5g,当归 10g,白芍 10g,川芎 10g,桔梗 10g,枳壳 10g,葛根 20g,牛膝 10g,甘草 5g,水煎服,日 1 剂。

2. 寒凝

主要表现:颈肩或腰背疼痛重着,感寒则甚,伴体重困倦,食少便溏,舌质淡,苔白腻,脉沉紧或沉迟。

治法:散寒除湿,温经通络。

方药:甘姜苓术汤加味。干姜 10g,茯苓 20g,苍术 10g,白术 10g,甘草 10g,羌活 10g,独活 10g,牛膝 10g。

3. 痰阻

主要表现:颈肩或腰背酸痛重着,胸脘满闷,痰多色白,嗜睡倦怠,食少,苔白腻脉滑或弦滑。

治法:理气化痰,通络止痛。

方药:二陈汤加味。半夏 10g,茯苓 15g,陈皮 10g,白术 10g,菖蒲 15g,枳实 10g,甘草 5g,水煎服,日 1 剂。

4. 气滞

主要表现：颈肩或腰背疼痛，痛处不固定，伴有胸胁少腹胀闷，或情志抑郁，急躁易怒，喜太息，脉弦。

治法：理气止痛。

方药：柴胡疏肝散或四逆散加减。柴胡、枳壳、香附、厚朴各 10g，白芍 20g，川芎、陈皮、半夏、甘草各 6g。水煎服，每日 1 剂。

（二）中医适宜技术

1. 推拿疗法

项部：患者取坐位，施术者立于患者身后，先用拿揉手法于颈项部上下往返 4～5 遍，再分别点按、揉风池、肩井、大椎等穴各半分钟，滚法施患者双肩及颈项部往返 4～5 遍，最后拿肩井穴 1 分钟。

背部：患者取坐位或俯卧位，施术者先以按揉法施于患者背部脊柱两侧，上下往返 4～5 遍，再按揉肩胛骨内侧缘上下往返 4～5 遍，继而分别点按肩外俞、肩中俞、秉风、天宗等穴各半分钟，最后在背部施滚法。

腰部：患者俯卧，术者在患者腰骶部脊柱两侧进行按揉，往返 4～5 遍，用拇指弹拨腰部肌腱数次，再点按肾俞、大肠俞、环跳等穴各半分钟，拿腰部，再于腰部以拿法及滚法及搓法，各往返 3～4 遍。

2. 针刺疗法

选穴：以"腧穴所在，主治所在，经络所过，主治所在"为原则，局部选穴与辨证选穴相结合行针刺治疗。

方法：毫针针刺，虚证用补法，实证用泻法，留针 20～30 分钟，每天 1 次，10 次为 1 疗程。

3. 针刀疗法 在关节肌肉疼痛点处进针，按针刀的常规操作先纵行、后横行，进行松解剥离。

4. 拔罐疗法

取穴：以足太阳膀胱经及督脉穴位为主。

方法：沿足太阳膀胱经游走罐或留罐，每次约 15 分钟。

5. 刮痧疗法

取穴：同拔罐疗法。

方法：刮痧板呈 45°，力度均匀适中，顺经络走向，以皮肤出痧为宜。

6. 熨烫疗法 用食盐或温经通络、调和气血等芳香气味药物研末放于锅内文火烧至热烫，放入布袋内，扎紧袋口，放在疼痛部位反复热熨，使皮肤受热均匀，温度降低则加热，反复多次。每次约 30 分钟，每天 1～2 次。

7. 艾灸疗法

取穴：同针刺法。

方法：艾条或艾炷灸，一般每穴灸治 5 分钟，至皮肤潮红为度，每天 1 次，连续治疗 1～2 个月。

（三）生活方式干预

1. 合理饮食，保证休息 饮食均衡，蛋白质、维生素含量宜高，脂肪、胆固醇宜低，防止肥胖，戒烟控酒，少吃刺激性强的食物。注意劳逸结合，保证充足睡眠，适当运动，不宜长时间低头久坐及久站,为避免颈项腰背肌肉长时间劳累而产生损伤。

2. 坚持适量运动 坚持适度的运动,有助于解除疲劳及疼痛,要坚持每天 1 次,每次 30～60 分钟的运动量。运动以有氧运动为主,不建议选择较剧烈的运动,以免给身体造成更大的负担,可选择游泳、快走、体操、瑜伽、太极等。

三、失眠

失眠是指入睡困难,或睡而不酣,或时睡时醒,或醒后不能再睡,或彻夜不眠为主要临床表现,并常伴有头晕、头痛、心悸、健忘等症。随着现代生活节奏的加快,工作压力的加重,亚健康失眠越来越常见,失眠已成为亚健康人群的主要常见主诉之一,属于中医"不寐"范畴,多由思虑及疲劳过度,精血内耗,心神失养,神不内守,阳不入阴而致不寐。

(一)中医药干预

亚健康失眠可按以下分型论治:

1. 心脾两虚

主要表现:梦多易醒,心悸健忘,头晕目眩,肢倦神疲,饮食无味,面色少华,舌质淡,苔薄白,脉细弱。

治法:补益心脾,养血安神。

方药:归脾汤加减:党参、白术、茯神、当归各 10g,黄芪、龙眼肉、酸枣仁各 15g,木香、远志、炙甘草各 6g。水煎服,每日 1 剂,连服 5～7 剂。

中成药:可选用归脾丸,每次 6g,每日 3 次或人参养荣丸,每次 1 丸,每日 2 次。

2. 阴虚火旺

主要表现:稍寐即醒,或虚烦不眠,心悸,五心烦热,汗出,口干咽燥,头晕耳鸣,健忘腰酸或有梦遗,舌质红,脉细数。

治则:滋阴降火,宁心安神。

方药:黄连阿胶汤加减。黄连 6g,阿胶 10g,黄芩 10g,鸡子黄二枚,白芍 10g,水煎服,日 1 剂。

中成药:可选天王补心丸,每次 6g,每日 3 次。

3. 肝郁血虚

主要表现:难以入睡,或多梦易惊醒,或胸胁胀满,善太息,平时性情急躁易怒,舌质红,苔白或黄,脉弦数。

治法:疏肝理气,养血安神。

方药:柴胡疏肝散合酸枣仁汤加减。柴胡 10g,枳壳 10g,香附 10g,厚朴 10g,白芍 10g,酸枣仁 20g,川芎 10g,知母 10g,茯神 15g,甘草 6g。

中成药:逍遥丸或丹栀逍遥丸,每次 6g,每日 3 次。

4. 痰热内扰

主要表现:睡眠不实,心烦不宁,或时醒时寐,或噩梦纷纭,胸脘痞闷,痰多,头晕目眩,口苦,舌苔黄腻,脉滑数。

治法:清热化痰,镇心安神。

方药:黄连温胆汤加减。黄连 5g,法半夏 10g,陈皮 9g,茯苓 15g,枳实 10g,竹茹 10g,甘草 6g,大枣 3 枚,水煎服,日 1 剂。

5. 胃气不和

主要表现：失眠，脘腹胀满，胸闷嗳气，嗳腐吞酸，或见恶心呕吐，大便不爽，舌苔腻，脉滑。

治法：和胃化滞。

方药：保和丸。山楂 12g，神曲 15g，半夏 10g，茯苓 15g，陈皮 9g，连翘 10g，莱菔子 10g，水煎服，日 1 剂。

中成药：保和丸，每次 1 丸，每日 3 次。

（二）中医适宜技术干预

1. 推拿疗法

头部：患者仰卧，术者先以拇指点按两眉之间片刻，沿头前正中线点按至头顶中央，反复操作 4～5 次，再由内向外按揉两眉弓 4～5 次，技揉眼眶 4～5 次，再以两拇指在两眉至发间由内向外推抹 4～5 次，并点揉两侧额角，再以十指尖梳理头部两颞 10 分钟，继而拿肩井 5～6 次。

腹部：患者仰卧，术者顺时针方向摩腹 5 分钟，配合按揉中脘、关元各 1 分钟。

背部：患者俯卧，术者以揉法、按法、搽法施于患者脊柱两侧，由上到下反复操作各 5 遍，以搽法施于腰部。

2. 针刺疗法

取穴：四神聪、神门、安眠、三阴交、照海、申脉等，心脾两虚者，配脾俞、心俞、隐白，胃气不和者，配中脘、丰隆、足三里，痰热内扰者，配内关、丰隆，阴虚火旺者，配太溪、太冲。

方法：毫针针刺，虚证用补法，实证用泻法，留针 20～30 分钟，每日 1 次，10 次为一疗程。

3. 艾灸疗法

取穴：同针刺疗法。

方法：艾条或艾炷灸，一般每穴灸治 5 分钟，至皮肤潮红为度，每天 1 次，连续治疗 1～2 个月。

4. 刮痧疗法

经络及取穴：经络以手少阳心经，足太阳膀胱经，足太阴脾经为主，穴位主要选五脏俞穴及头部百会、四神聪。

方法：刮痧板成 45°，力度均匀适中，顺经络走向，由上而下，以皮肤出痧为宜。每周 1 次。

5. 耳穴疗法

取穴：心、脾、肝、肾、神门、垂前、皮质下。

方法：单耳取穴，双耳交替进行，用王不留行子耳穴贴压以上穴位，每日自行按压 3～5 次，以出现轻微痛为度，3～5 日更换 1 次，1 月为 1 个疗程。

6. 梅花针法

经络及取穴：督脉和足太阳膀胱经背俞穴。

方法：用梅花针沿经络自上而下叩刺，叩至皮肤潮红，刺激量以中等为度，每日 1 次，10 次为 1 疗程。

（三）失眠的生活方式及心理干预

经常失眠的人，平时饮食应以清淡滋补为主，可适当地进食富含钙、维生素及色胺酸的食物，此外应忌饮浓茶、咖啡等兴奋中枢神经的饮料。失眠的精神调养也是十分重要的，平日应注意保持心胸豁达,避免烦恼、焦虑;还要注意劳逸结合,避免伏案工作,使用电脑工作时间太久,可在工作一两小时左右,站起来活动活动,做做工间操等。在生活上应节制性欲,保养心肾,临睡前最好不要进食,排除杂念,保持在精神平静安适的状态下入睡。

四、头晕

头晕指头部昏晕、胀闷、头重脚轻、脑内摇晃、眼花等感觉,头晕可单独出现,但常与头痛并发。头晕是一个综合病症,是许多疾病的临床表现之一,也是亚健康常见临床表现之一。亚健康头晕多见于久坐伏案工作者,长时间低头伏案及坐姿不良,导致颈部肌肉紧张,甚者造成颈椎增生、变形、退化,动脉供血受阻使脑供血不足而致头晕头痛。

(一)中医药干预

亚健康头晕可按以下分型论治:

1. 肝阳上亢

主要表现:头晕头痛,面红目赤,急躁易怒,失眠多梦,口干苦,便秘,尿黄,舌红苔黄,脉弦数。

治法:镇肝潜阳。

方药:天麻钩藤饮。天麻 10g,钩藤 10g,石决明 15g(先煎),栀子 10g,黄芩 10g,牛膝 10g,杜仲 10g,益母草 10g,桑寄生 10g,夜交藤 10g,茯苓 10g,水煎服,日 1 剂。

2. 痰浊中阻

主要表现:头晕头痛,头重如蒙,胸脘满闷,痰多色白,嗜睡倦怠,食少,苔白腻脉滑或弦滑。

治法:理气化痰,降逆止痛。

方药:半夏白术天麻汤加减。半夏 10g,白术 10g,天麻 10g,茯苓 15g,陈皮 6g,甘草 5g,水煎服,日 1 剂。

3. 瘀血阻滞

主要表现:头痛,痛处固定,如针刺,唇色黯,舌紫或有瘀斑,脉沉细或涩。

治法:活血化瘀,通窍止痛。

方药:通窍活血汤加减。赤芍 10g,川芎 10g,桃仁 10g,红花 5g,红枣 3 枚,甘草 5g,水煎服,日 1 剂。

4. 气血两虚

主要表现:头痛或头晕,痛势绵绵,时发时止,遇劳加重,面色少华,时有心悸,自汗,气短,神疲乏力,食少,舌淡苔薄白脉细弱。

治法:气血双补。

方药:八珍汤或十全大补汤加减。人参 15g,白术 10g,茯苓 10g,当归 10g,白芍 10g,川芎 10g,熟地 5g,甘草 5g,水煎服,日 1 剂。

(二)中医适宜技术干预

1. 推拿疗法

头部:患者取坐位,术者先点按患者印堂、神庭、百会、太阳等穴各 1 分钟,以拇指推两侧眉弓半分钟,再以拇指抹前额 1 分钟,揉拿风池穴 2 分钟。

颈肩部：患者取坐位，医生站于患者身后揉捏风池到肩井穴 3 分钟，继而由上至下拿揉颈部后侧肌肉，从风池到肩井 4～5 遍，按揉大椎穴 1 分钟。

2. 针刺疗法

取穴：百会、四神聪、头维、印堂、太阳穴，肝阳上亢者，配风池太冲、太溪，瘀血阻络者，配阿是穴、血海、三阴交，痰浊阻滞者，配丰隆、阴陵泉，气血两虚者，配心俞、脾俞、足三里。

方法：毫针针刺，虚证用补法，实证用泻法，留针 20～30 分钟，每日 1 次，10 次为 1 疗程。

3. 头部刮痧疗法

取穴：头部前面：头维穴、发际穴、阳白穴、印堂穴、攒竹穴、睛明穴。头部中后面：百会穴、四神聪、风府穴、哑门穴、风池穴、天柱穴。头部侧面：太阳穴、下关穴、耳门穴、听宫穴、翳风穴、人迎穴。方法：刮痧板呈 45°，力度均匀适中，顺经络走向，由上而下，由内而外，以皮肤出痧为宜，每周 1 次。

4. 耳穴疗法

取穴：脑干、神门、心、肝、脾、太阳、枕、耳尖、皮质下。

方法：单耳取穴，每次选 3～5 穴，双耳交替进行，用王不留行子耳穴贴压以上穴位，每日自行按压 3～5 次，以出现轻微痛为度，3～5 日更换 1 次，一月为 1 个疗程。

5. 穴位注射

取穴：同针刺疗法。

方法：维生素 B_1 或 B_{12} 注射液，每穴 0.5ml，每日 1 次，穴位注射。

6. 梅花针法

取穴：同头部刮痧疗法。

方法：用梅花针叩刺头部穴位，叩至皮肤潮红，刺激量以中等为度，每日 1 次，10 次为一疗程。

（三）生活方式及心理干预

亚健康头晕头痛患者，平素应注意休息，调摄心理，缓解压力，保证充足睡眠，不宜食煎炸辛辣刺激肥腻食物，以防生热助火，加重病情。精神紧张，情绪波动大，伴有失眠心悸者，应舒缓身心，注意保持心胸豁达，避免烦恼、焦虑。此外，还应坚持适量运动，不吸烟嗜酒，不熬夜。

五、心悸

心悸指自觉心中悸动，甚则不能自主的一类症状。心悸是自觉心跳快而强，并伴有心前区不适感。属祖国医学"惊悸"和"怔忡"的范畴。亚健康心悸多发生于过度疲劳或精神高度持续紧张之后。由于焦虑、紧张、情绪激动等因素的作用，中枢的兴奋和抑制过程发生障碍，受自主神经调节的心血管系统也随之发生紊乱，引起了一系列交感神经张力过高的症状。此外，过度劳累，体力活动过少，循环系统缺乏适当锻炼，以致稍有活动或少许劳累即不能适应，而产生过度心血管反应而致本病。亚健康心悸多为偶发或短暂阵发，病情较轻，经充分休息或治疗后可缓解或消失。

（一）中医药干预

亚健康心悸可按以下分型论治：

1. 心虚胆怯

主要表现：心悸，善惊易恐，坐卧不安，少寐多梦，舌苔薄或如常，脉象动数或虚弦。

治法：镇惊定志，养心安神。

方药：安神定志丸加减。茯苓 15g，茯神 15g，炙远志 10g，党参 10g，石菖蒲 10g，龙骨 30g，磁石 30g，枣仁 15g，甘草 6g。水煎服。每日一剂。

2. 心血不足

主要表现：心悸不安，活动后易发，休息减轻，气短，自汗，神倦，头晕，失眠，面色无华，舌质淡苔薄白，脉细弱。

治法：补益心脾。

方药：归脾汤加减。党参、白术、茯神、当归各 10g，黄芪、龙眼肉、酸枣仁各 15g，木香、远志、炙甘草各 6g。水煎服，每日 1 剂，连服 5～7 剂。

中成药：可选用归脾丸，每次 6g，每日 3 次或人参养荣丸，每次 1 丸，每日 2 次。

3. 阴虚火旺

主要表现：心悸不宁，思虑劳心尤甚，心烦少寐，头晕目眩，手足心热，耳鸣腰酸，面赤，舌质红，少苔或无苔，脉细数。

治法：滋阴降火、宁心安神。

方药：天王补心丹。生地 20g，天冬 12g，麦冬 12g，当归 10g，柏子仁 10g，酸枣仁 10g，五味子 9g，玄参 12g，党参 10g，丹参 12g，远志 10g，茯苓 10g，桔梗 6g，甘草 6g。水煎服，日 1 剂。

中成药：天王补心丸，每次 6g，每日 3 次。五心烦热，腰酸者，可用知柏地黄丸，每次 6g，每日 3 次。

4. 痰火扰心

主要表现：时发心悸，受惊易作，胸闷烦躁，痰多黏稠，头昏失眠，口干苦，大便秘结，小便黄赤，舌苔黄腻，脉象滑数。

治法：清热化痰，镇心安神。

方药：黄连温胆汤加减。黄连 5g，法半夏 10g，陈皮 9g，茯苓 15g，枳实 10g，竹茹 10g，甘草 6g，大枣 3 枚，水煎服，日 1 剂。

（二）中医适宜技术干预

1. 针刺疗法

取穴：郄门、神门、心俞、巨阙，心虚胆怯配胆俞，心血不足配脾俞、血海，心肾不交配太溪、肾俞，痰火扰心配丰隆、上巨虚。

方法：毫针针刺，虚证用平补平泻法，实证用泻法，留针 20～30 分钟，每日 1 次，10 次为 1 疗程。

2. 艾灸疗法

取穴：同针刺疗法。

方法：艾条或艾炷灸，一般每穴灸治 5 分钟，至皮肤潮红为度，每天 1 次，连续治疗 1～2 个月。

3. 推拿疗法

头面部：主要以推、揉、按法为主，推印堂、眉弓 5～10 遍，自上而下推桥弓，左右交替，每侧 1 分钟,然后按揉百会、风池,每穴 2 分钟。

胸背部:主要摩、揉、一指禅推法等,一指禅推心俞、肺俞、膈俞,揉膻中,摩中府、云门,共 10 分钟。

上肢:以按、揉、拿手法为主,按揉内关、神门,拿上肢,约 10 分钟。

4. 耳穴疗法

取穴:心、皮质下、小肠、脾、神门、交感

方法:单耳取穴,双耳交替进行,用王不留行子耳穴贴压以上穴位,每日自行按压 3～5 次,以出现轻微痛为度,3 日更换 1 次,一月为一个疗程。

5. 穴位注射

取穴:同针刺疗法。

方法:维生素 B_1 或 B_{12} 注射液,每穴 0.5～1ml,每日 1 次,穴位注射。

(三)生活方式干预

怒伤肝,喜伤心,恐伤肾,思伤脾,悲伤肺,注意调节情志,防止喜怒等七情过极伤及五脏。饮食合理,营养均衡,少食肥甘厚腻及辛辣刺激之品,戒烟限酒、忌浓茶、咖啡等。避免过度劳累,劳逸结合,适当运动,体育锻炼以有氧运动为主,如散步、太极拳、体操、气功等,避免剧烈及过量运动。

六、便秘

便秘是指因大肠传导功能失常,而致大便秘结不通,排便时间延长,类质干燥坚硬,或大便虽软,但排便艰涩不畅的一种病证。一般三五日或七八日排便一次,甚者可半月排一次。便秘也是亚健康常见症状之一,常见于久坐伏案及缺乏运动者。

(一)中医药干预

亚健康便秘可按以下分型论治:

1. 热秘

主要表现:大便干结,小便赤黄,面红身热,或兼有腹胀腹痛,口干口臭,舌红苔黄,脉滑数。

治法:清热润肠。

方药:麻子仁丸加减。大黄 10g,火麻仁 10g,杏仁 10g,芍药 10g,枳实 5g,厚朴 5g,玄参 10g,麦冬 10g,蜂蜜 10g(兑服),水煎服,每日 1 剂。

中成药:麻子仁丸,每次 1 丸,每日 2 次,睡前及晨起空腹服。

2. 气秘

主要表现:大便秘结,欲便不得,嗳气频作,胸胁痞满,甚者腹中胀痛,纳食减少,舌苔薄腻,脉弦。

治法:顺气行气。

方药:六磨汤加减。木香 10g,乌药 10g,沉香 10g,大黄 10g,枳实 5g,栀子 10g,首乌 10g,甘草 5g。水煎服,每日 1 剂。

3. 气虚便秘

主要表现:虽有便意,临厕努挣乏力,挣则汗出气短,便后疲乏,大便并不干结,面色白,神疲气怯,舌淡苔薄,脉虚或细。

治法：益气润肠。

方药：黄芪汤加减。黄芪20g，火麻仁10g，陈皮10g，党参15g，白术10g，蜂蜜10g（兑服），水煎服，每日1剂。

中成药：补中益气丸，每次6g，每日3次。或芪参益气滴丸，每次10丸，每日3次。

4. 血虚便秘

主要表现：大便秘结，面色无华，头晕目眩，心悸，舌淡，脉细或涩。

治法：养血润燥。

方药：润肠丸加减。生地10g，当归15g，火麻仁10g，桃仁5g，枳壳5g，玄参10g，首乌10g，水煎服，每日1剂。

中成药：润肠丸，每次3～6丸，每日3次，宜空腹服。

5. 冷秘

主要表现：大便坚涩，排出困难，小便清长，面色白，四肢不温，喜热怕冷，腹中冷痛，或腰脊酸冷，舌淡苔白，脉沉迟。

治法：温阳通便。

方药：济川煎加减。肉苁蓉20g，牛膝15g，当归10g，升麻10g，肉桂5g，泽泻10g，枳壳5g，水煎服，每日1剂。

中成药：苁蓉通便口服液，每次10ml，每日3次。

（二）中医适宜技术干预

1. 按摩疗法

腹部：患者仰卧，术者以拇指点按中脘、关元、天枢、大横、腹结等穴各2分钟，继而顺时针推揉腹部5分钟，点按足三里、上巨虚、三阴交穴各1分钟。

背部：患者俯卧位，术者沿脊柱两侧施按、揉、擦等法反复3～5遍（重点在腰骶部），继而在腰骶部从上向下施推法一侧做3～5遍。

2. 耳穴疗法

取穴：大肠、直肠下段、交感、肺、脾、腹、皮质下。

方法：单耳取穴，双耳交替进行，用王不留行子耳穴贴压以上穴位，每日自行按压3～5次，以出现轻微痛为度，3日更换1次，一月为1个疗程。

3. 针刺疗法

取穴：实证：天枢、支沟、曲池、内庭，气滞配太冲；虚证：大肠俞、天枢、支沟、上巨虚，气血虚配足三里，阴寒盛灸神阙。

方法：毫针针刺，虚证用平补平泻法，实证用泻法，留针20～30分钟，每日1次，10次为1疗程。

4. 穴位注射

取穴：同针刺疗法。

方法：维生素B_1或B_{12}注射液，每穴0.5～1ml，每日1次，穴位注射。

5. 中药敷脐 将大黄或大承气汤研末调醋外敷神阙穴，每日1次。

（三）生活方式及心理干预

1. 合理饮食 三餐按时定量，只有足够的量才足以刺激肠蠕动，使粪便正常通行和排出体外。特别是早饭要吃饱，因为早餐能引起胃结肠反射，有利排粪运动。多吃富含纤维素的蔬菜，多食香蕉、梨、西瓜等水果，以增加大便的体积。晨起口服蜂蜜，以起到润肠通便的作用，多饮水，少饮浓茶、咖啡等刺激性强的饮料。

2. 养成良好的排便习惯 排便要养成规律，不要拖延，养成每天定时排便的习惯，以逐步恢复或重新建立排便反射。经常拖延大便时间，破坏良好的排便规律，可使排便反射减弱，引起便秘。

3. 积极锻炼身体 散步、跑步、深呼吸、练气功、打太极拳、转腰抬腿以及体力劳动等，可使胃肠活动加强，食欲增加，膈肌、腹肌、肛门肌得到锻炼，提高排便动力，预防便秘。

每晚临睡前平卧于床上做腹式运动（做深腹式呼吸），每次 15～30 分钟，或自我腹部按摩，按摩方法宜采用顺时针方向，由右侧向左侧，持续 15～30 分钟。

七、抑郁

郁证是由于情志不舒，气机郁滞所引起的一类病证。临床主要表现为心情抑郁，情绪不宁，胸胁胀痛，或易怒善哭，以及咽中如有异物梗阻，失眠多疑等各种复杂多变症状。多见于精神脆弱，情绪易激动，或抑郁寡欢之人。本病的发生与精神因素有关，多为情志所伤，肝失疏泄条达，气机失调；或思虑过度，伤心耗神所致，多与心肝脾三脏有关。归属于中医的情志病范畴，涵盖"郁证"、"心悸"、"怔忡"、"脏躁"、"百合病"、"奔豚气"等范畴。

（一）中医药干预

亚健康抑郁可按以下分型论治：

1. 心脾两虚

主要表现：多思善疑，心悸胆怯，失眠健忘，头晕神疲，面色不华，食欲不振，舌质淡苔薄白，脉细弱。

治法：补益心脾。

方药：归脾汤加减。党参、白术、茯神、当归各 10g，黄芪、龙眼肉、酸枣仁各 15g，木香、远志、炙甘草各 6g。水煎服，每日 1 剂，连服 5～7 剂。

中成药：可选用归脾丸，每次 6g，每日 3 次或人参养荣丸，每次 1 丸，每日 2 次。

2. 阴虚火旺

主要表现：心烦少寐，心悸不宁，思虑劳心尤甚，头晕目眩，手足心热，耳鸣腰酸，面赤，舌质红，少苔或无苔，脉细数。

治法：滋阴降火、宁心安神。

方药：天王补心丹加减。生地 20g，天冬 12g，麦冬 12g，当归 10g，柏子仁 10g，酸枣仁 10g，五味子 9g，玄参 12g，党参 10g，丹参 12g，远志 10g，茯苓 10g，桔梗 6g，甘草 6g。水煎服，日 1 剂。

中成药：天王补心丸，每次 6g，每日 3 次。五心烦热，腰酸者，可用知柏地黄丸，每次 6g，每日 3 次。

3. 肝郁气滞

主要表现：精神忧郁，心神不宁，善太息，两胁胀痛，痛无定处，腹胀纳差，或咽中不适，如物梗阻，舌淡红，苔薄白，脉弦。

治法：疏肝解郁，理气宁神。

方药：柴胡疏肝散加减。柴胡 10g，川芎 10g，枳实 10g，香附 10g，陈皮 10g，厚朴 10g，白芍 10g,合欢花 10g,半夏 12g,甘草 5g。水煎服,日 1 剂。

中成药:逍遥丸,每次 6g,每日 3 次;肝郁化火者用丹栀逍遥丸,每次 6g,每日 3 次。

(二)中医适宜技术干预

1. 推拿疗法

腰背部:患者俯卧位,医者以㨰法在腰背部脊柱两侧膀胱经施术,约 5 分钟,一指禅推或揉按肝俞、脾俞、心俞,每穴 2 分钟。

胁腹部:患者仰卧位,以指按揉章门、期门,每穴约 1 分钟,指摩胁肋、掌摩腹部,时间各约 3 分钟。

2. 针刺疗法

取穴:期门、内关、神门、心俞、合谷、太冲。

方法:毫针针刺,虚证用平补平泻法,实证用泻法,留针 20~30 分钟,每日 1 次,10 次为 1 疗程。

3. 耳穴疗法

取穴:神门、心、肝、脾、肾、皮质下、交感、枕、脑点等。

方法:单耳取穴,双耳交替进行,用王不留行子耳穴贴压以上穴位,每日自行按压 3~5 次,以出现轻微痛为度,3 日更换 1 次,一月为 1 个疗程。

4. 艾灸疗法

取穴:同针刺疗法。

方法:艾条或艾炷灸,一般每穴灸治 5 分钟,至皮肤潮红为度,每天 1 次,连续治疗 1~2 个月。

(三)生活方式及心理干预

规律个人生活,注重饮食合理,保证充足的睡眠,适当参加体力劳动及体育运动,劳逸结合。舒缓身心,正确对待各种事物,调畅情志,保持乐观情绪。平时应该多听音乐,让优美的乐曲来化解精神的疲惫。轻快、舒畅的音乐不仅能给人美的熏陶和享受,而且还能使人的精神得到有效放松。开怀大笑是消除精神压力的最佳方法,忘掉忧虑,笑口常开。此外。还应该有意识地放慢生活节奏,沉着、冷静地处理各种纷繁复杂的事情,保持心理平衡,不患得患失。

八、焦虑

亚健康焦虑,主要表现为紧张焦急,担心,坐立不安,或伴有心悸、手抖、出汗、尿频等症。本病的发生与精神因素有关,多为情志所伤,肝失疏泄条达,气机失调;或思虑过度,伤心耗神所致,多与心肝脾三脏有关。归属于中医的情志病范畴,涵盖"郁证"、"惊恐"、"惊悸"、"心悸"、"怔忡"、"脏躁"、"百合病"、"奔豚气"等范畴。

(一)中医药干预

亚健康焦虑可按以下分型论治:

1. 肝郁气滞

主要表现:焦虑,伴精神忧郁,心神不宁,善太息,两胁胀痛,痛无定处,腹胀纳差,或咽中不适,如物梗阻,舌淡红,苔薄白,脉弦。

治法:疏肝解郁,理气宁神。

方药：柴胡疏肝散加减。柴胡 10g，川芎 10g，枳实 10g，香附 10g，陈皮 10g，厚朴 10g，白芍 10g，合欢花 10g，半夏 12g，甘草 5g。水煎服，日 1 剂。

中成药：逍遥丸，每次 6g，每日 3 次；肝郁化火者用丹栀逍遥丸，每次 6g，每日 3 次。

2. 痰热上扰

主要表现：焦虑，伴心烦易怒，心悸，惊悸不安，痰多呕恶，少寐多梦，胸胁痞满，口苦口黏，头晕头胀，舌红，苔黄腻，脉滑数。

治法：化痰清热，和中安神。

方药：温胆汤合栀子豉汤加减。法半夏 10g，陈皮 9g，茯苓 15g，枳实 10g，竹茹 10g，栀子 10g，淡豆豉 10g，甘草 6g，水煎服，日 1 剂。

3. 心胆气虚

主要表现：焦虑，伴心悸心烦，善惊易恐，坐卧不安，失眠多梦，舌淡红，苔薄白，脉细。

治法：养心安神，镇惊定志。

方药：安神定志丸加减。远志 6g，石菖蒲 10g，茯神 15g，茯苓 15g，龙齿 25g（先煎），党参 10g，枣仁 15g，甘草 5g。

4. 阴虚火旺

主要表现：焦虑，伴心悸不安，心烦不寐，头晕耳鸣，健忘，腰膝酸软，五心烦热，口干少津，舌嫩红，苔薄黄，脉细数。

治法：滋阴清热，养心安神。

方药：天王补心丹加减。生地 20g，天冬 12g，麦冬 12g，当归 10g，柏子仁 10g，酸枣仁 10g，五味子 9g，玄参 12g，党参 10g，丹参 12g，远志 10g，茯苓 10g，桔梗 6g，甘草 6g。水煎服，日 1 剂。

中成药：天王补心丸，每次 6g，每日 3 次。五心烦热，腰酸者，可用知柏地黄丸，每次 6g，每日 3 次。

（二）中医适宜技术干预

1. 耳穴疗法

取穴：神门、心、肝、脾、肾、皮质下、交感。

方法：单耳取穴，双耳交替进行，用王不留行子耳穴贴压以上穴位，每日自行按压 3～5 次，以出现轻微痛为度，3 日更换 1 次，一月为 1 个疗程。

2. 针灸治疗

选穴：百会、印堂、照海、列缺、膈俞和胆俞、心俞穴。

方法：仰卧针刺头面及腹部穴位；俯卧针刺背腧穴，毫针针刺，虚证用平补平泻法，实证用泻法，留针 20～30 分钟，每日 1 次，10 次为 1 疗程。

3. 推拿疗法

腰背部：患者俯卧位，医者以擦法在腰背部脊柱两侧膀胱经施术，约 5 分钟，一指禅推或揉按肝俞、脾俞、心俞，每穴 2 分钟。

胁腹部：患者仰卧位，以指按揉章门、期门，每穴约 1 分钟，指摩胁肋、掌摩腹部，时间各约 3 分钟。

4. 艾灸疗法

取穴：同针刺疗法。

方法：艾条或艾炷灸，一般每穴灸治5分钟，至皮肤潮红为度，每天1次，连续治疗1～2个月。

（三）生活方式及心理干预

同抑郁。

参 考 文 献

[1] 王育学. 亚健康——21世纪健康新概念 [M]. 南昌：江西科学技术出版社，2002.

[2] 中华中医药学会. 亚健康中医临床指南 [S]. 北京：中国中医药出版社，2006.

[3] 田德禄. 中医内科学 [M]. 北京：人民卫生出版社，2002.

[4] 孙国学. 针灸学 [M]. 上海：上海科学技术出版社，2002.

[5] 王华兰. 推拿治疗学 [M]. 上海：上海科学技术出版社，2011.

[6] 邱玉明，赖名慧，赵晓山，等. 公务员疲劳型亚健康二级干预方案的研究 [J]. 广东医学，2011，32（10）：1331-1333.

[7] 赖逸贵，严美花，谭为，等. 亚健康状态三级干预方案的临床随机对照试验 [J]. 广东医学，2012，33（01）：29-31.

[8] 陈晶，汤建影，魏敏亚，等. 健康自评量表的考评与评判模型的初建 [J]. 广东医学，2012，33（1）：15-19.

第七节 亚健康常用的临床技能

一、常见心理咨询

根据世界卫生组织对健康四位一体（即躯体健康、心理健康、社会适应性健康、道德健康四位一体）的全新定义，心理亚健康是指在环境影响下由遗传和先天条件所决定的心理特征（如性格、喜好、情感、智力、承受力等）造成的健康问题，是介于心理健康和心理疾病之间的中间状态。主要表现为不明原因的脑力疲劳、情感障碍、思维紊乱、恐慌、焦虑、自卑以及神经质、冷漠、孤独、轻率，甚至产生自杀念头等。现在很多人都出现了不同程度的心理亚健康，而导致心理亚健康症状出现的原因，多数是压力过大等。

心理亚健康的表现：

1. 记忆力下降非常明显，在关键场合脑子会一瞬间空白，词不达意还抱怨别人不理解，对自己以前非常熟悉的朋友的名字也会忘记，经常下达前后矛盾的指示。

2. 反应迟钝，对新鲜的事物不接受或拒绝接受，身体的灵活性下降，判断能力也受到影响，做任何事情都会比以前慢一拍。

3. 抑郁，比较常见，如不加以调节或治疗，发展到严重程度会对自己的存在价值产生怀疑，大多数人会把选择自杀作为摆脱困境的唯一办法。

4. 强迫症状，比如有洁癖倾向，常常反复洗手；做一件事情之后会反复确认好几遍，如经常会返回只是为了确认门是否锁上；做事情必须要按一定的程序，否则心里就会很不舒服等。

5. 烦躁不安，坐卧不宁，站着累，坐着也累，听见任何响动都会烦躁，总有吵架的冲动。

6. 心神不定，焦虑万分，对任何以前很容易处理的问题现在都没有把握，眉头紧皱，若有所思,担心马上会大难临头。

7. 强烈的妒忌心理,对谁都不服,即使当面迫于环境勉强欢笑,背后会用最恶毒的语言发泄不满。

8. 恐惧心理,害怕和同事、朋友、亲人交流,更不用说陌生人,见到上司心跳加速,满脸通红,有些人用猛吃东西安慰自己,也有人用逃避的方式麻痹自己。

以上八种为常见心理健康的表现,心理亚健康随着个体的环境等多重因素变化而不断变化。心理健康的人,可以很快适应并能进行自我调整,避免出现心理健康的状况;而心理亚健康的人,常常难以自我调整,适应性差,从而引发各类心理亚健康的表现,而导致不健康的心理。

心理亚健康长期不治疗,是会给身体健康产生不良的影响的,所以出现以上心理亚健康状态就一定要及时治疗。

首先,必须学会科学地休息和调控情绪,这可以使人从容不迫地处理在工作、学习和人际关系中遇到的各种问题,同时要敢于正视自己,用积极的态度和有效的行动去面对客观现实。如在保证充足睡眠的前提下,独自静思,做一次"精神旅游",与自己的内心进行交谈;或找一个可信赖的朋友倾诉内心的疲乏与烦躁,在友人帮助下分析、接受现实、要用于调整工作和生活方式,张弛有度。人之所以感到疲劳,是情绪使我们的身体紧张,因此要学会放松,让自我从紧张疲劳中解脱出来。

其次,积极参与体育锻炼和娱乐活动。这是提高和放松情绪的良药。可以制定一个锻炼计划,或慢跑,或骑车,或体操等,通过躯体运动来转移疲劳。

另外,还可以在闲暇时投身于自己感兴趣的爱好当中,如听音乐、聊天、旅游及收藏,和朋友去看场电影等,以此为寄托而忘却疲劳。

在饮食上也以应注意调配,宜食清淡。节日的膳食多油腻,多食后,会增加体内的疲劳感。因此应尽量选择含脂肪低的食品。对那些已进入或即将进入慢性疾病状态的人群,应采用中医调理的方式,可在医生指导下,根据个人的体质状况,适当选用一些调节免疫功能或强化体质的中成药制剂或保健食品。

心理压力产生时,如果不做调试与疏导,就会产生不良反应。因此,当感到烦躁、郁闷、紧张时,不妨采取正当的宣泄法、运动法、旅游法、倾诉法等进行疏导。

二、针灸

中医理论认为健康人应是平衡协调的有机体,《素问·生气通天论》有云:"阴平阳秘,精神乃治。阴阳离决,精气乃绝。"这里的"平"与"秘"均指平衡,以阴阳为纲指出平衡是"精神治",即身心健康的根本。《素问·调经论》也对健康人进行了定义:"阴阳匀平,以充其形,九候若一,命曰平人。"正常机体在一定限度内通过自我调节,维持人体阴阳气血、升降出入的相对平衡。若出现一定限度内的偏失,而又未成显著疾病的状态即为亚健康。中医认为人体以阴阳为代表的脏腑、精、气、血、津液的充盈和功能协调是最佳状态,一言以蔽之:"阴平阳秘",即完全健康。一旦阴阳之间这种平衡状态出现偏离,人体就会出现病理体质,而病理体质的证型成为中医辨证论治亚健康的临床依据。

针灸作为传统的中医治疗方法,距今已有几千年的历史。随着人们对针灸疗法认识的不断加深,世界上越来越多的人接受针灸这一传统绿色的治疗方法。针灸治疗是在中医学的经络理论指导下，通过刺激人体内经络腧穴，调节人体内生物功能，平衡阴阳，调理脏腑，扶正祛邪，防病保健，最终达到对整个机体进行良性调节作用。很早以前人们就采用针灸方法防病养生、保健强身。《灵枢·逆顺》中云："上工刺其未生者也。"就说明当时的人已意识到"治未病"的重要。到了唐代，针灸保健已占有相当位置，如在《备急千金要方》中，就论述了许多针灸用以防病保健的方法。宋代王执中著的《针灸资生经》里，记载了用针灸预防多种疾病，如刺泻风门背不发痈疽等。明代医家亦倡导针灸保健，高武在《针灸聚英》里说："无病而先针灸曰逆，逆，未至而迎之也。"逆，即防病之意。清代潘伟如在《卫生要求》一书中还阐发了针刺的保健作用，他说："人之脏腑经络血气肌肉，日有不慎，外邪干之则病。古之人以针灸为本……所以利关节和气血，使速去邪，邪去而正自复，正复而病自愈。"

传统的针灸疗法包括针刺、灸疗、罐法、刮痧等。这些方法各具有其不同的治疗和防病保健功能。现就其后者功能具体介绍如下：

（一）针刺疗法

所谓针刺疗法，就是用毫针刺激人体一定的穴位，以激发经络之气，使人体新陈代谢旺盛起来，从而起到调节脏腑功能、平衡阴阳的目的。单纯性肥胖、失眠是较适宜于采用该方法治疗的亚健康状态。单纯性肥胖病，主要因机体内热量的摄入大于消耗，造成脂肪在体内积聚过多，导致体重超常的病症。《脾胃论》提出肥胖原因是"脾胃具旺……乃脾虚而邪气盛也"。肥胖发病与饮食有关。病理基础是脾胃功能失调，而痰湿、积热、气郁是其发病的主要病理因素。肥胖症多为本虚标实，本虚主要是气虚为主，兼见阴虚、阳虚，病位在胃、肠、肝、脾等脏腑，以脾为主；标实为以痰浊为主，从而形成"肥人多痰而阻经，气不运也"、"肥人形盛而气虚"、"肥人多痰湿"的恶性循环，可兼气滞、血瘀。失眠则是由于阴不敛阳造成的阴阳失调的病理状态。针刺治疗着眼于纠正机体阴阳、气血的偏盛偏衰（简言之即是通过调节神经、内分泌、脂质代谢等），从而达到调理脾胃、平衡阴阳、增进机体代谢能力的功效。

（二）灸法

保健灸法是中国独特的养生方法之一，不仅可用于强身保健，也可用于久病体虚之人的康复。它具有温通经络、行气活血；培补元气，预防疾病的功能；且对脾胃有明显的强壮作用。所谓保健灸法，就是在身体某些特定穴位上施灸，以达到和气血、调经络、养脏腑、延年益寿的目的。《医学入门》里说："药之不及，针之不到，必须灸之"，说明灸法可以起到针、药有时不能起到的作用。至于灸法的保健作用，早在《扁鹊心书》中就有明确的记载："人于无病时，常灸关元、气海、命门……虽未得长生，亦可得百余岁矣"。

温通经络、行气活血。施灸材料主要是艾叶制成的艾绒，《本草》载："艾叶能灸百病"。《本草从新》曰："艾叶苦辛，性温，属纯阳之性，能回垂危之阳，通十二经、走三阴、理气血、逐寒湿、暖子宫……以之灸火，能透诸病而除百病。"这就说明灸法以艾火的温通经络作用，可使气血得以正常运行。

培补元气，预防疾病。《扁鹊心书》指出："夫人之真元，乃一身之主宰，真气壮则人强，真气虚则人病，真气脱则人死。保命之法，艾灸第一。"这说明艾灸有培补元气之作用，而元气充盛则邪不可干，故疾病可防。

对脾胃有明显的强壮作用。《针灸资生经》里说："凡饮食不思、心腹膨胀、面色萎黄，世谓之脾胃病者，宜灸中脘"，在中脘施灸，可以温运脾阳，补中益气。常灸足三里，不但能使人体消化功能旺盛,而且可增加人体对营养物质的吸收,收到防病治病、抗衰防老的效果。

针灸防病保健的方法很多,疗效肯定,治疗期间未出现不良反应及并发症,是符合 WHO 减肥治疗原则的一种"绿色"疗法,较现代医学方法更体现出了它的优越性,针灸的防病保健是一种"绿色"医疗。

三、火罐

罐法又称拔火罐,古称"角法"。是以罐子为工具,用火燃烧排出罐内空气,造成相对负压,使罐子吸附于施术部位,产生温热刺激及局部皮肤充血、瘀血,以达到治疗疾病目的的一种疗法。常用的留罐和走罐疗法多用于预防治疗感冒、关节酸痛等,而刺血拔罐则多运用于瘀血、寒邪、热邪壅滞症及高血脂、高血压等病。

众多临床报道和经验表明,拔罐可以有效防治亚健康的多种临床表现,说明拔罐具有整体调节的特点。

拔罐整体调节的机理

1. 拔罐与药物作用的区别 药物是直接作用于靶器官或病原体,药物必须到达发病部位才能发挥作用,药物发挥作用时必须在患处保持足够的量但又不能产生严重不良反应。而拔罐的作用机制与药物不同:拔罐具有机械刺激作用和温热作用。前者是利用罐内负压作用,致机体局部组织充血、水肿,使毛细血管通透性与组织气体交换增强,进而毛细血管破裂,血液溢入组织间隙发生瘀血,红细胞被破坏,大量血红蛋白释出,使机体产生自家溶血现象,溶血释放出的组胺、5- 羟色胺,神经递质随体液流至全身刺激各个器官以增强其功能活动,提高机体的抵抗力;后者是其温热刺激使局部皮肤温度升高,血管扩张,血流增加,促进血液循环,加强新陈代谢,改善组织营养供给,增强细胞活力和吞噬力,从而提高机体整体抗病能力,通过反射机制调节全身。

2. 拔罐调动了机体自身调节系统—神经—内分泌—免疫网络 现代医学认为拔罐是一种体表刺激疗法,其调节作用是通过调节机体固有调节系统(神经—内分泌—免疫网络)来起到防病治病目的的。拔罐后体内会产生多种生物学效应。例如拔罐可以缓解机体疼痛,提高免疫力。拔罐的良性刺激作用调节了神经系统功能,提高了痛阈,并加速血液和淋巴循环,促进新陈代谢,加速体内酸性物质和代谢废物的排出,缓解了局部血管和平滑肌痉挛,改善了缺氧状态。其良性物理刺激又增强了组织细胞气体交换,刺激了神经—内分泌—免疫网络产生了双向调节,刺激白细胞和淋巴细胞的吞噬作用,使皮肤的防御和耐受能力增强,故疼痛缓解,机体免疫力提高。很明显拔罐在此调动了机体神经—内分泌—免疫网络来进行自我调节,其本质是整体调节机制的体现。

3. 拔罐整体调节是通过全身各系统功能的综合调节来实现的 拔罐对单一器官和症状的调节作用也是通过该器官甚至是全身各系统功能的综合调节来实现的。以肌肉慢性劳损为例,于疲劳或酸痛处拔罐,尤其是走罐能改善皮肤的呼吸和营养,促进汗腺和皮脂腺的分泌。能增加关节和肌腱的弹性和灵活性,加速局部血液回流和淋巴循环,增加血流量和局部组织的营养供给,促进代谢产物的排泄,从而缓解疼痛,解除疲劳状态。这其中通过对皮肤或骨骼肌这两个单一器官的刺激就涉及运动系统、内分泌系统(腺体分泌)、循环系统(血液和淋巴循环)、消化系统和泌尿系统(代谢产物的排泄)、神经系统(缓解疼痛)等,可见拔罐在调节机体低下状态和治疗疾病中起到了综合调节作用。

4. 拔罐对亚健康状态的影响和整体调节机制　亚健康状态是介于健康和疾病之间的状态,其表现目前还有多种描述形式,如精神紧张综合征、慢性疲劳综合征、皮肤干燥征、离退休综合征、更年期综合征等。这些表现和症状均不能称为疾病,但是却涵盖了人体各个系统的异常表现,是机体整体状态的下降。在研究经络实质的成果当中,神经—内分泌—免疫网络是目前比较公认的,经络理论中拔罐主要通过刺激穴位和经络来达到整体调节作用。此外拔罐还具有调节大脑功能和肌肉功能等的生物学效应。近年来随着亚健康问题日益突出,越来越多的学者和专家参与到防治亚健康状态的研究当中,其中不少专家和学者在拔罐防治亚健康的方向上取得了一定的成就,并从拔罐的整体调节功能上开发了一些不同的罐法,使罐法种类不断增多,其调节机制更加细化。这些不同的罐法的机制是否都是基于整体调节机制,其调节机制有无变化等问题都是值得进一步研究和探讨的。所以拔罐法的整体调节机制是多系统、多方面的较为复杂的调节机制,我们可以利用拔罐的任何一种生物学效应来达到防治亚健康状态和疾病的目的。拔罐的整体调节机制符合中医特点。拔罐属于中医外治法,是在中医理论指导下,根据整体观念和辨证施治的原则,通过作用于体表的一定穴位或部位,刺激皮部—孙络—络脉—经络系统和肌腠,改变和调节机体状况,达到祛邪扶正、平衡阴阳、调节脏腑气血的目的,从而使机体正常功能活动得以恢复和维持,并将各脏腑组织器官的功能活动调节到接近最佳的状态。所以拔罐的整体调节机制正是中医的调整阴阳,调和气血,疏通经络的整体观的防治思想,在防治亚健康状态中纠正机体的阴阳不平衡,气血不调和,经络不通调的病理状态,起到阴平阳秘,气血调和,经络通调等平衡状态。

四、水疗

水疗是利用不同温度、压力和溶质含量的水,以不同方式作用于人体以防病治病的方法。

水疗法起治疗作用的基础因素

1. 温度刺激　所用水温多高于或低于人体温度,温热与寒冷刺激可使人体产生性质完全不同的反应,对寒冷刺激的反应迅速、激烈;而对温热刺激的反应则较为缓慢,不强烈。水温与体温之间差距愈大,反应愈强,温度刺激范围愈广面积愈大则刺激愈强,作用的持续时间在一定时间范围内与反应程度成正比,如寒冷刺激在短时间引起兴奋,长时间后可致麻痹,温度刺激重复应用则反应减弱,因此在水疗时应逐渐增加刺激强度,以维持足够的反应。

2. 机械刺激　水疗中包含多种机械刺激:

(1)静水压力刺激:在普通盆浴时,静水压力为 40～60g/cm。患者洗盆浴时出现胸部、腹部受压迫感,呼吸有某种程度上的困难,患者需用力呼吸来代偿,这就调节了气体的代谢。静水压力影响血液循环,压迫体表的血管和淋巴管,可促使体液回流增加,引起体内的体液再分配。

(2)水流的冲击刺激:淋浴、直喷浴、针状淋浴均产生很大的机械刺激。临床采用 2～3 个大气压的全向水流冲击人体,此时机械刺激作用占优势,而水温可能较低,但引起明显的血管扩张,并兴奋神经系统。

(3)浮力作用:根据阿基米德原理,浸于水中的物体受到一种向上的浮力(其大小等于物体所排除同体积的水的重量)。基于浮力作用,在水中活动较为省力。人体在水中失去的重量约等于体重的 9/10。对褥疮、烧伤、多发性神经炎患者采用浸浴，可免去身体的压力，同时借助水的浮力可进行水中运动。关节强直患者在水中活动较容易。肌肉痉挛和萎缩者可进行水中体操和按摩等治疗。

3. 化学刺激 淡水浴所用水中包含微量矿物质。若往水中加入少量矿物盐类、药物和气体，这些化学性物质的刺激可加强水疗的作用并使得机体获得特殊的治疗作用。

水疗可以使全身血管得到锻炼，可以强化血管，可提高心肌收缩和扩张功能，同时也能减少胆固醇在血管壁沉积。而在这样多次的神经反射下，大脑和中枢神经亦可被强化，减缓了脑细胞的衰老速度，同时也可以加强呼吸和消化系统的功能，亦能提高人体对外界温度变化的适应能力。

据了解，水疗适应证比较广泛，如高血压、血管神经症、胃肠功能紊乱、风湿和类风湿关节炎、痛风和神经痛、神经炎和慢性湿疹、瘙痒症、银屑病、大面积瘢痕挛缩、关节强直、外伤后功能障碍、手足冰冷、皮肤不好、精力不足、糖尿病、高血压、中风后遗症、关节炎、内分泌失调、痛风、各种妇科疾病、心脑血管疾病、亚健康恢复等。心肾功能代偿不全、活动性肺结核、恶性肿瘤和恶病质，身体极度衰弱和各种出血倾向者，为水疗的禁忌证。若在水疗过程中出现面色改变，头晕、头重、耳鸣、眼花等症状则应暂停治疗。

五、推拿按摩

推拿是中医外治法中一种简单、有效并极易为人接受的方法。它在中医基础理论指导下，根据整体观念和辨证施治的原则，通过手法作用于体表的一定穴位或部位，改变和调节机体状况，达到祛邪扶正、平衡阴阳、调节脏腑气血的目的，从而使机体正常活动得以恢复和维持，将机体各脏腑组织器官的功能调节到接近最佳的状态。

常用的推拿按摩保健手法

1. 按法 是以拇指或掌根等部在一定的部位或穴位上逐渐向下用力按压，按而留之，不可呆板，这是一种诱导的手法，适用于全身各部位。临床上按法又分指按法、掌按法、屈肘按法等。

指按法。接触面较小，刺激的强弱容易控制调节，不仅可开通闭塞、散寒止痛，而且能保健美容，是最常用的保健推拿手法之一。如常按面部及眼部的穴位，既可美容，又可保护视力。

掌按法。接触面较大，刺激也比较缓和，适用于治疗面积较大而较为平坦的部位，如腰背部、腹部等。

屈肘按法。用屈肘时突出的鹰嘴部分按压体表，此法压力大，刺激强，故仅适用于肌肉发达厚实的部位，如腰臀部等。

按法操作时着力部位要紧贴体表，不可移动，用力要由轻而重，不可用暴力猛然按压。按法常与揉法结合应用，组成"按揉"复合手法，即在按压力量达到一定深度时，再作小幅度的缓缓揉动，使手法刚中兼柔，既有力又柔和。

2. 摩法 以掌面或指面附着于穴位表面，以腕关节连同前臂做顺时针或逆时针环形有节律的摩动。摩法又分为指摩法、掌摩法、掌根摩法等。

指摩法。用食指、中指、无名指面附着于一定的部位上，以腕关节为中心，连同掌、指作节律性的环旋运动。

掌摩法。用掌面附着于一定的部位上，以腕关节为中心，连同掌、指作节律性的环旋运动。

掌指摩法。用掌根部大、小鱼际等力在身体上进行摩动，摩动时各指略微翘起，各指间和指掌关节稍稍屈曲，以腕力左右摆动；操作时可以两手交替进行。

在运用摩法时，要求肘关节自然屈曲、腕部放松，指掌自然伸直，动作要缓和而协调。频率每分钟 120 次左右。本法刺激轻柔缓和，是胸腹、胁肋部常用的手法。若经常用摩法抚摩腹部及胁肋，可使人气机通畅，起到宽胸理气，健脾和胃、增加食欲的作用。

3. 推法 四指并拢，紧贴于皮肤上，向上或向两边推挤肌肉。推法可分为平推法、直推法、旋推法、合推法等。现仅以平推法说明之。平推法又分指平推法、掌平推法和肘平推法：

指平推法。用拇指指面着力，其余四指分开助力，按经络循行或肌纤维平行方向推进。此法常用于肩背、胸腹、腰臀及四肢部。

掌平推法。用手掌平伏在皮肤上，以掌根为重点，向一定方向推进，也可双手掌重叠向一定方向推进。此法常用于面积较大的部位。

肘平推法。屈肘后用鹰嘴突部着力向一定方向推进。此法刺激力量强，仅适用于肌肉较丰厚发达的部位，如臀部及腰背脊柱两侧膀胱经等部位。

在运用推法时，指、掌、肘要紧贴体表，用力要稳，速度要缓慢而均匀。此种手法可在人体各部位使用，能增强肌肉的兴奋性，促进血液循环，并有舒筋活络的作用。

4. 拿法 捏而提起谓之拿。此法是用大拇指和食、中指端对拿于患部或穴位上、作对称用力，一松一紧地拿按。使用拿法时，腕部要放松灵活，用指面着力。动作要缓和而有连贯性，不可断断续续，用力要由轻到重，再由重到轻，不可突然用力。本法也是常用保健推拿手法之一，具有祛风散寒、舒筋通络、开窍止痛等作用，适用于颈项、肩部、四肢等部位或穴位，且常作为推拿的结束手法使用。

5. 揉法 用手指螺纹面或掌面吸定于穴位上，作轻而缓和的回旋揉动。揉法又分为：指揉法、鱼际揉法、掌揉法等。

指揉法。用拇指或中指或食指、中指、环指指面或指端轻按在某一穴位或部位上，作轻柔的小幅度环旋揉动。

鱼际揉法。用手掌的大鱼际部分，吸附于一定的部位或穴位上，作轻轻的环旋揉动。

掌揉法。用掌根部着力，手腕放松，以腕关节连同前臂作小幅度的回旋揉动。揉法是保健推拿的常用手法之一，具有宽胸理气、消积导滞、活血化瘀、消肿止痛的作用，适用于全身各部，如揉按中脘、腹部配合其他手法，对胃肠功能有良好的保健作用。

6. 擦法 用手掌的大鱼际、掌根或小鱼际附着在一定部位，进行直接来回摩擦，使之产生一定热量。本功法益气养血、活血通络、祛风除湿、温经散寒，具有良好的保健作用。

7. 点法 用拇指顶端，或中指、食指、拇指之中节，点按某一部位或穴位，具有开通闭塞、活血止痛、调整脏腑功能等作用，常用于治疗脘腹挛痛、腰腿疼痛等病症。

8. 击法 用拳背、掌根、掌侧小鱼际、指尖或用桑枝棒叩击体表，可分为拳击法、小鱼际击法、指尖击法、棒击法等。击法具有舒筋通络，调和气血的作用，使用时用力要快速而短暂，垂直叩打体表，在叩打体表时，不能有拖抽动作，速度要均匀而有节律。其中拳击法常用于腰背部；掌击法常用于头顶、腰臀及四肢部；侧击法常用于腰背及四肢部；指尖击法常用于头面，胸腹部；棒击法常用于头顶、腰背及四肢部。

9. 搓法 用双手的掌面或掌侧挟住一定部位,相对用力作快速搓揉,并同时作上下往返移动。本法具有调和气血,舒通经络、放松肌肉等作用,适用于四肢及胁肋部。使用此法时,两手用力要对称,搓动要快,移动要慢。

10. 捻法 一手的拇指和食指螺纹面捏住另一手的手指,作对称用力捻动。本法具有理筋通络、滑利关节的作用,适用于手指、手背及足趾。运用时动作要灵活、快速,用劲不可呆滞。

11. 掐法 用拇指或食指指甲,在一定穴位上反复掐按。常与揉法配合使用,如掐揉人中,须先掐时揉。本法有疏通经脉、镇静、安神、开窍的作用。

12. 抖法 是指用双手握住患者的上肢或下肢远端,用微力做连续的小幅度的上下连续颤动,使关节有松动感,可分上肢抖法和下肢抖法。此法具有疏松脉络、滑利关节的作用,常与搓法合用,作为结束手法,使患者有一种舒松的感觉。

在反复练习、掌握了上述手法时,还应了解自我按摩保健的主要内容。通常分为以下动作,使用时最好依次进行。

(1)净口。口唇轻闭后,用舌在齿唇之间用力卷抹,右转、左转各30次。

(2)叩齿。口唇轻闭时,有节律地叩击上下齿35次左右。

(3)搓手。用两手掌相对用力搓动,由慢而快,约30次直至搓热为止。

(4)摩脸。用搓热的手掌擦脸,手指微屈、五指并拢,两手轻作遮面状,由额向下拂,如同洗脸30次。

(5)揉太阳。用两手中指端,按两侧太阳穴旋转揉动,先顺时针转,后逆时针转,各7~8次。

(6)点睛明。用两手食指指端分别点压双睛明穴,共20次左右。

(7)揉眼。用两手食、中、环三指指节,沿两眼框旋转揉动,先由内向外转,再由外向内转,各7~8次。

(8)按太阳。用两手食指指端分别压在双侧太阳穴上转动,顺、逆时针方向各15次。

(9)梳头。十指微曲,以指尖接触头皮,从额前到枕时进行"梳头",共25次左右。

(10)鸣天鼓。先用两手掌心紧按两耳孔,两手中间三指轻击头时枕骨15次。然后掌心掩按耳孔,手指紧按头时枕骨部不动,再骤然抬离,接连开闭放响15次;最后两中指或食指插入耳孔内转动3次,再骤然拔开。如此共进行3~5次。

(11)揉胸脯。以两手掌按在两乳外上方,旋转揉动,顺、逆时针方向各揉10次。

(12)抓肩肌。以右手拇指与食、中指配合捏提左肩肌,然后再以左手拇、食、中指配合捏提右肩肌,如此左右手交叉进行,各捏提10~15次。

(13)擦丹田。用右手食指、中指及无名指摩擦小腹部,以丹田穴为中心,一般进行30~50次。

(14)搓腰。先将两手互相搓热,紧按腰部,用力向下搓到尾间部,左右手一上一下,两侧同时进行,共搓30次。

(15)点环跳。先以左手拇指端点压左臀环跳穴,再用右手点压右臀环跳穴,交叉进行,每侧10次。

(16)擦大腿。两手抱紧一侧大腿部,用力下擦到膝盖,然后擦回大腿根,来回擦20次。

(17)揉小腿。用两手掌挟紧一侧小腿腿肚,旋转揉动,每侧揉动20~30次。

（18）擦涌泉。先将两手互相搓热，接着用右手中间三指擦左足心，以涌泉穴为中心，一般进行30～50次，以擦至左足心发热为止；然时又用左手中间三指将右足心擦热。

上述按摩动作，各有各的保健作用，如叩齿可以促进牙齿周围的血液循环，有助于使牙齿坚固，预防某些牙病；运舌，具有按摩口腔黏膜和齿龈的作用，并能刺激唾液分泌而帮助消化；擦面，可促进面部血液循环，有助于保持面部皮肤的弹性和张力；鸣天鼓，有助于预防头昏、项强等症的发生；揉腹，能够改善腹腔血液循环，促进肠的蠕动，可促进消化功能；擦涌泉，不仅通过改善局部循环而有助于健步，而且还有助于预防失眠、心悸等症的发生。由此可见，每天坚持练习上述动作，对于保健强身，预防疾病确有一定价值。此外，李业甫在其所著的《自我保健穴位推拿》一书中所介绍的"自我保健推拿操"，也有一定参考价值，读者可以根据书中所介绍的内容进行学习。

以上介绍的推拿、按摩养生，又称主动推拿，偏重于强身防病，益寿延年。若是医生给病人推拿，称为被动推拿，主要用于治疗疾病。推拿具有"验、便、廉"的特点，尤其是自我推拿，不受设备、环境等条件限制，不用针、不用药，即能达到祛病强身的目的，很受广大群众欢迎，非常值得人们学习、运用。

六、刮痧

刮痧是以中医皮部理论为基础，用器具（牛角、玉石、火罐等）刮拭经络穴位，使之充血，改善局部微循环，起到祛除邪气、疏通经络、舒筋理气、驱风散寒、清热除湿、活血化瘀、消肿止痛、充分发挥营卫之气的作用，以增强机体自身潜在的抗病能力和免疫功能，从而达到扶正祛邪，防病治病的作用。明代郭志邃著有《痧胀玉衡》一书，完整地记录了各类痧症百余种。近代著名中医外治家吴尚先对刮痧给予了充分肯定，他说"阳痧腹痛，莫妙以瓷调羹蘸香油刮背，盖五脏之系，咸在于背，刮之则邪气随降，病自松解"。

现代科学证明，刮痧可以扩张毛细血管，增加汗腺分泌，促进血液循环，对于高血压、中暑、肌肉酸疼等所致的风寒痹证都有立竿见影之效。经常刮痧，可起到调整经气，解除疲劳，增加免疫功能的作用。

中医认为疲劳与五脏失调密切相关，如腰腿酸软多与肾相关，气短乏力多与肺相关，不耐劳多与肝相关，神疲多与心相关，肢体疲劳多与脾相关。因此治疗亚健康疲劳应以调节五脏为关键。

（一）治疗亚健康疲劳

1. 刮头部　①以百会穴为起点分别向四神聪方向轻刮，每一方向刮拭10～20次，也可用梳刮法以百会为中心向四周放射刮拭。②以刮痧板的一个角点压按揉百会、太阳、天柱穴，每穴按揉1～3分钟。③用直线刮法自风府穴至身柱穴刮10～20次，重点刮拭大椎穴。④用弧线刮法刮拭颈部侧面的胆经，从风池穴刮至肩井穴，每侧刮拭20～30次。

2. 刮背部　用直线法刮拭脊柱两侧的膀胱经，重点刮拭心俞、脾俞、胃俞、肾俞，每一侧刮拭10～20次。

3. 刮四肢　①用直线法刮拭前臂外侧大肠循行区域，合谷穴、曲池穴、手三里穴可以用点压法、按揉法。②用直线法刮拭心包经的内关穴，然后刮拭小腿外侧胃经的足三里穴、脾经的血海穴、三阴交穴，每侧刮拭10～20次。

（二）失眠

中医将失眠归于"不寐"、"不得眠"的范围，认为多由七情所伤，即恼怒、忧思、悲恐等而致心肾不交、肝郁化火所致。刮痧可以养心安神、疏肝解郁、放松身心，从而改善失眠。

1. 刮头颈部 ①用双板从额头中部分别向左右两侧发际头维方向刮拭，用轻手法刮拭10～20次，用角点压按揉神庭、头维、印堂、鱼腰等穴位。②从太阳穴绕到耳上再向头侧后部乳突和风池方向刮拭，每一侧刮拭10～20次。③以百会穴为起点分别向四神聪方向刮拭，每一方向刮拭10～20次。④用刮痧板的角点压按揉风池穴、安眠穴等。

2. 刮背部 ①用直线法刮拭脊柱正中线督脉循行区域，从大椎穴刮至至阳穴10～20次。②用直线法刮拭大杼穴至膈俞，每侧刮20～30次，以出痧为宜。③刮拭神道、心俞穴。

3. 刮拭四肢 ①用直线法刮拭前臂内侧心经循行区域，每一侧刮拭10～20次，重点刮神门穴。②用直线法刮拭小腿内侧的脾经循行区域，从阴陵泉刮至三阴交，每一侧10～20次，点压按揉三阴交穴。

（三）颈肩酸痛

中医认为颈肩酸痛是由于颈肩部气血瘀滞所致。刮痧疗法可以舒筋通络，活血化瘀，促进局部新陈代谢，使原本僵硬的肌肉放松，调整亚健康状态。

1. 刮颈肩部 ①用直线刮法刮拭督脉，从风府穴到大椎穴，刮膀胱经，从玉枕、天柱到大杼、风门，从后发际上，棘突双侧分别由上向下刮拭，每一侧刮15～20次。②用弧线刮法刮拭足少阳胆经，由风池及乳突根部从上向下，经过肩井，刮向肩端，每侧刮15～20次。

2. 刮背部 用直线刮法刮拭膀胱经，从玉枕经天柱、大杼、风门、肺俞到厥阴俞。刮拭肩中俞、天髎至膏肓、天宗，每侧刮15～20次。

3. 刮四肢 ①沿手阳明大肠经，从肩髃过曲池到合谷，刮15～20次。点压按揉合谷穴。②用直线刮法沿足阳明胃经循行线刮拭，从足三里到条口，每一侧刮15～20次。

七、整脊疗法

所谓整脊疗法，整脊疗法，又称"脊住（定点）旋转复位法"，是以分筋弹拨、按压疏理等整复手法作用于脊椎背膂，以促进督脉气血和畅，使病椎恢复正常。

整脊疗法很早就为医家所应用。清代《医宗金鉴·正骨心法要旨》称："脊梁骨……先受风寒，后被跌打损伤者，瘀聚凝结。若脊筋陇起，骨缝必错，则成伛偻之形。当先揉筋，令其和软；再按其骨，徐徐合缝，背膂始直。"对损伤性脊椎病变的病因、临床表现及整复手法等已有较明确的载述。近代以来，整脊疗法的治疗范围有不少发展，不仅对颈椎、腰椎棘突偏歪、腰椎间盘突出等伤骨科疾病有较好疗效，而且还可广泛应用于由脊椎病变引起的某些疾病。

通过脊椎（定点）旋转复位手法的治疗，可促使患椎椎间隙及纤维环、椎间韧带发生旋转、牵拉，从而对突出的髓核产生周边压力，使突出物易于回纳；通过拨正偏歪棘突，椎体关节得以恢复正常（或代偿性）的解剖位置，使之与周围肌肉群相适应（即古医籍所称"骨合缝"、"筋入槽"），解除关节囊、黄韧带对神经根的压迫，改善椎动脉血流。此外，对合并小关节僵凝者施以旋转手法，还能松解粘连，增加活动范围，缓解疼痛。

在应用本疗法时，术者应先用手指触按患者脊椎，检查各相关椎体棘突位置是否正常，患椎棘旁有无压痛，其椎旁筋肉是否变厚、挛缩、剥离等，然后采用相应的整复手法进行治疗。如对椎间盘突出症的检查和诊断，冯天有提出有以下四个特征：①患椎棘突位置偏歪。医者用拇指做脊柱触诊时，可查知偏歪棘突的一系列体征；②患椎上下棘间隙一宽一窄；③患椎棘突旁压痛，或伴有向下肢放射痛；④患处棘上韧带有条索样剥离，触及钝厚，压痛明显。凡临床具备其中一两个特征者，即可确诊。

操作方法

1. 触按检查方法

（1）术者以两手拇指指腹桡侧（或只以一手拇指亦可）呈"八"字形分布，沿患者脊柱纵轴由上至下，左右分拨按摸，以了解椎旁筋肉（棘上韧带）有无变厚、挛缩、钝厚及条索样剥离等病变情况。

（2）用拇指触按患者脊椎棘突，观察其是否偏歪。在正常情况下，棘突侧缘连线应与脊柱中心线平行，各脊椎棘突上下角的连线和各棘突上下角尖的连线应与脊柱中心线重叠。棘突偏歪时，患椎棘突上下角连线偏离脊柱中心线，患椎棘突上下角尖与其上下棘突的角尖连线同中心线呈相交斜线，棘突侧缘向外成角；患椎棘旁有明显的压痛。在触按过程中，可一手触按脊椎，另一手扶持其躯体，使患者身体前屈后仰，左右旋转，以反复比较。

2. 整复手法 术者以左（右）手拇指顶住患椎偏歪的棘突，用力向对侧推按，以拨正偏歪棘突；右（左）手扶持患者躯体，使脊柱逐渐屈曲，并在向棘突偏歪一侧侧弯的情况下作顺时针或逆时针方向旋转。两手协同动作，推按一手先捺定顶住患椎棘突，在旋转的最后几度用力推按，偏歪棘突复位时指可下扪及弹跳感。此外，在施行复位手法前后，还应根据患椎筋肉伤损及病变情况，分别采用分筋疏理、拿点摩揉等手法以舒筋活血。

（1）适应证：本疗法对损伤性脊椎病变，如颈椎病、腰椎间盘突出症、某些损伤性截瘫等均有较好的疗效。有些病人甚而能收立竿见影之效。此外，对由脊椎病引起的高血压、心律失常、脑外伤后综合征、视力减弱或失明、耳聋等疾病也可在整复过程中获得一定的疗效。

对颈椎病、外伤后头晕、脑外伤后综合征、耳目失聪及肩臂疼痛麻木等表现为头、面、颈、臂部位症状为主者，应在颈椎段检查和确定病椎部位，并施以相应的整复手法。

对心律失常、胃脘痛、肋间神经痛，腹泻等表现为以胸、腹部症状为主者，应在胸椎段检查和确定病椎部位，并施以相应的手法。

对腰痛，下肢疼痛麻木、大小便障碍等患者，检查及整复手法应侧重于腰椎段。

（2）禁忌证：年老体弱者，妇女妊娠，月经期，伴有急性感染性疾病或严重心肺肝肾等器质性疾患、肿瘤及骨结核等患者，即使术者手法极其娴熟，也慎用本疗法整复手法。

（3）注意事项

1）应用本疗法，病椎定位准确是获效的前提，熟练的整复手法则是提高疗效的关键。检查病椎定位不准或疏漏，偏歪棘突方向判断错误，均可使疗效不显，甚至加重病情。整复手法必须准确，用力柔和，切忌粗暴。

2）治疗时一次整复不能拨正偏歪棘突，不宜连续施治，可以配合分筋梳理、拿点摩揉等推拿手法解除痉挛，然后再施以整复手法。某些病人要间隔数日施治1次，连续4、5次治疗才能拨正偏歪棘突，切忌急于求成。

3）在颈椎部位施用本疗法整复时，手法不当可能会刺激椎动脉而产生虚脱症，个别患者或可造成医源性脊椎伤损而导致高位截瘫等严重后果。

临床资料表明，颈椎综合征、腰椎间盘突出症等疾病患者平均施治本疗法四五次即可缓解或显效;有些病例一次治疗竟能霍然而愈。自从临床报道有数例颈椎病患者应用本疗法出现高位截瘫后,有人认为考虑到颈部解剖结构特点,不宜使用本疗法的整复手法。但多数意见认为颈椎病是一种综合征,对小关节交锁、紊乱及棘突偏歪所引起的颈部症状,本疗法不失为一种针对性的治疗方法。一般说来,只要严格掌握其适应证和治疗手法的规律,即使初学者应用本疗法,给患者造成医源性损伤也是极为罕见的。此外,手法治疗后注意适当休息与功能锻炼相兼顾的原则,也是巩固治疗效果所必不可少的。近年来,本疗法主治范围的拓展,更表明它是一种很有发展前景的中医独特疗法,有待于进一步研究和提高。

八、足浴

足浴保健疗法分为普通热水足浴和足药浴两种。普通热水足浴是通过水的温热作用和机械作用,刺激足部各穴位,以促进气血运行、畅通经络、改善新陈代谢;足药浴则是根据中医辨证,选择适当的药物,水煎后兑入温水,然后进行足浴,让药液离子在水的温热作用和机械作用下,通过皮肤渗透进入到人体血液循环,从而达到防病、治病的目的。

足浴疗法属于足疗中的一种,也同属于中医外治法。古人曾经有过许多对足浴的经典记载和描述,如"春天洗脚,升阳固脱;夏天洗脚,暑湿可祛;秋天洗脚,肺润肠濡;冬天洗脚,丹田温灼"。

足浴疗法的适应证很广,可改善各种亚健康状态,如疲劳、健忘、腰酸腿痛、记忆力减退、手足冰凉等。另外,还对一些疾病有治疗作用,如高血压、失眠、足跟痛、遗尿等。由于其操作简单、方便舒适、效果显著,近年已成为大众流行的保健方式。

保健足浴方:当归、葛根、黄芩、伸筋草、酸枣仁各15g,黄芪20g,红花、苏木、泽兰、生地、川椒各10g,细辛6g,浸泡后煎汤取液,兑入温水足浴。

足跟痛足浴方:苏木20g,丹参、防风、荆芥、艾叶、乳香、花椒、卷柏各10g,红花、赤芍、透骨草、伸筋草各15g,浸泡1小时后煎汤取液,泡洗双足。

九、气功

气功是一种中国传统的保健、养生、祛病的方法。以呼吸的调整、身体活动的调整和意识的调整(调息,调形,调心)为手段,以强身健体、防病治病、健身延年、开发潜能为目的的一种身心锻炼方法。主要讲究调整自然之气和先天之气和谐的关系,中国气功中先天之气是禀赋于父母、循环在人体十二经络和奇经八脉中的元真气。气功的种类繁多,主要可分为动功和静功。动功是指以身体的活动为主的气功,如导引派以动功为主,特点是强调与意气相结合的肢体操作。而静功是指身体不动,只靠意识、呼吸的自我控制来进行的气功。大多气功方法是动静相间的。宗教中,道教的道士常会练习导引、内丹术气功,静坐也包含气功。气功常配合武术或静坐一起练习。练针灸的中医也常透过练习气功来增进疗效。

亚健康相当于中医所说的"欲病"状态,从大的方面来说,对亚健康的干预也属治未病的范畴,故也是气功的一个重要的用武之地。养生者的实践都证明气功是摆脱亚健康的最有效的"广谱药"。目前的现实是,一方面人们的健康需求在提高,要健康、要长寿、要智慧、要快乐、要美丽;一方面亚健康者人数在增多,亚健康的类型又是如此之多,一把钥匙开一把锁的保健方法使人有不胜繁多之感,最好是一种"广谱"性的方法,一把钥匙能开数把锁最好了。只有经过数千年实践考验的气功堪当此任。气功的近期效应可强身、安神、益智,治疗心身之疾，人们对此已深信不疑，它的远期效应防止早衰、益寿延年、提高晚年的生活质量和生命质量也有事实根据。现在，腐蚀生命的亚健康摆在人们的面前，气功的诸多优势和特点使人们相信它可担当此新任务。那么气功有哪些优势和特点呢？

1. 气功可使人体处于最佳状态　按耗散结构理论，生命是物质、能量、信息的有序结构，若这种有序遭受破坏，严重者（几近无序）便生病，中等混乱者（可称为乱序）则为亚健康。人的一生就在有序—乱序—无序间摆动，而气功可供乱序乃至无序恢复到有序，即"最佳状态"（或称高度有序状态）。

2. 气功可促进脑 α 波及"愉快素"的产生　脑电波中 α 波又称"健康节律"，此波存在时人体处于和谐状态。各种养生法的追求之一便是促使 α 波的产生，而气功之"得气"者即处于此态。且此时促大脑分泌具有调动全身潜能作用的"愉快素"（脑啡肽、内啡肽）。这一过程是目前流行的"脑内革命"的核心内容。各种养生法，既诱发 α 波，又诱生"愉快素"者，可能以气功为最。

3. 气功提供了心境稳态——净、静境界　非但气功场所要求净、静，更要求内环境的净、静。调身（形）、调心（神）、调息（气）是气功必备条件，它不但可激活"人生三宝"——精、气、神，而且可在"调"的过程中使身体达宁静、愉悦的状态。

哲学家认为：人在懂事后，便不会有单纯的快乐，而气功可独步此境。关于这一点成功的练功者均有感受。现在知道，人体处于相互制约又相互拮抗的"尘世"中很难真正的平衡，但进入气功态时则可达此。使身心"恢复童年"而处于"不懂事"状态，从而获取心身愉悦。这一认知是有其科学基础的，新近发现人体内存在着神经—内分泌—免疫网络，通过此网络将身、心联系起来，为身、心联系提供了有力的物质基础。精神、心理疗法、保健再不会被讥为无稽之谈。神经—内分泌—免疫网络学说已获公认，无疑，它也支持气功的机制，为气功学增添了现代科学内容。

目前练气功者虽已涉及各个年龄段，但以老年为多，他们中又多以治已病为目的，这虽然是必要的，但是却有"为时已晚"之慨。中青年中的"大忙人"又没有病——其实他们的亚健康率已很高而不自知，他们"没有时间"练功，只有得了病才不得不"有时间"治病，这些人应及早开始练功，克服身上已出现的无序，从而达"长期健康"。气功治未病是否有效，关键在于：选好功法，认真投入，持之以恒。失去健康才知其可贵，与其疗之于得病之后，不若防之于未病之前。

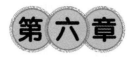

亚健康的中西医结合产业化

第一节 亚健康产业化发展

当代人类社会和人类疾病已经发生了重要而深刻的变化，"亚健康现象"正是其产物之一。慢性病比例的增高、社会老龄化、不良的生活工作环境等因素均促使了亚健康现患率的增高。世界卫生组织的调查显示：人群中真正健康人的只占 5%，被诊断为疾病的不足 20%，其余 75% 以上的人都处在亚健康状态。而今，亚健康状态已经被医学界认为是人体健康的"头号大敌"。随着对亚健康研究的不断深入，人类的生活方式和社会医疗体系正在发生巨大的变化，亚健康产业由此应运而生。

一、亚健康产业发展的基础

（一）基础研究的发展

1. 基础研究发展为亚健康产业提供了理论基础 现代医学基础学科的发展，如解剖学、生理学、细胞学、微生物学、遗传学、分子生物学和基因工程等学科都已经取得了巨大的进步。而随着医学基础学科的发展，相关的应用学科和相关医药、保健产品也相应产生并且得到了不断发展。新的医学模式给了亚健康产业在整个医疗卫生产业体系中一个明确的定位。基础科学和应用科学的发展，为亚健康产业的诞生创造了一个良好的基础。

2. 中医基础研究的发展 主要有：亚健康流行病学的研究、动物实验研究、实验室研究、临床研究等。中医在亚健康的流行病学研究中有独特的方法，研究根据不同人群的亚健康主要临床表现进行辨证分型，并进一步调理，这个方面的研究是中医亚健康研究的基础和资料来源，是亚健康其他各方面研究的根基。罗仁团队亚健康课题小组对亚健康进行了丰富的流行病学调查研究，为亚健康研究提供了宝贵的资料。目前，动物模型的建立主要按照相应的中医证型来进行，且建造亚健康模型的过程尚处于发展研究阶段，各方面尚未完善，有待进一步补充研究。实验室研究主要从微观角度探讨亚健的发生发展机制，运用不同中药对疲劳型亚健康进行干预及治疗，为进一步的亚健康研究做足铺垫。临床研究方面，罗仁亚健康团队根据亚健康的流行病学调查资料，结合临床，深入研究亚健康的临床表现及干预措施，为亚健康的防治提供临床理论及实践支持。概而言之，经过了十多年的发展，中医亚健康的研究取得了巨大的进步，尽管也存在不足的地方，但是中医学和现代医学研究是亚健康产业发展的坚实基础。

（二）对健康长寿的渴望

在传统医学模式下，没有意识到人类的亚健康状态，而始终关注的是"疾病"状态。而如今，健康长寿几乎成了所有人的愿望。新的医疗卫生体系中，亚健康产业将占有越来越重要的地位。亚健康的治疗是未病先防，消除危险因素；未雨绸缪，早发现早干预；对证干预，改善生活质量；分级管理，巩固干预效果。对于亚健康的治疗，其最终目的正是为了延长人类健康、快乐的美好生活，营造和谐健康的社会生活、工作环境。通过对亚健康的三级干预，从发病源头上有效地预防各科疾病，从真正意义上改善和促进人们的健康水平、延长人的寿命。在人类普遍渴求长寿的强烈愿望中，亚健康产业将会超乎寻常地发展。

（三）疾病谱变化的需要

目前随着人类寿命的不断延长，老龄化问题已日益突出，高血压、冠心病、糖尿病及高脂血症等常见慢性疾病的倾向症状（即慢性病的发病前兆症状）日益增多。很多人或因社会心理压力大、人际关系复杂、事业上起伏、不良的生活规律、日常缺乏应有的锻炼；或因生存压力大、成就感相对不足、生活挫折相对偏多、身体无法得到充足的休养，身体的主要器官长期处于入不敷出的负荷状态。此外，水源和空气污染、噪声等环境污染也对人体各个系统都会产生不良影响。总之，随着人口老龄化、生活方式的改变、环境的污染，亚健康的发生率会越来越高，大量的需求促进亚健康产业的发展，故科学发展亚健康学产业有着重大的意义。

二、亚健康产业发展存在的问题

（一）亚健康产业发展不平衡

当前我国有探索性质的亚健康企业主要集中在北京、上海、广州、深圳等发达的城市，一方面，在经济发达地区的人们对自身健康的日益重视，已经有了消费群体；另一方面，这些经济发达地区的工作生活等多方面压力巨大，亚健康状态人群在不断增加。

（二）亚健康服务的先进技术手段、高级人才匮乏

目前，国内为亚健康人群服务的技术手段缺乏，还是以传统的中医中药为主。亚健康干预手段和高级服务人才匮乏，缺少相关的专业继续教育机构，从事亚健康的人才技术水平和创新能力相对较低。具有中医理论基础上的推拿、针灸等手段的技术人员主要集中在医院。

（三）亚健康理论缺乏系统、权威的理论支持

亚健康研究存在的问题：检测方法有待规范；病因学研究比较薄弱；诊断及疗效判定标准尚未统一；缺乏有效干预措施的研究。其主要原因是研究方法的局限性、相关因素与亚健康的因果关系、亚健康研究与测量工具的规范、诊断及疗效判定标准的统一、有效干预措施的研究和研究方法的局限性（目前仅有横断面研究和病例对照研究），使亚健康的研究缺乏充足的"有效证据"，从而使亚健康的预防、转归、临床评价等不易得出明确的科学结论。这些不明确的科学结论就造成了亚健康消费理念与宣传上的混乱。

（四）亚健康管理没有统一标准与规范

建立健康以预防为主的长期管理模式。预防疾病能够获得远远大于发病后临床治疗的收益，国外虽不接受亚健康的概念，但是国际上"预防为主"的健康管理新理念却与亚健康管理的研究思路异曲同工。"治未病"是中医的基本思想，"善治者治皮毛，其次治肌肤，其

次治筋脉，其次治六腑，其次治五脏。治五脏者，半死半生也"（《素问·阴阳应象大论》），强调越早治疗越好。与欧美健康管理研究相比，亚健康管理的特色和创新在哪里？我们认为：一方面，亚健康管理具有中医特色；另一方面，亚健康具有独特的防治策略，因为在"未病"阶段和"欲病"阶段的防治策略是不同的，可以通过亚健康的测评手段在人群中筛查出"欲病"人群，对"欲病"人群进行针对性干预，从而促使服务对象由亚健康向健康方向发展。但目前对亚健康管理尚缺乏统一的标准或规范。

三、我国亚健康产业发展趋势

（一）亚健康产业发展趋向平衡

随着经济的发展水平趋向平衡化和健康教育的网络化进程的发展，亚健康产业会日趋平衡。原来欠发达的地区的人由于经济的好转和亚健康教育的推广，开始重视亚健康且消费相关产品。

（二）中医中药治疗亚健康前景广阔

中医学对亚健康的防治有着明显的优势。现代医学所关注的是人体功能器质改变，注重生物结构上的具体的异常，采取线性的思维模式，用生物的、理化的手段修复这种异常；而中医学的认识论、方法论注重研究人体的功能反应状态，认为机体是一个有机整体，正常情况下维持人体阴阳气血、升降出入的相对平衡状态。早在《内经》中就提出了"治未病"的预防思想，强调"防患于未然"。所谓"未病"就是疾病前状态，或某种疾病的征兆，是质变为疾病的量变积累过程，也就是所说的亚健康状态。《内经》还主张以"天人相应"、"天人合一"的整体思想为指导，顺应四时气候及地理环境的变化，主动地调养饮食与情志，全面地摄养形与神，因此及时地采用各种预防措施，完全可以防止亚健康状态向疾病方向发展，其预防包括精神、心理、饮食、起居、劳逸等诸多方面，来提高机体正气抗邪的综合能力。正如《内经》说："正气存内，邪不可干"。这些都提示中医学对亚健康的认识及其防治方面有着明显的优势。保健用途的中药天然成分复杂、安全、有效，这是化学合成药物无法比拟的。中医中药用于保健用途有着悠久的历史，备受欢迎，且市场广阔。

（三）亚健康管理体系将逐步完善

亚健康管理体系包括现代医学科学技术体系、中医药防病养身体系、教育与培训体系、社区医疗保健体系、亚健康评估与干预体系、产品研发与应用体系、信息化管理服务体系、人才资源保障体系等各个体系将逐步完善。

四、亚健康产业展望

亚健康产业的发展主要有以下几个方面：亚健康教育、中西医基础研究、功能食品工业、保健药品、医疗业方面等。

亚健康教育：开展全民健康教育活动，更新健康理念，挑战不良生活行为，也是突破亚健康、实现真健康的重要举措。

基础研究方面：解剖学、生理学、细胞学分子生物学和基因工程，遗传学、以中医分证型的亚健康流行病学的研究、动物实验研究、实验室研究、临床研究等、社会文明与亚健康、生态环境与亚健康、生活方式与亚健康等，这些基础研究是亚健康产业的基石。保健食品方面：国家批准的保健食品功效 27 种：增强免疫力、抗氧化、辅助改善记忆、缓解体力疲劳、减肥、改善生长发育、提高缺氧耐受力、对辐射危害有辅助保护功能、辅助降血脂、辅助降血糖、改善睡眠、改善营养性贫血、对化学性肝损伤有辅助保护功能、促进泌乳、缓解视疲劳、促进排铅、清咽、辅助降血压、增加骨密度、调节肠道菌群、促进消化、通便、对胃黏膜有辅助保护功能、祛痤疮、祛黄褐斑、改善皮肤水分、改善皮肤油分等。保健食品，也称功能食品，市场巨大，目前进出口金额达数亿美元，未来保健食品产业将会蓬勃发展。

传媒业方面：有亚健康相关网站、网络相关的信息咨询、网上教育、书籍、刊物、音像制品等；

医疗业方面：有亚健康医院或医院配置亚健康科室、亚健康社会服务站、亚健康治疗中心、亚健康检查中心、心理诊所、大量经过亚健康理论学习的医师和中医师、家庭营养师等，这些都将是亚健康发展的主要方向。

第二节　亚健康的功能食品研发

功能食品，也称健康食品或保健食品，是食品的一个种类，2005 年 7 月 1 日正式实施的《保健食品注册管理办法（试行）》办法对保健食品进行了严格定义：保健食品是指声称具有特定保健功能或者以补充维生素、矿物质为目的的食品，即适宜于特定人群食用，具有调节机体功能，不以治疗疾病为目的，并且对人体不产生任何急性、亚急性或者慢性危害的食品。我国功能食品的兴起在 20 世纪 80 年代末 90 年代初，经过第一、二代的发展，已经迈入第三代，即保健食品不仅需要人体及动物实验证明该产品具有某项生理调节功能，更需查明具有该项保健功能因子的结构、含量、作用机理以及在食品中应有的稳定形态。

一、功能食品

（一）功能食品分类

主要按功能分类，分为增强免疫力、抗氧化、辅助改善记忆、缓解体力疲劳、减肥、改善生长发育、提高缺氧耐受力、对辐射危害有辅助保护功能、辅助降血脂、辅助降血糖、改善睡眠、改善营养性贫血、对化学性肝损伤有辅助保护功能、促进泌乳、缓解视疲劳、促进排铅、清咽、辅助降血压、增加骨密度、调节肠道菌群、促进消化、通便、对胃黏膜有辅助保护功能、祛痤疮、祛黄褐斑、改善皮肤水分、改善皮肤油分等 27 类。

（二）功能食品与其他食品、药品的区别

国家药品食品药品监督管理总局 2012 年 12 月 14 日公布的功能食品与其他食品、药品的主要区别：

1. 功能食品与其他食品的区别

（1）功能（保健）食品强调具有特定保健功能，而其他食品强调提供营养成分。

（2）保健食品具有规定的食用量，而其他食品一般没有服用量的要求。

（3）保健食品根据其保健功能的不同，具有特定适宜人群和不适宜人群，而其他食品一般不进行区分。

2. 功能食品与药品的区别

（1）使用目的不同：保健食品是用于调节机体功能，提高人体抵御疾病的能力，改善亚健康状态，降低疾病发生的风险，不以预防、治疗疾病为目的。药品是指用于预防、治疗、诊

断人的疾病,有目的地调节人的生理功能并规定有适应证或者功能主治、用法和用量的物质。

(2)保健食品按照规定的食用量食用,不能给人体带来任何急性、亚急性和慢性危害。药品可以有毒副作用。

(3)使用方法不同:保健食品仅口服使用,药品可以用注射、涂抹等方法。

(4)可以使用的原料种类不同:有毒有害物质不得作为保健食品原料。

(三)功能食品产品辨别

功能食品与普通食品、药品容易混淆。普通食品有卫生许可证号和执行标准号,功能(保健)食品的产品批准文号是"国食健字",在外包装盒上标出天蓝色的,形如"蓝帽子"的保健食品专用标志,下方会标注批准文号,如"国食健字【年号】××××号",而药品的批号是"药准字",药品具有很好的治疗作用,但同时也具有副作用。另外,值得提醒大家的是:保健药品的"药健字"在2004年前已被取消,市场上已不允许这种批号流通。

(四)如何选购和食用功能食品

1. 检查功能(保健)食品包装上是否有保健食品标志及保健食品批准文号,以区别普通食品和药品。

2. 检查功能(保健)食品包装上是否注明生产企业名称及其生产许可证号,生产许可证号可到企业所在地省级主管部门网站查询确认其合法性。

3. 食用功能(保健)食品要依据其功能有针对性地选择,切忌盲目使用,根据个人体质情况或在咨询医生的前提下选购。

4. 功能(保健)食品不能代替药品,不能将保健食品作为药品治疗疾病。

5. 食用功能(保健)食品应按标签说明书的要求食用。

6. 保健食品不含全面的营养素,不能代替其他食品,要坚持正常饮食。

7. 和普通食品一样,不能食用超过所标示有效期和变质的保健食品。

二、中医药与功能食品

中医药与"食疗"之间的关系

"上工治未病","治未病"是中医的基本思想,我国有着悠久的食养食疗的历史,以中医养生理论为基础、中药为主要原料,是我国功能食品产业的显著特色,也是其不同于国外保健食品的特点之一。亚健康状态的预防包括两层含义:从健康到亚健康的预防和从亚健康到疾病的预防,此即所谓"未病先防、即病防变"——治未病的思想。中医学以调整阴阳、扶正祛邪等思想,从整体观出发,运用综合调理的方法,消除异常、失调的病理状态,并使之恢复正常的协调的生理状态,通过调整阴阳,达到提高机体的抗病力以及康复能力。

中医认为,食物具有寒、热、温、凉四种属性,还有酸、苦、甘、辛、咸五种味道。食物的属性与味道的不同,影响着其对身体作用的不同。寒性、凉性的食物都有利于热性疾病。如:苦瓜性寒,能清热解毒,可用于热病或暑热烦渴,肝热引起的目赤痛。寒凉只是程度的不同,如香蕉、西瓜、梨都属于凉性水果,都有生津止渴的作用,用于热伤阴津之症。热性、温性的食物对寒性病症有好处。如:羊乳、羊肉、狗肉、鹿肉、鸽蛋、雀肉、性温,都有温补作用。同时,食物味道不同作用就不同。酸味能收能涩,如乌梅有敛肺,涩肠,生津的作用。辛能发散,可促使人汗出,而达到外邪从汗而外泄,如葱白、生姜能散风寒。苦味。能泄能燥能坚,有清泄火热、泄降逆气、通泄大便、燥湿坚阴等作用,如苦瓜能清热解暑,解毒。咸味能下能软，有泻下通便、软坚散结的作用，如紫菜、海带都能软坚散结。甘味能补能和能缓，有滋养补虚的作用，如龙眼肉能补脾胃，养血安神；大枣可补脾胃，养气血。

食疗在我国的历史源远流长，食疗在养生保健、强身健体和抗衰益寿等方面具有其独到之处。历代医学经典，如《黄帝内经》、《备急千金要方》、《养老奉亲书》、《饮膳正要》等专著中都有关于食疗的记载。《神农本草经》、《本草纲目》等载的动植物中药材中，许多补益中药都是药食兼用，它们既可用于防治疾病的药物，也可以用于强身健体的功能食品原料。然而，不同偏颇体质的亚健康类型选用的功能食品不一样。

1. 气虚质亚健康 元气不足，以疲乏、气短、自汗、易感冒等气虚表现为主要特征。平素语音低弱，气短懒言，容易疲乏，精神不振，容易出汗，舌淡红，舌边有齿痕，脉弱；抵抗力低下，病后康复缓慢；不耐受风、寒、暑、湿邪，对外界环境适应能力差。可选用用于功能食品的中药：人参、人参叶、人参果、山药西洋参等。

2. 阳虚质亚健康 阳气不足，以畏寒怕冷、手足不温等虚寒表现为主要特征。肌肉松软不实；平素畏寒，手足不温，喜热饮食，精神不振，舌淡胖嫩，脉沉迟；性格多沉静、内向；易患痰饮、肿胀、泄泻等病；感邪易从寒化；耐夏不耐冬；易感风、寒、湿邪。可选用马鹿胎、马鹿茸、吴茱萸、补骨脂等。

3. 阴虚质亚健康 阴液亏少，以口燥咽干、手足心热等虚热表现为主要特征。体型偏瘦，手足心热，口燥咽干，鼻微干，喜冷饮，大便干燥，舌红少津，脉细数；性情急躁，外向好动；易患虚劳、失精神、不寐等病；感邪易从热化；耐冬不耐夏；不耐受暑、热、燥邪。可选用龟甲、鳖甲、麦冬、石斛等。

4. 痰湿质亚健康 痰湿凝聚，以形体肥胖、腹部肥满、口黏苔腻等痰湿表现为主要特征，体型肥胖，腹部肥满松软，面部皮肤油脂较多，多汗且黏，胸闷，痰多，口黏腻或甜，喜食肥甘甜黏，苔腻，脉滑；性格偏温和、稳重，多善于忍耐；对梅雨季节及湿重环境适应能力差。可选用：苍术杏子、芥子、生姜、佛手、香橼、桂花、橘皮等。

5. 湿热质亚健康 湿热内蕴，以面垢油光、发油多屑、口苦、苔黄腻等湿热表现为主要特征。形体中等或偏瘦；面垢油光，易生痤疮，口苦口干，身重困倦，大便黏滞不畅或燥结，小便短黄，男性阴囊潮湿，女性易带下增多，舌质偏红，苔黄腻，脉滑数；容易心烦急躁；对夏末秋初湿热气候，湿重或气温偏高环境较难适应。可选用薏苡仁、藿香、泽兰、泽泻、佩兰等。

6. 血瘀质亚健康 血行不畅，以肤色晦黯、舌质紫黯等血瘀表现为主要特征；肤色晦黯，色素沉着，容易出现瘀斑，口唇黯淡，舌黯或有瘀点，舌下络脉紫黯或增粗，脉涩；易烦，健忘，不耐受寒邪。可选用红花、当归、益母草等。

7. 气郁质亚健康 气机郁滞，以神情抑郁、忧郁脆弱等气郁表现为主要特征；神情抑郁，情感脆弱，烦闷不乐，舌淡红，苔薄白，脉弦；性格内向，情绪不稳定、敏感多虑；对精神刺激适应能力较差；不适应阴雨天气。可选用木香、青皮、枳壳、越橘等。

三、常用功能食品

（一）调节免疫类

免疫是机体对病原微生物及其毒性产物的抵抗能力，包括机体阻止病原微生物的侵入，抑制它们繁殖，解除其毒性产物的毒害作用，杀灭病原微生物等整个保护过程。免疫作为机体的一种重要的生理防御功能，不仅能对抗病原微生物，而且还具有识别、排斥和消除异物的能力。免疫分特异性免疫和非特异性免疫。凡注射过某种疫苗的人或得过某种传染病的人，就不容易得或再得这种病，这就是特异性免疫。此外指的是非特异性免疫。

免疫系统是人体防止疾病侵袭的防御系统，也是疾病入侵机体后的抵抗系统。如果免疫系统功能失调，将会导致防病抗病能力的降低，尤其对流行性疾病和感染性疾病的抵抗能力降低。有的人经常感冒、伤口难愈合、创伤易感染等，都与免疫功能下降有关。人体免疫系统是一个动态的系统，具有免疫调节功能的保健食品是通过饮食调理使失去平衡的系统及时得以修复、达到平衡，或使免疫力得到增强，从而提高机体防病抗病的能力。这类保健食品适宜于机体免疫力低下、体质虚弱、体弱多病者。流行病来临之时，或工作、生活环境突然恶化时，选用一些具有免疫调节功能的保健食品，对增强机体抵抗力具有积极的意义。

1. 营养强化剂

（1）蛋白质：蛋白质是机体免疫防御体系的重要"原料"，如抗体是一类高度专一的蛋白质，因此膳食中蛋白质缺乏将影响抗体的合成。蛋白质缺乏，抗体合成受阻，免疫力下降。

（2）维生素：维生素是生物的生长和代谢所必需的微量有机物。分为脂溶性维生素和水溶性维生素两类。前者包括维生素 A、维生素 D、维生素 E、维生素 K 等，后者有 B 族维生素和维生素 C。

维生素 A：维持正常视觉功能；维护上皮组织细胞的健康和促进免疫球蛋白的合成；维持骨骼正常生长发育；促进生长与生殖。

维生素 C：参与机体内抗体及胶原形成，组织修补（包括某些氧化还原作用），苯丙氨酸、酪氨酸、叶酸的代谢，铁、碳水化合物的利用，脂肪、蛋白质的合成，以及维持免疫功能，羟化 5- 羟色胺，保持血管的完整，并促进非血红素铁的吸收。

维生素 E：能增强抗体和补体的产生以及抗体对抗原的应答反应，促进淋巴细胞的增殖、分化和细胞因子的产生，提高免疫细胞的细胞毒作用和吞噬细胞的吞噬作用。

（3）微量元素：锌的缺乏对免疫系统的影响十分迅速和明显，包括免疫器官的功能、细胞免疫、体液免疫等多方面。铁作为人体必需的微量元素对机体免疫器官的发育、免疫细胞的形成以及细胞免疫中免疫细胞的杀伤力均有影响。铁是较易缺乏的营养素、特别多见于儿童和孕妇、乳母等人群，尤其是婴幼儿与儿童的免疫系统发育尚不完善，很易感染疾病，预防铁缺乏对这一人群有着十分重要的意义。

2. 活性成分

（1）活性多糖：如银耳多糖、人参多糖、刺五加多糖、黄芪多糖、党参多肽、山药多糖、香菇多糖、猴菇菌多糖、灵芝多糖、猪苓多糖、茯苓多糖、云芝多糖、黑木耳多糖等。

（2）免疫球蛋白：免疫球蛋白是一类具有抗体活性或化学结构与抗体相似的球蛋白，在动物体内具有重要的免疫和生理调节作用，是动物体内免疫系统最为关键的组成物质之一。

（3）免疫活性肽：免疫活性肽能够增强机体免疫力，刺激机体淋巴细胞的增殖，增强巨噬细胞的吞噬功能，提高机体抵御外界病原体感染的能力，降低机体发病率，并具有抗肿瘤功能。

（4）超氧化物歧化酶（SOD）：能清除人体内过多的氧自由基，因而它能防御氧毒性，增强机体抗辐射损伤能力。

3. 调节免疫的功能食品类中药 用于调节免疫的功能食品类中药有人参、西洋参、太子参、黄芪、刺五加、枸杞子、黄芪、冬虫夏草等。

（1）人参：人参皂苷有显著的人体增强免疫的作用，其中，人参皂苷 Rg1 的抗疲劳作用显著。人参能调节中枢神经系统兴奋过程和抑制过程的平衡，对学习记忆的影响有双向性及成分依赖性，对脑血流量和脑能量代谢亦有明显的影响。此外，人参能够提高机体的适应性。在心血管系统方面，有强心、降血压、降血脂等作用。人参能增加肝脏代谢各物质的酶活性，使肝脏的解毒能力增强，从而增强机体对各种化学物质的耐受力。

人参在我国着悠久的临床用药历史。《本草纲目》中有治男妇一切虚证，发热自汗，眩晕头痛，反胃吐食，疟疾，滑泻久痢，小便频数，淋沥，劳倦内伤，中风，中暑，痿痹，吐血，嗽血，下血，血淋，血崩，胎前产后诸病。《本草蒙筌》："定喘嗽，通畅血脉，泻阴火，滋补元阳。《滇南本草》："治阴阳不足，肺气虚弱"。《神农本草经》："主补五脏，安精神，止惊悸，除邪气，明目，开心益智"。《别录》："疗肠胃中冷，心腹鼓痛，胸胁逆满，霍乱吐逆，调中，止消渴，通血脉，破坚积，令人不忘"。《日华子本草》："调中治气，消食开胃"。《药性论》："主五脏气不足，五劳七伤，虚损瘦弱，吐逆不下食，止霍乱烦闷呕哕，补五脏六腑，保中守神。""消胸中痰，主肺痿吐脓及痫疾，冷气逆上，伤寒不下食，患人虚而多梦纷纭，加而用之"。《珍珠囊》："养血，补胃气，泻心火"。《医学启源》："治脾胃阳气不足及肺气促，短气、少气，补中缓中，泻肺脾胃中火邪"。《主治秘要》："补元气，止泻，生津液"。

用法用量：内服：煎汤，泡酒，亦可熬膏，或入丸、散。

（2）西洋参：西洋参是药食同源植物，既是名贵上品中药，又是高级滋补佳品。含有人体必需的 16 种微量元素和 17 种以上氨基酸和多糖、多肽及多种维生素等，具有增强免疫强身健体、抗疲劳、降血糖、安定精神等多种生理活性作用。

（3）太子参：太子参味甘、微苦而性平，偏微寒，既能益气，又可养阴生津，且药力平和，为一味清补之品，适用于脾肺亏虚、气阴不足、气津不足诸症。太子参对淋巴细胞有明显的刺激作用。凡脾胃虚弱，症见疲倦乏力，食欲减退者，可与黄芪、党参等配伍，以增强补气之功；若兼胃阴不足，再加山药、玉竹，补脾益胃阴；若气阴两伤，症见气短、自汗、口渴者，宜与五味子、黄芪同用，以增其益气生津之功；若气阴不足而致心悸失眠者，又当与五味、麦冬、酸枣仁、柏子仁等合用，以益气养阴安神；若治小儿自汗者，可与浮小麦等配伍。

现代研究发现，太子参对机体具有适应原样作用，既能增强机体对各种有害刺激的防御能力，又可增强人体内的物质代谢。《本草从新》："大补元气"。《江苏植药志》："治胃弱消化不良，神经衰弱"。《本草再新》："治气虚肺燥，补脾土，消水肿，化痰止渴"。《饮片新参》："补脾肺元气，止汗生津，定虚悸"。《中药志》："治肺虚咳嗽，脾虚泄泻"。

（4）黄芪：黄芪是百姓经常食用的纯天然品，民间流传着"常喝黄芪汤，防病保健康"的顺口溜，意思是说经常用黄芪同琼珍灵芝煎汤或泡水代茶饮，具有良好的防病保健作用。现代研究发现黄芪有增强机体免疫功能、保肝、利尿、抗衰老、抗应激、降压等作用。

黄芪和人参均属补气良药，人参偏重于大补元气，回阳救逆，常用于虚脱、休克等急症，效果较好。而黄芪则以补虚为主，常用于体衰日久、言语低弱、脉细无力者。有些人一遇天气变化就容易感冒，中医称为"表不固"，可用黄芪来固表，常服黄芪可以避免经常性的感冒。

（5）刺五加：刺五加补肾强骨，除湿止痹。近代医学研究证明刺五加的作用特点与人参基本相同，具有调节机体紊乱，使之趋于正常的功能。有良好的抗疲劳作用，较人参显著，并能明显地提高耐缺氧能力。也具有支援免疫系统，恢复非正常低血压，改善循环系统，使紊乱的糖脂代谢正常化，肝部、睾丸、骨密度和其他重要器官的合成代谢的功效。

历代对其均有叙述。五加酒（《备急千金要方》）："用治产后癖瘦"。五加皮丸（《瑞竹堂经验方》），主治男子妇人脚气，骨节皮肤肿湿疼痛。五加皮汤（《三因极一病症方论》），主治肾劳虚寒，恐虑失志，伤精损髓，嘘吸短气，遗泄白浊，小便赤黄，阴下湿痒，腰脊如折，颜色枯悴等。

（6）枸杞子：枸杞子补肝肾、明目。现代医学发现其有增强非特异性免疫的作用，有提高巨噬细胞的吞噬功能，增强血清溶菌酶的作用，提高血清中抗绵羊红细胞抗体的效价。

（7）女贞子：研究表明女贞子具有显著的免疫增强作用，清除自由基从而抗衰老。有降血糖及降血脂并有抗动脉粥样硬化作用，还有抗菌、抗病毒作用。

附：女贞子养生食疗方

1）女贞子酒：女贞子250g，低度白酒500g。药洗净，放入酒中浸泡3～4周，每次饮1小杯，日服1～2次。

功效：滋补肝肾，活血化瘀。

适用人群：腰腿酸软疼痛、心烦失眠、口燥咽干、面色潮红、手足心热、舌红、脉弦细数者。

2）女贞参枣粥：女贞子10g，西洋参或太子参5g，大枣20g，小米150g，加水适量，煮粥，喝时加适量蜂蜜饮用。

功效：现代药理研究表明，本方具有正性肌力，能增加冠状动脉血流量，扩张冠状动脉，降低血液黏度，并有明显抗心律失常的作用。

适用人群：冠心病、高脂血症、心律不齐者。

3）女贞决明汤：女贞子15g，黑芝麻、桑椹子、草决明各10g。水煎，早晚空腹温服，日服1剂。

功效：滋补肝肾，清利头目，润肠通便。

适用人群：肝肾阴虚所致头晕眼花、高脂血症、便秘及动脉硬化症者。

4. 增强免疫力的天然食品

（1）牛初乳：牛初乳中不仅含有丰富的营养物质，而且含有大量的免疫因子和生长因子，如免疫球蛋白、乳铁蛋白、溶菌酶、类胰岛素生长因子、表皮生长因子等，经科学实验证明具有免疫调节、改善胃肠道、促进生长发育、改善衰老症状、抑制多种病菌等生理活性功能。

适用人群：

1）亚健康人群——加强免疫力，改善慢性疲劳。增强体质，促进人体新陈代谢，排除毒素，摆脱亚健康状态，提高工作效率，生活质量。

2）早产，剖腹产，低体重，难产，非母乳喂养——由于先天抗体补充不足，而自身免疫系统发育不完善，处于生理上的免疫功能不全期，所以需要借助外力提高免疫力，生长因子和乳钙可以促进婴幼儿骨骼生长，内含益智成分可帮助婴幼儿脑神经发育。

3）老年人——提高身体免疫力，延缓身体器官功能衰退，增强体质，避免疾病缠身。

4）病后和术后恢复——牛初乳中各种生长因子协同作用，能促进细胞正常生长、组织修复和外伤痊愈。

5）肠胃紊乱患者——调节肠道菌群、促进胃肠组织发育及其创伤愈合。

6）孕产妇——增强孕期体质，减少外来致病原，保护胎儿和自身健康，可通过胎盘和乳汁传给胎儿，提高婴幼儿先天的免疫力，产后可提高抗感染能力，促进伤口愈合，不上火，不便秘，远离产后忧郁及产前烦恼。

7) 运动员——增强体质、提高运动性能，能帮助运动员在系列运动后迅速恢复体力，帮助修复受损的肌肉和结缔组织，保护身体运动关节，来保障健康，提高运动成绩。

8) 爱美女性——所含表皮生长因子，转化生长因子等能促进新生细胞生长和机体的新陈代谢，维持生理平衡，促进身体排毒过程，达到美容的功效。

(2) 大蒜：大蒜素抗感染和细菌。英国研究人员的实验结果表明，食用大蒜可让感冒发生几率降低 2/3。经常咀嚼大蒜的人患结肠癌和胃癌的几率也会大大降低。因此，建议每天生吃两瓣蒜，并在烹饪菜肴时加入一些大蒜末。

(3) 燕麦和大麦：健康纤维抗氧化。燕麦和大麦都含有 β 葡聚糖，这种纤维素有抗菌和抗氧化的作用。食用燕麦和大麦，可以增强免疫力，加速伤口愈合，还能帮助抗生素发挥更佳效果。

(4) 香菇：香菇是具有高蛋白、低脂肪、多糖、多种氨基酸和多种维生素的菌类食物。香菇多糖能增强细胞免疫能力，从而抑制癌细胞的生长；香菇中麦角甾醇含量很高，对防治佝偻病有效；香菇含有六大酶类的 40 多种酶，可以纠正人体酶缺乏症；香菇中的脂肪所含脂肪酸，对人体降低血脂有益。

(5) 红薯：红薯中蛋白质组成比较合理，必需氨基酸含量高，特别是粮谷类食品中比较缺乏的赖氨酸在红薯中含量较高。此外红薯中含有丰富的维生素（β- 胡萝卜素、维生素 A、B、C、E）。如前所述，蛋白质、维生素 A（食物中获取 β- 胡萝卜素是重要来源）、C、E 都是免疫系的营养强化剂。《本草纲目》记载，红薯有补虚乏，益气力，健脾胃，强肾阴的功效。《陆川本草》说，红薯能生津止渴，治热病口渴。《金薯传习录》说它：治痢疾和泻泄；治酒积和热泻；治湿热和黄疸；治遗精和白浊；治血虚和月经失调；治小儿疳积。

(6) 红枣：富含蛋白质、脂肪、糖类、胡萝卜素、B 族维生素、维生素 C、维生素 P 以及钙、磷、铁和环磷酸腺苷等营养成分。有提高免疫力、能够增强肌力、消除疲劳、扩张血管、增加心肌收缩力、改善心肌营养，对防治心血管系统疾病有良好的作用。

(7) 银耳：具有补气、补肾、强精、润肠、益胃、和血、嫩肤、延年益寿等功效。它能提高肝脏解毒能力，保护肝脏功能，不但能增强机体抗肿瘤的免疫能力，还能增强肿瘤患者对放疗、化疗的耐受力。

(8) 鸡蛋：含有人体必需的 8 种氨基酸，并且与人体蛋白质的组成极为近似，人体对鸡蛋中的蛋白质吸收率可高达 98%。每百克鸡蛋含脂肪 11～15g，主要集中在蛋黄里，也极易被人体消化吸收，蛋黄中含有丰富的卵磷脂、固醇类、蛋黄素以及钙、磷、铁、维生素 A、维生素 D 及 B 族维生素。这些成分对增进神经系统的功能大有裨益，因此，鸡蛋也是较好的健脑食品。鸡蛋中还含有 8% 的磷、4% 的锌、4% 的铁、12.6% 的蛋白质、6% 的维生素 D、3% 的维生素 E、6% 的维生素 A、2% 的维生素 B、5% 的维生素 B_2、4% 的维生素 B_6。这些营养都是人体必不可少的，它们起着极其重要的作用，如修复人体组织、形成新的组织、消耗能量和参与复杂的新陈代谢过程等。

(9) 苹果：苹果含丰富的维生素 C、还有铜、碘、锰、锌、钾等元素，据统计，吃较多苹果的人感冒几率远比不吃或少吃苹果的人低。

(10) 葡萄：中医认为，葡萄味甘微酸、性平，具有补肝肾、益气血、开胃生津、利小便之功效。《神农本草经》载文说：葡萄主"筋骨湿痹，益气，倍力强志，令人肥健，耐饥，忍风寒。久食，轻身不老延年。"葡萄不但具有广泛的药用价值，还可用于食疗。头晕、心悸、脑贫血时，每日饮适量的葡萄酒 2～3 次，有一定的治疗作用；干葡萄藤 15g 用水煎服可治妊娠恶阻。《居家必用事类全集》上还曾记载葡萄汁有除烦止渴的功能。

现代医学研究表明，葡萄还具有防癌、抗癌的作用，直接饮用葡萄汁还有抗病毒的作用。

（二）辅助降血脂、降血压类

血脂是血浆中的中性脂肪（甘油三酯和胆固醇）和类脂（磷脂、糖脂、固醇、类固醇）的总称，广泛存在于人体中。它们是生命细胞的基础代谢必需物质。一般说来，血脂中的主要成分是甘油三酯和胆固醇，其中甘油三酯参与人体内能量代谢，胆固醇则主要用于合成细胞浆膜、类固醇激素和胆汁酸。

1. 有降血脂作用的可用于功能食品的中药

（1）银杏叶：经国家卫生部门检测证明：饮用银杏茶可明显降低血清胆固醇、甘油三酯和低密度血脂蛋白，减少体内贮存脂肪的作用。对于高血脂的调节、高血压和冠心病等心脑血管系统疾病患者辅助性防治以及肥胖型人群的减肥等有良好的功效，是预防治疗老年痴呆的理想饮品。是目前世界公认的防治心血管疾病最理想的药物成分。

据《食疗本草》记载，银杏叶可用于心悸怔忡、肺虚咳喘等病症。现代科学研究证明：银杏叶含有 200 多种药用成分，其中黄酮类活性物质 46 种，微量元素 25 种，氨基酸 8 种。其中以黄酮为主的有效成分，具有保护毛细血管通透性、扩张冠状动脉、恢复动脉血管弹性、降低血清胆固醇、增加冠状动脉血流量、改善心脑血管循环、解除平滑肌痉挛、松弛支气管和抑菌、营养脑细胞及其他器官的作用，而且还有使动脉、末梢血管、毛细血管中的血质与胆固醇维持正常水平的奇特功效。

（2）核桃：核桃味甘、性温，入肾、肺、大肠经。可补肾、固精强腰、温肺定喘、润肠通便。主治肾虚喘嗽、腰痛。它可以减少患抑郁症几率、减少患乳腺癌的风险，每天食用 2 盎司（约 60g）的核桃，患乳腺癌和肿瘤的几率减小、患糖尿病的风险降低。坚果中的不饱和脂肪有益于胰岛素分解。核桃中的核桃油具有减除血液静压的作用，饮食习惯的改变能更好地帮助我们的身体应对外界压力。核桃中含抗氧化剂，促进心脏健康。含有的高质量抗氧化剂能很好地保护心脏功能健康，预防心脏功能疾病。

（3）山楂：山楂酸甘，微温。入脾、胃、肝经。其消食积，散瘀血，驱绦虫。治肉积，癥瘕，痰饮，痞满，消食健胃，行气散瘀。用于肉食积滞、胃脘胀满、泻痢腹痛、瘀血经闭、产后瘀阻、心腹刺痛、疝气疼痛、高脂血症等。现代研究表明，山楂有降低血清胆甾醇作用，对降低甘油三酯的作用尤其明显。

适宜人群：凡伤食后引起的腹满饱胀，尤其是肉类食积不化，上腹疼痛者，食之最为适宜；适宜中老年心脏衰弱、高血压、冠心病、心绞痛、高脂血症、阵发性心动过速及各种癌症患者食用；适宜妇女月经过期不来或产后瘀血腹痛，恶露不尽者食用；此外，还适宜肥胖症、坏血病（维生素 C 缺乏症）、病毒性肝炎、脂肪肝、急慢性肾炎、绦虫病患者、肠道感染者食用。

（4）当归：当归补血活血、调经止痛、润燥滑肠。现代研究发现，当归的药理作用众多，如抗血小板聚集、抗血栓、降血脂、促进造血、改善血液循环，尤其是冠脉循环等。另外还可降血糖、抗炎。

（5）决明子：清热明目，润肠通便。用于目赤涩痛，羞明多泪，头痛眩晕，目暗不明，大便秘结。归肝、肾、大肠经。有减肥之功效。治风热赤眼，青盲，雀目，高血压，肝炎，肝硬化腹水，习惯性便秘。决明子含有多种维生素和丰富的氨基酸、脂肪、碳水化合物等，近年来其保健功能日益受到人们的重视。决明子具有清肝火、祛风湿、益肾明目等功能，常饮决明子茶，可使血压正常，大便通畅，老眼不花。临床实验证明，喝决明子茶可以清肝明目、防止视力模糊、降血压、降血脂、减少胆固醇等，对于防治冠心病、高血压都有不错的疗效；而且决明子富含维生素 A 及锌，可防治夜盲症以及避免小儿缺锌。此外，决明子茶润肠通便的功能也能解决现代人肠胃及便秘的问题，可以治疗大便燥结，帮助顺利排便。

2. 具有降血脂或降血压的天然食品

（1）香芹：《本草推陈》说芹菜能"治肝阳头晕、面红目赤、头重脚轻、步行飘摇等症"。现代研究发现，芹菜中的黄酮有降脂作用，芹菜中的膳食纤维可以阻挡消化道对葡萄糖的吸收从而到达降血糖的作用，芹菜素可有效抑制多种癌细胞的增长。

（2）仙人掌：仙人掌清热解毒，舒筋活络，散瘀消肿，解肠毒，凉血止痛，润肠止血，健胃止痛，镇咳。仙人掌所含的维生素能抑制脂肪和胆固醇的吸收，可以减缓对葡萄糖的摄取。食用仙人掌的营养十分丰富，它含有大量的维生素和矿物质，具有降血糖、降血脂、降血压的功效，食用仙人掌的嫩茎可以当做蔬菜食用，果实则是一种口感清甜的水果，老茎还可加工成具有除血脂、降胆固醇等作用的保健品、药品。

（三）降血糖类

白术 白术苦、甘、温。归脾、胃经。其健脾益气、燥湿利水、止汗、安胎。用于脾虚食少、腹胀泄泻、痰饮眩悸、水肿、自汗、胎动不安。现代药理作用研究表明，白术有以下作用：具有明显而持久的利尿作用。降血糖作用：在动物实验及人体用药上均发现白术能使血糖降低。其加速了体内葡萄糖的同化降低血糖。且白术煎剂在治疗白细胞减少症时，有升白作用。白术促进细胞免疫功能，且明显增高 IgG。白术不仅健脾胃，提高抗病能力，而且降低血糖。

（四）改善睡眠类

1. 酸枣仁 酸枣仁甘、酸、平。归心、肝、胆经。治虚烦不眠，惊悸怔忡，烦渴，虚汗。①《神农本草经》："主心腹寒热，邪结气聚，四肢酸疼，湿痹"。②《别录》："主烦心不得眠，脐上下痛，血转久泄，虚汗烦渴，补中，益肝气，坚筋骨，助阴气，令人肥健"。③《药性论》："主筋骨风，炒末作汤服之"。④《本草拾遗》："睡多生使，不得睡炒熟"。现代药理研究证实酸枣仁具有镇静、催眠、镇痛、抗惊厥、降温作用，并且可以减轻烧伤局部的水肿。

2. 远志 远志苦、辛、微温。归心、肾、肺经。宁心安神、祛痰止咳、消散痈肿。现代药理学研究证实全远志、皮、木均有强催眠的作用，全远志有较强的抗惊厥作用。可增加子宫收缩及肌紧张，且具有较强的抑菌作用。

（五）缓解体力疲劳类

1. 红景天 红景天甘，苦，平。归肺、心经。具有益气活血，通脉平喘的功效。用于气虚血瘀，胸痹心痛，中风偏瘫，倦怠气喘。现代药理学证实红景天养生、抗老防衰。可作保健食物常服。其滋补强壮，保健养生。适用于体虚、年老体衰者。红景天还能扶正固本，适用于老年患者，高血压，神经衰弱，更年期综合征，心血管疾病，糖尿病，高海拔疾病，增进食欲，促进睡眠。

2. 黄精 黄精甘，平。归脾、肺、肾经。具有降血压，降血糖，降血脂，防止动脉粥样硬化，延缓衰老和抗菌等作用，黄精多糖具有免疫激活作用。用于阴虚肺燥，干咳少痰，及肺肾阴虚的劳嗽久咳等。还用于脾胃虚弱。既补脾阴，又益脾气。现代药理研究表明：黄精具有抗病原微生物作用；黄精浸膏对肾上腺素引起的血糖过高呈显著抑制作用；具有明显的抗疲劳、抗氧化作用，还具有延缓衰老以及止血作用。

3. 鳖甲 鳖甲入肝经、肾经。滋阴清热、潜阳息风、软坚散结。主治阴虚发热、劳热骨蒸、热病伤阴、虚风内动、小作惊痫、久疟、疟母、癥瘕、经闭。现代药理研究表明：鳖多糖能明显提高耐缺氧能力和抗冷冻作用，有明显抗疲劳作用。

4. 杜仲 杜仲甘，微辛，温。入肺、肾、肝经。降血压、补肝肾，强筋骨，安胎气。中老年人肾气不足，腰膝疼痛，腿脚软弱无力，小便余沥者宜食；妇女体质虚弱，肾气不固，胎漏欲堕及习惯性流产者保胎时宜食，小儿麻痹后遗症，小儿行走过迟，两下肢无力者宜食；高血压患者宜食。现代药理研究证明：杜仲有降压作用，可使外周血中嗜酸性粒细胞减少，血浆皮质醇增加，具有兴奋垂体—肾上腺皮质系统功能，还有利尿作用。

5. 莲子 莲子入脾、肾、心经。清心醒脾，补脾止泻，养心安神明目、补中养神，健脾补胃，止泻固精，益肾涩精止带。滋补元气。主治心烦失眠，脾虚久泻，大便溏泄，久痢，腰疼，男子遗精，妇人赤白带下。还可预防早产、流产、孕妇腰酸。现代药理研究表明：莲子所含氧化黄心树宁碱对鼻咽癌有抑制作用，这一切构成了莲子的防癌抗癌的营养保健功能；莲子所含非结晶形生物碱 N-9 有降血压作用；莲子心所含生物碱具有显著的强心作用，莲心碱则有较强抗钙及抗心律不齐的作用；莲子中所含的棉子糖，是老少皆宜的滋补品，对于久病、产后或老年体虚者，更是常用营养佳品；莲子碱有平抑性欲的作用，对于青年人梦多，遗精频繁或滑精者，服食莲子有良好的止遗涩精作用；其在养心安神、健脑益智、消除疲劳等方面的药用价值，历代医药典籍多有记载。比如在《神农本草》、《本草拾遗》、《本草纲目》、《本草备要》中都有据可查。现代药理研究也证实，莲子有镇静、强心、抗衰老等多种作用。

6. 党参 其味甘，性平；归脾、肺经；质润气和，具有健脾补肺，益气养血生津之效。主治脾胃虚弱，食少便溏，倦怠乏力，肺虚喘咳，气短懒言，自汗，血虚萎黄，口渴。现代药理研究证明：党参对神经系统有兴奋作用，能增强机体抵抗力；能使家兔红细胞及血红蛋白增加；能扩张周围血管而降低血压，并可抑制肾上腺素的升压作用；具有调节胃肠运动，抗溃疡，抑制胃酸分泌，降低胃蛋白酶活性等作用；还对化疗放射线所引起的白细胞下降有提升作用。

（六）调节肠道、促进消化类

1. 神曲 神曲健脾消食，理气化湿，解表。治伤食胸痞，腹痛吐泻，痢疾，感冒头痛，小儿伤饥失饱。其含多量酵母菌和 B 族维生素。干酵母菌中也含多种 B 族维生素，故本品具有 B 族维生素样作用，如增进食欲，维持正常消化功能等。

2. 莱菔子 入脾、胃、肺经，能消食除胀，功效显著，有"冲墙倒壁"之称。临床习用于治疗实（食、湿、积滞）证。然而，本品并非仅仅是消食除胀，对虚证用之，获效亦佳。《日华子本草》："水研服，吐风痰；醋研消肿毒。"《日用本草》："治黄疸及皮肤目黄如金色，小水热赤。"《本草纲目》："下气定喘，治痰，消食，除胀，利大小便，止气痛，下痢后重，发疮疹。"《医林纂要》："生用，吐风痰，宽胸膈，托疮疹；热用，下气消痰，攻坚积，疗后重。"《本草再新》："化痰除风，散邪发汗。"

3. 砂仁 砂仁味辛，性温。化湿开胃，温脾止泻，理气安胎。用于湿浊中阻，脘痞不饥，脾胃虚寒，呕吐泄泻，妊娠恶阻，胎动不安。临床有报道，砂仁曾有治疗过敏性结肠炎、慢性胆囊炎、胃下垂、小儿厌食症、小儿消化不良等病史。现代药理研究证明：砂仁对消化系统有促进作用,能明显抑制血小板聚集,可明显抑制胃酶消化蛋白,有抗溃疡等作用。

4. 高良姜 高良姜辛、热。归脾、胃经。温胃散寒,消食止痛。用于脘腹冷痛,胃寒呕吐,嗳气吞酸。主治脘腹冷痛,呕吐呃逆,泄泻痢疾,寒疝,脚气,噎膈。

5. 白扁豆 甘,微温,归脾、胃经。补脾和中,化湿,消暑。主治脾胃虚弱、食欲不振、大便溏泄、白带过多、暑湿吐泻、胸闷腹胀。现代药理研究证明:其有较强的抗菌、抗病毒作用,能提高细胞的免疫功能。

(七)清咽类

牛蒡子 味辛;苦;性寒。归肺;胃经。疏散风热;清热解毒透疹;宣肺利咽散肿。用于麻疹不透,痈肿疮毒,预防猩红热,治疗面神经麻痹,治疗咽喉肿痛。

(八)通便类

1. 大黄 熟大黄泻热通肠,凉血解毒,逐瘀通经。泻下力缓,泻火解毒。用于火毒疮疡。大黄炭凉血化瘀止血。用于血热有瘀出血症。现代研究表明:大黄有泻下、利胆保肝、止血、降血脂等作用。

2. 番泻叶 番泻叶泻热导滞。治热结便秘,积滞腹胀。《饮片新参》:"泄热,利肠府,通大便"。《现代实用中药》:"治热结便秘,积滞腹胀"。

3. 胖大海 胖大海味甘、性凉,入肺、大肠经,具有清肺热、利咽喉、解毒、润肠通便之功效。用于肺热声哑、咽喉疼痛、热结便秘以及用嗓过度等引发的声音嘶哑等症。而对于外感引起的咽喉肿痛、急性扁桃体炎只有一定的辅助疗效。现代研究表明:胖大海有缓和的泻下、降压作用,其外皮、软壳、仁的水浸提取物均有一定的利尿和镇痛作用。

(九)抗营养性贫血作用类

阿胶 阿胶补血滋阴,润燥,止血。用于血虚萎黄,眩晕心悸,心烦不眠,肺燥咳嗽。现代药理研究表明:阿胶有抗贫血作用,能提高血红蛋白、红细胞、白细胞和血小板的生长速度,对骨髓干细胞的造血功能有促进和保护功能。并有增强记忆的作用。

(十)改善皮肤类

1. 桑椹 桑椹含糖、蛋白质、脂肪、糅酸、苹果酸及维生素 A、维生素 B_1、维生素 B_2、维生素 C、铁、钠、钙、镁、磷、钾、胡萝卜素和花青素。桑椹油的脂肪酸主要由亚油酸和少量的硬脂酸、油酸等组成。有改善皮肤(包括头皮)血液供应,营养肌肤,使皮肤白嫩及乌发等作用,并能延缓衰老。桑椹是中老年人健体美颜、抗衰老的佳果与良药。常食桑椹可以明目,缓解眼睛疲劳干涩的症状。

2. 黑芝麻 目前研究认为,黑芝麻减少自由基的产生,能够清除老化代谢产物和提高抗氧化酶活性等,是目前延缓皮肤衰老的有效方法。黑芝麻中富含丰富的天然维生素 E,其含量高居植物性食物之首,维生素 E 是良好的抗氧化剂,适当的补充维生素 E 可以起到润肤养颜的作用。另外,芝麻是四大油料作物之一,黑芝麻含油量中大多是不饱和脂肪酸。亚油酸是理想的肌肤美容剂,因为当人体缺乏亚油酸时也容易引起皮肤干燥、鳞屑肥厚、生长迟缓和血管中胆固醇沉积等症状,因此,亚油酸又有"美肌酸"之称。

3. 樱桃 樱桃自古以来就是美容果。樱桃汁能帮助面部皮肤嫩白红润、去皱清斑,是不少美白产品的最爱。樱桃不仅富含维生素 C,而且含铁极其丰富,是山楂的 13 倍,是苹果的 20 倍。除了含铁量高之外,它还含有平衡皮质分泌、延缓老化的维生素 A,帮助活化细胞、美化肌肤。

第三节　亚健康的保健品开发

多数人认为保健品就是保健食品，常常把这两者混为一谈，这是不够确切的，保健品是一个大的概念，包括了含保健食品、保健用品、保健器械以及保健护肤品多个分类。而保健食品仅仅是保健品的一个种类，具有一般食品的共性，能调节人体的功能，适用于特定人群食用，但不以治疗疾病为目的。

根据品种的不同，我们将保健品分为保健食品，保健用品、保健器械以及保健护肤品。

一、保健食品

保健食品是食品的一个种类，具有一般食品的共性，能调节人体的功能，适于特定人群食用，但不能治疗疾病。保健（功能）食品在欧美各国被称为"健康食品"，在日本被称为"功能食品"。我国保健（功能）食品的兴起是在 20 世纪 80 年代末 90 年代初，经过一、二代的发展，也将迈入第三代，即保健食品不仅需要人体及动物实验证明该产品具有某项生理调节功能，更需查明具有该项保健功能因子的结构、含量、作用机理以及在食品中应有的稳定形态。

保健食品是指表明具有特定保健功能的食品，即适宜于特定人群食用，具有调节机体功能，不以治疗疾病为目的的食品。国家食品药品监督管理局（SFDA）负责所有国产和进口保健食品的行政许可工作，包括对已批准的保健食品进行安全性、功能性、质量可控性等方面的系统评价和审查，消费者应查询和借鉴。

《保健食品注册管理办法（试行）》于 2005 年 7 月 1 日正式实施，办法对保健食品进行了严格定义：保健食品是指声称具有特定保健功能或者以补充维生素、矿物质为目的的食品，即适宜于特定人群食用，具有调节机体功能，不以治疗疾病为目的，并且对人体不产生任何急性、亚急性或者慢性危害的食品。

二、保健用品及保健器械

保健用品系指供人们生活中使用，表明具有调节人体功能和促进健康等特定功能的用品。它具有日常生活用品的性质，如按摩器械、定时药盒、健身器、治疗仪、磁水器、健香袋、衣服鞋帽、非弹力袜、不勒袜、垫毯等。

它按照人体所需要的营养物质成分，从天然植物、蔬菜、水果及奶制品等物质成分提取制作而成，对人体的使用来说可以按清、调、补三个方面分类配制。

保健用品无论是哪种类型，都有出自保健目的，不能在很短时间内改善人的体质，但长时间服用可使人延年益寿的特点。

保健用品的原料组成有多种方式，以中草药为原料的组成方式，中草药用于人类保健自古就有。古人将中草药分为上品药、中品药、下品药。上品药用于人体保健，加之中、下品药按君、臣、佐、使配伍，对症下药以治疗疾病。《神农本草》和《本草纲目》中说："上药养命以应天，无毒、多服、久服不伤人。欲轻身益气，不老延年者，本上经。"南朝名医陶弘景说："上品药性，亦能遣疾。但势力和厚，不为速效。岁月常服必获大益。"其他中草药一般都有一定的毒性。可见古人深得用中草药对人体保健和治病的精髓。

保健用品的开发生产和服用与药品不同,尤其是以中草药为原料的保健用品。保健用品不可能具有像药品一样的治病的速效性,但要求它必须无毒。

1. 家居按摩棒、健身按摩锤、披肩按摩器 人体由颈部至腰有很多穴位,而每个穴位与某些器官或身体状况息息相关。通过对人体的推拿、指压、揉捏等多种手法的按摩,可以达到促进血液循环、舒筋活络、改善新陈代谢、增强人体抗病能力等功效。可缓解因激烈运动造成的疲劳并放松肌肉;缓解因长年气血循环不畅造成的疼痛;缓解因睡眠落枕造成的肩部痉挛;缓解因劳累或风湿造成的疼痛。

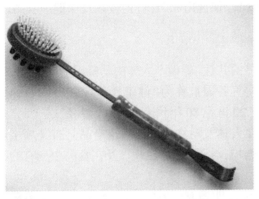
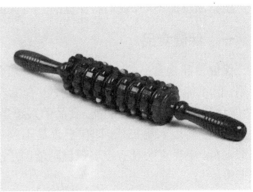
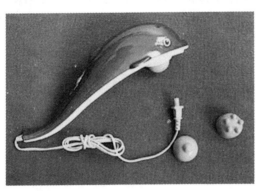
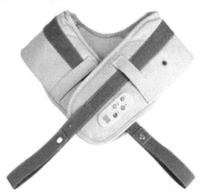

图 6-1

2. 按摩健身器材足浴盆,足浴器 盆底部设有几百个按摩穴位点,按摩脚底穴位,消除疲劳。有负磁场效应,具愈合力,有助于改善失眠和自律神经系统的失调(足浴按摩器底部装有永久磁石,形成低磁场网络覆盖足部,磁场渗透足部穴位,能产生多种效应的综合作用,可活化细胞、增加皮肤弹性,使皮肤柔嫩光滑,促进保健效果)。底部红外线的温热作用可提高肌体温度,促进血液循环,改善微循环。气泡增氧产生大量的气泡,一方面增加了水中氧气的含量,活化皮肤、软化角质;大量的气泡爆裂,可不断地冲击、按摩足底穴位及反射区,消除疲劳。

3. 磁疗针 磁疗,在中医学上古已有之,它是利用天然磁石作为药物内服或外敷,达到平肝潜阳,安神镇惊,

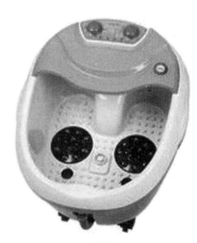

图 6-2

聪耳明目,纳气平喘作用的一种疗法。现代医学认为磁疗可以利用高科技的磁性材料作用于人体的经络、穴位和患病部位,通过磁场使磁力线透入人体组织深处,以达到预防及治疗疾病的效果。当使用时磁力线可透入体内达 6～9cm,相当于传统针灸的深度。

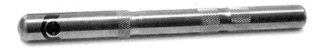

图 6-3

4. 定时药盒 定时药盒(电子药盒)是一种具备定时提醒服药功能的贴心家居用品,每天的服药时间是预先设定好的,到了设定的时间提醒声音就会响起,服药者因此就可以准时服药。这很适合那些需要每天服药、服用保健品的人士(尤其是老年人士)使用。

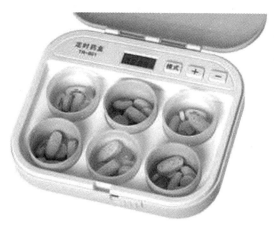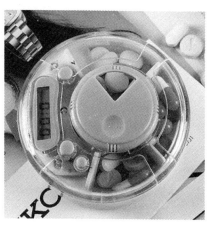

图 6-4

(1)药盒产品结构设计方便配药和服药,服药时不会将药物洒出掉在地上。

(2)服药药杯的材料是安全无毒无污染的。

(3)能设置多个服药提醒时间点。

(4)操作简单。

(5)便于清洁。

5. 健身器材 健身器材常以训练功能多少来分为单功能和综合型多功能两大类,常用的有划船器、健美车、健步机、跑步机、美腰机等。

它们的主要功能是:

(1)划船器:主要用来增强手臂力量、背阔肌和动作协调能力。

(2)AMT 体适能运动机:与其他的健身方式不同,用户可以在不同的运动模式和完全零冲击下体验类似于登楼梯、步行、慢跑和长跑间自由转换。可以通过这种即时转换模式功能,调整训练模式来达到针对特定肌肉群训练的目标。

(3)椭圆运转机:平滑流畅的运动轨迹和交叉坡度专利技术让使用者以符合生物力学的姿势锻炼肌肉组,增加了锻炼的多样性和有效性。零阻力的锻炼减少肌肉劳损的发生。

(4)健美车:锻炼时,像骑自行车一样,主要用来增强腿部力量,增强心血管功能。

(5)健步车:主要用以锻炼腿、腰、腹部肌肉及心肺功能。

（6）跑步机：主要用以锻炼腿、臀、腰、腹部肌肉及心肺功能。

（7）美腰机：可对腰部、背部作放松按摩。

（8）综合型多功能器：一般都包括扩胸器、引体向上、仰卧推举、仰卧起坐等器械的功能。扩胸器、引体向上、仰卧推举，主要是用来锻炼上肢力量及胸大肌力量；仰卧起坐，主要用来锻炼腰肌群，减少腰腹部多余脂肪。

6. 治疗仪

（1）分类

1）功能分类法：治疗仪分低频治疗仪（工作频率为 0.5～1000Hz）、中频治疗仪（工作频率为 1001～100 000Hz）、高频治疗仪（大于 100 000Hz）

低频（图 6-5）：

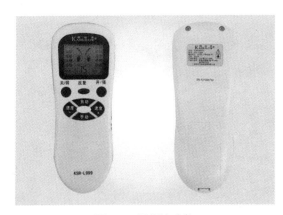

图 6-5　低频治疗仪

①镇痛：镇痛也是低频脉冲电流的重要作用之一。

②兴奋神经肌肉组织：能兴奋神经肌肉组织是这种电流是重要特征。

③促进局部血液循环：这也是低频脉冲电流的主要生理和治疗作用之一，

中频治疗仪（图 6-6）：

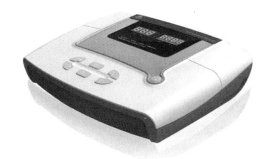

图 6-6　中频治疗仪

中频治疗仪是利用中频电刺激原理研制而成的，适用于医院、家庭等场所。适应病症：腰椎间盘突出症、肌肉劳损、肩周炎、网球肘、腱鞘炎、肱骨外上髁炎、风湿性关节炎、类风湿关节炎、挫伤、肌纤维织炎、神经痛、神经炎、瘢痕挛缩、术后粘连、周围神经损伤、神经损伤、部分失神经肌肉恢复、偏瘫恢复等,具有止痛、改善血液循环和消炎的作用。

高频治疗仪(图6-7):

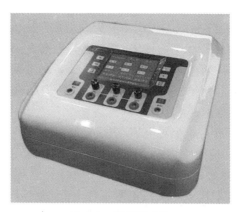

图6-7　高频治疗仪

特点:不产生电解;作用于神经肌肉时不产生兴奋作用;建议高频治疗时电极可以离开皮肤应用的高频治疗仪有:长波、短波、超短波、微波。多应用于医院临床治疗,因为高频震荡频率大,很容易对人体产品过量。脉冲治疗仪是没有高频率的。有些产品也宣传自己是高频的,但事实上都是达不到的。高频治疗仪震荡频率很高,一方面会产生热力而且会产生紫外光,另一方面则不会令肌肉收缩。

2)使用分类法:家用治疗仪、医用治疗仪。

(2)治疗仪的作用

1)改善睡眠:静电场促使人体全身放松,消除人体紧张状态,减少肝脏向大脑放电,消除异常脑电波和脑磁的发生,增强大脑皮层扩散型抑制功能,促使脑电波进入轻松缓慢 α 波和入睡时 θ 波状态。

2)活化细胞:生物电子(负离子)匮乏,细胞出现病理电位。钾、钠、氯离子分布失衡,通透性变差,新陈代谢受阻,活性降低,功能减退。高压负交变电场,促使细胞内外钾、钠、氯离子有序排列,通透性增强。高压负电位补充人体负离子,使细胞电位复极化(−90mV),活性提高,ATP 合成增多,DNA 按遗传种系合成人体所需特异蛋白。光波每秒 75 000 次正负离子的刺激,细胞生命力提升,代谢功能增强。同频谐振使细胞获得最高谐振渗透能动力,获得更多能量。

3)净化血液:体内正负离子失衡血液酸性化,红细胞功能减退,携带氧气、养料、荷尔蒙(激素)能力降低;白细胞数量减少,血小板凝聚,血液黏稠度升高;胆固醇生成过多,引发动脉粥样硬化;血管平滑肌紧缩(电位异常),管腔变窄,毛细血管痉挛,外周阻力增大,交感神经素分泌过多,血压升高,心跳过速,动力减弱。负离子使血液保持酸碱平衡,红细胞电能增加,功能增强。血小板凝聚度降低,血液稀释。心肌收缩力加强,氧化血红蛋白含量提高。消除血管痉挛,减少外周阻力。

4)调节自主神经:正离子增多,自主神经功能紊乱,引发头痛、失眠、耳鸣、焦虑等症状。负离子兴奋交感神经,促使儿茶酚胺、5-羟色胺保持相对平衡,镇静安眠,消除紧张、疲劳、头痛、头晕、失眠、烦躁、便秘、腰酸背痛等症状。

5) 促进新陈代谢：负离子匮乏，新陈代谢功能受阻，老废酸毒废物堆积，机体呈酸性（万病之源）。人体细胞、组织、器官受到老废酸毒废物的侵害，功能降低。负离子使体内各种酶活性化，人体各排泄器官代谢功能增强，新陈代谢加快：肝脏解毒功能提高，酵素活性化，肌体内废物分解代谢增强；肺细胞代谢功能提高，储氧能力增强，排除二氧化碳功能加快；肾脏细胞活化，功能提高；胃肠细胞活化，副交感神经兴奋，胃肠蠕动加快，排便通畅。

6) 增强免疫能力：生物电能降低，免疫功能下降，各种细菌、病毒、毒素等有害物质乘虚而入，功能衰退。负离子活化免疫细胞及丙种球蛋白，提高机体免疫力，增强人体抗病能力，提升人体固有的自然治愈力。

7) 消减自由基：自由基含有未配对电子，表现出高度的反应活泼性，产生后即刻攻击和破坏细胞内各种执行正常功能的生物分子，细胞损伤巨大。自由基攻击 DNA，引起基因突变；攻击蛋白质，使其活性降低。

8) 塑身美容：负离子使肌肉细胞保持正常生理电位，激活新陈代谢，增强储氧能力，使肌肤拥有光泽，富有弹性，抑制皱纹的产生。高周波提高基础代谢使皮下组织升温，加速脂肪燃烧，新陈代谢加快。由于脂肪被分解代谢，因此达到瘦身美体的目的。

（3）治疗仪的适用范围：具有一定保健作用，但不能代替药物治疗和正规医疗。

1) 肢体疼痛类疾病：颈椎病、骨质增生、腰肌劳损、腰椎间盘脱出、坐骨神经痛、股骨头坏死、风湿、类风湿关节炎、肩周炎、网球肘、中风后遗症（偏瘫）、陈旧性损伤、腰腿（四肢、躯干）疼痛、酸楚、麻木、屈伸不利等；

2) 胃肠道疾病：浅表性胃炎、萎缩性胃炎、胃窦炎、胃及十二指肠溃疡、胃痉挛、肠痉挛、胃腹疼痛、胀满、慢性腹泻、五更泻、便秘等。

3) 前列腺类疾病：前列腺增生、肥大、有菌性、无菌性前列腺炎。

4) 妇科疾病：痛经、附件炎、盆腔炎、乳腺增生。

5) 辅助治疗：糖尿病、高血压、心脏病、哮喘、支气管炎。

7. 其他

（1）保健非弹力袜：非弹力袜主要适合中老年人。

普通的袜子，一般都有弹力，使得老年人穿袜子常常会有"勒"脚脖子的情况发生，具体的表现就是脚上留有勒痕，勒脚不仅仅会不舒服，而且很有可能会影响脚部血液循环，对健康不利。非弹力袜之所以不勒是因为采用了无弹力工艺和材料，并且加入专利设计不下滑。一般袜子的袜口都采用弹力材料制成，但是这样一来，舒适感会降低，使得多少会有"勒"的感觉。而非弹力袜在工艺上完全摒弃了传统方法，袜口绝不使用弹力材料和工艺，袜子采用的是无骨工艺、无痕压力设计、手工缝头，多点结构设计，所以不勒脚。

（2）健香袋、衣服鞋帽、非弹力袜、不勒袜、垫毯等。

三、保健化妆品

对于化妆品我们大家都不陌生，每天我们都需要化妆品来提升我们的形象。而保健化妆品这个词大家都不是很了解，常常被片面地理解为能够保健的化妆品。但是，实际上保健化妆品有其他的意思。保健化妆品其实与我们平时所说的化妆的品名有很大的不同，化妆品是我们用来装束我们容貌的，而保健化妆品却是我们每个人每天都会用到的健康用品。保健化妆品是指清洁人体，改善容颜，保持健美的技术及其有关化学品。

世界卫生组织（WHO）给健康所下的正式定义是"健康是指生理、心理及社会适应三个方面全部良好的一种状况，而不仅仅是指没有生病或者体质健壮"。

据此世界卫生组织制定了健康的 10 条标准：

1. 充沛的精力，能从容不迫地担负日常生活和繁重的工作而不感到过分紧张和疲劳。

2. 处世乐观，态度积极，乐于承担责任，事无大小，不挑剔。

3. 善于休息，睡眠好。

4. 应变能力强，能适应外界环境中的各种变化。

5. 能够抵御一般感冒和传染病。

6. 体重适当，身体匀称，站立时头、肩位置协调。

7. 眼睛明亮，反应敏捷，眼睑不发炎。

8. 牙齿清洁，无龋齿，不疼痛，牙龈颜色正常，无出血现象。

9. 头发有光泽，无头屑。

10. 肌肉丰满，皮肤有弹性。

在这些对健康的标准中世界卫生组织强调了牙齿，头发，皮肤的明确规定，非常具体地说明了人在皮肤，头发，牙齿等生理健康表现方面的要求，保持牙齿，头发和皮肤清洁，就显得尤其重要。而保健化妆品作为主要的清洁人体的化学用品体现出了它的重要价值。

产品分类

1. 牙齿

（1）美白类

1）牙速白：运用目前全球的口腔医生美白牙齿所采用的有效成分。它是专门针对牙齿发黄、发黑、变成棕色或黯灰色的牙齿表面色斑，采用定向加酶技术，使用专业材料对牙齿100% 三维精确取模，对牙齿表面全方位集中美白，设计合理，效果显著，使用简单。

2）美白牙齿贴片：美白牙齿贴片只需要简单的撕、贴动作，不必太多的工具，可以随时随地美白，只要随身带着它，想用的时候撕下来，贴在牙齿上即可。

3）牙齿美白笔：天然植物提取的浓缩精华液，超强的分解能力，全面分解牙齿污渍，修复光亮洁白、不损伤牙釉质；神奇特效的洁齿配方，能使烟、茶、咖啡、槟榔、红酒等引起的黄牙、黑牙、烟牙快速洁白；并能帮助清洁牙齿，防止口腔异味，保持口腔清爽洁净，使牙齿洁白亮丽，令微笑更迷人；使用方法简单，随时随地，只需轻轻一擦，即可见洁白效果，与美白精华液同时使用，更能让牙齿亮丽，洁白效果更持久。

4）牙粉：牙粉是一种良好的洁齿用品，与牙膏只是状态上的区别，它是碳酸钙、皂粉和少量的糖精、香料、过硼酸钠等原料拌和而成。这些原料都具有清洁的效力，摩擦力强，成本低的特点。常用的配方有下列几种：

①碳酸 250g、碳酸镁 150g、肥皂粉 3g、薄荷脑 2g、糖精 1g、龙脑 0.1g，凤吕草油 15 滴、冬绿油 10 滴。

②碳酸镁 8 份、碳酸钙 3 份、玫瑰油数滴、薄荷龙脑少许、酒精适量。先把碳酸镁和碳酸钙混合，然后反香料溶化于酒精，用喷雾气喷入，一面喷，一面混合搅拌，最后装袋（或入瓶）加封。这种牙粉入口清凉，齿颊留香。

③碳酸钙 900 份、樟脑 100 份、无水酒精少许。先把樟脑加入无水酒精，研成细末，然后把碳酸钙慢慢加入，混合筛过去时即成。这种牙粉带有浓厚的樟脑味。

牙粉原料绝大多数是吸湿性很强的粉质,在保管中应注意防潮,以防其结块。保管时的相湿度以 50%～70% 为宜,温度最好在 30℃ 以下。

（2）清洁类

牙膏：①含氟牙膏：氟可以提高牙齿的抗腐蚀能力、抑制致龋细菌的生长繁殖。②中草药牙膏：是在普通牙膏的基础上添加了某些具有清热解毒、消炎止血作用的中草药,对缓解牙龈炎症有一定辅助作用。③消炎牙膏：在普通牙膏的基础上加入某些抗菌药物以消炎抗菌、抑制牙结石和菌斑的形成,起到改善口腔环境、预防和辅助治疗牙龈出血、牙周病的作用。④防过敏牙膏：牙膏里含有硝酸钾或氯化锶等脱敏成分,对牙本质过敏有一定的缓解作用。⑤去垢增白牙膏：这类牙膏中含有过氧化物或羟磷灰石等药物,采用摩擦和化学漂白的原理去除牙齿表面的着色,起到洁白牙齿的作用。⑥含盐牙膏：盐本身有杀菌消炎的作用,适合大多数人群。

2. 头发 洗发水分类及其作用：

①温和的洗发水,适合于普通的发质；②强力滋润型的洗发水,适合头发特别干燥、细幼的发质；③针对受损性的洗发水,比如是针对长期染、烫所造成头发的伤害,是护理性的洗发水；④去头屑的洗发水,含有特有的抑制和去头屑的成分；⑤深层洁净洗发水,可以深入头发彻底清洁在头发的化学残渍,使头发恢复以前的状态；⑥二合一的洗发水,可以将洗发护发两者合一,一次完成。

3. 皮肤

（1）皮肤的类型：一提到化妆品,大部分人首先会在脑海中浮现出年轻女士美丽的脸庞,认为只有这些美丽的女士需要化妆品对皮肤的滋润。没错,化妆品是年轻女士保持美丽容颜的秘方,不过片面地以为只有女士需要保健化妆品就错了,每个人对保健化妆品都有需要,每个人的皮肤性质不尽相同,对皮肤类型的分类方法有多种。目前多根据皮肤含水量、皮脂分泌状况、皮肤 pH 值以及皮肤对外界刺激的反应性的不同,将皮肤分为五种类型：

1）干性皮肤：其角质层的含水量低于 10%,pH＞6.5,皮脂分泌量少,皮肤干燥、缺少油脂,皮纹细,毛孔不明显,洗脸后有紧绷感,对外界刺激（如气候、温度变化）较敏感,易出现皮肤皲裂、脱屑和皱纹。干性皮肤既与先天性因素有关,也与经常风吹日晒、使用碱性洗涤剂过多有关。

2）中性皮肤：也称普通型皮肤,为理想的皮肤类型。其角质层含水量为 20% 左右,pH 为 4.5～6.5,皮脂分泌量适中,皮肤表面光滑细嫩,不干燥、不油腻,有弹性,对外界刺激适应性较强。

3）油性皮肤：也称多脂型皮肤,多见于中青年及肥胖者。其角质层含水量为 20% 左右,pH＜4.5,皮脂分泌旺盛,皮肤外观油腻发亮,毛孔粗大,易黏附灰尘,肤色往往较深,但弹性好,不易起皱,对外界刺激一般不敏感。油性皮肤多与雄激素分泌旺盛、偏食高脂食物及香浓调味品有关,易患痤疮、脂溢性皮炎等皮肤疾病。

4）混合性皮肤：是干性、中性或油性混合存在的一种皮肤类型。多表现为面中央部位（即前额、鼻部、鼻唇沟及下颏部）呈油性,而双面颊、双颞部等表现为中性或干性皮肤。躯干部皮肤和毛发状况与头面部一致,油性皮肤者毛发亦多油光亮,干性皮肤者毛发亦显干燥。

5）敏感性皮肤：也称过敏性皮肤,多见于过敏体质者。皮肤对外界刺激的反应性强,对冷、热、风吹、紫外线、化妆品等均较敏感,易出现红斑、丘疹和瘙痒等皮肤表现。

（2）不同类型皮肤化妆品的选择

1）干性皮肤：为缺乏油脂和水分的皮肤。不宜用肥皂洗脸，尽量少用清洁剂，如果用的话，用弱碱性的香皂，或弱酸性的洗面奶，洗脸的水温约30℃为宜，洗脸后应擦含油分较多的护肤品，如冷霜等，避免暴晒，可用防晒霜。洗脸后，先用不含酒精的化妆水，柔软皮肤，然后外用面霜。缺乏水分的干性皮肤，易起皮屑和皱纹，化妆品宜选用天然油脂，如橄榄油，比油脂化妆品更有益。

2）中性皮肤：是理想的皮肤类型，水分和皮脂分泌适中，皮肤不粗不细，对外界刺激不太敏感。中性皮肤适合用香皂洗脸，选择保健化妆品的范围比较大，一般的膏霜类化妆品均可使用。

3）油性皮肤：每天洗脸两三次即可，最好用微酸性的洗面奶或碱性减弱的香皂洗脸，然后用含有樟脑成分的化妆水涂抹脸部，可以收敛毛孔，防止粉刺形成，选用雪花膏奶液等含油较少的护肤品，不宜擦油性化妆品和易阻塞毛孔的粉剂化妆品。

4）混合性皮肤：保健化妆品选择可酌情参考干性、中性或油性皮肤的选择方法。

5）敏感性皮肤：如果选用不合适的化妆品，极易出现红斑、水疱和瘙痒等过敏性反应。这种皮肤尽量少用清洁剂，如用可选择弱酸性洗面奶，洗脸温度在30度左右，化妆品选用无刺激性的冷霜、雪花膏、橄榄油、或含高级脂肪醇原料的护肤膏，不宜用含香精、PABA及荧光增白剂的防晒剂。

附：

卫生部公布的既是食品又是药品的中药名单：

丁香、八角茴香、刀豆、小茴香、小蓟、山药、山楂、马齿苋、乌梢蛇、乌梅、木瓜、火麻仁、代代花、玉竹、甘草、白芷、白果、白扁豆、白扁豆花、龙眼肉(桂圆)、决明子、百合、肉豆蔻、肉桂、余甘子、佛手、杏仁、沙棘、芡实、花椒、红小豆、阿胶、鸡内金、麦芽、昆布、枣(大枣、黑枣、酸枣)、罗汉果、郁李仁、金银花、青果、鱼腥草、姜(生姜、干姜)、枳椇子、枸杞子、栀子、砂仁、胖大海、茯苓、香橼、香薷、桃仁、桑叶、桑椹、橘红、桔梗、益智仁、荷叶、莱菔子、莲子、高良姜、淡竹叶、淡豆豉、菊花、菊苣、黄芥子、黄精、紫苏、紫苏籽、葛根、黑芝麻、黑胡椒、槐米、槐花、蒲公英、蜂蜜、榧子、酸枣仁、鲜白茅根、鲜芦根、蝮蛇、橘皮、薄荷、薏苡仁、薤白、覆盆子、藿香。

卫生部公布的可用于保健食品的中药名单：

人参、人参叶、人参果、三七、土茯苓、大蓟、女贞子、山茱萸、川牛膝、川贝母、川芎、马鹿胎、马鹿茸、马鹿骨、丹参、五加皮、五味子、升麻、天门冬、天麻、太子参、巴戟天、木香、木贼、牛蒡子、牛蒡根、车前子、车前草、北沙参、平贝母、玄参、生地黄、生何首乌、白及、白术、白芍、白豆蔻、石决明、石斛、地骨皮、当归、竹茹、红花、红景天、西洋参、吴茱萸、怀牛膝、杜仲、杜仲叶、沙苑子、牡丹皮、芦荟、苍术、补骨脂、诃子、赤芍、远志、麦冬、龟甲、佩兰、侧柏叶、制大黄、制何首乌、刺五加、刺玫果、泽兰、泽泻、玫瑰花、玫瑰茄、知母、罗布麻、苦丁茶、金荞麦、金樱子、青皮、厚朴花、姜黄、枳壳、枳实、柏子仁、珍珠、绞股蓝、葫芦巴、茜草、荜茇、韭菜子、首乌藤、香附、骨碎补、党参、桑白皮、桑枝、浙贝母、益母草、积雪草、淫羊藿、菟丝子、野菊花、银杏叶、黄芪、湖北贝母、番泻叶、蛤蚧、越橘、槐实、蒲黄、蒺藜、蜂胶、酸角、墨旱莲、熟大黄、熟地黄、鳖甲。

保健食品禁用中药名单(注：毒性或者副作用大的中药)：

八角莲、八里麻、千金子、土青木香、山莨菪、川乌、广防己、马桑叶、马钱子、六角莲、天仙子、巴豆、水银、长春花、甘遂、生天南星、生半夏、生白附子、生狼毒、白降丹、石蒜、关木通、农吉痢、夹竹桃、朱砂、米壳(罂粟壳)、红升丹、红豆杉、红茴香、红粉、羊角拗、羊踯躅、丽江山慈菇、京大戟、昆明山海棠、河豚、闹羊花、青娘虫、鱼藤、洋地黄、洋金花、牵牛子、砒石(白砒、红砒、砒霜)、草乌、香加皮(杠柳皮)、骆驼蓬、鬼臼、莽草、铁棒槌、铃兰、雪上一枝蒿、黄花夹竹桃、斑蝥、硫黄、雄黄、雷公藤、颠茄、藜芦、蟾酥。

历代本草文献所载具有保健作用的食物名单:

聪耳(增强或改善听力)类食物:莲子、山药、荸荠、蒲菜、芥菜、蜂蜜。

明目(增强或改善视力)类食物:山药、枸杞子、蒲菜、猪肝、羊肝、野鸭肉、青鱼、鲍鱼、螺蛳、蚌。

生发(促进头发生长)类食物:白芝麻、韭菜子、核桃仁。

润发(使头发滋润、光泽)类食物:鲍鱼。

乌须发(使须发变黑)类食物:黑芝麻、核桃仁、大麦。

长胡须(有益于不生胡须的男性)类食物:鳖肉。

美容颜(使肌肤红润、光泽)类食物:枸杞子、樱桃、荔枝、黑芝麻、山药、松子、牛奶、荷蕊。

健齿(使牙齿坚固、洁白)类食物:花椒、蒲菜、莴笋。

轻身(消肥胖)类食物:菱角、大枣、榧子、龙眼、荷叶、燕麦、青粱米。

肥人(改善瘦人体质,强身壮体)类食物:小麦、粳米、酸枣、葡萄、藕、山药、黑芝麻、牛肉。

增智(益智、健脑等)类食物:粳米、荞麦、核桃、葡萄、菠萝、荔枝、龙眼、大枣、百合、山药、茶、黑芝麻、黑木耳、乌贼鱼。

益志(增强志气)类食物:百合、山药。

安神(使精神安静、利睡眠等)类食物:莲子、酸枣、百合、梅子、荔枝、龙眼、山药、鹌鹑、牡蛎肉、黄花鱼。

增神(增强精神,减少疲倦)类食物:茶、荞麦、核桃。

增力(健力,善走等)类食物:荞麦、大麦、桑椹、榛子。

强筋骨(强健体质,包括筋骨、肌肉以及体力)类食物:栗子、酸枣、黄鳝、食盐。

耐饥(使人耐受饥饿,推迟进食时间)类食物:荞麦、松子、菱角、香菇、葡萄。

能食(增强食欲、消化等能力)类食物:葱、姜、蒜、韭菜、芫荽、胡椒、辣椒、胡萝卜、白萝卜。

壮肾阳(调整性功能,治疗阳痿、早泄等)类食物:核桃仁、栗子、刀豆、菠萝、樱桃、韭菜、花椒、狗肉、狗鞭、羊肉、羊油脂、雀肉、鹿肉、鹿鞭、燕窝、海虾、海参、鳗鱼、蚕蛹。

种子(增强助孕能力,也称续嗣,包括安胎作用)类食物:柠檬、葡萄、黑雌鸡、雀肉、雀脑、鸡蛋、鹿骨、鲤鱼、鲈鱼、海参。

历代本草文献所载具有治疗作用的食物,归纳如下:

散风寒类(用于风寒感冒病症)食物:生姜、葱、芥菜、芫荽。

散风热类(用于风热感冒病症)食物:茶叶、豆豉、杨桃。

清热泻火类(用于内火病症)食物:茭白、蕨菜、苦菜、苦瓜、松花蛋、百合、西瓜。

清热生津类(用于燥热伤津病症)食物:甘蔗、番茄、柑、柠檬、苹果、甜瓜、甜橙、荸荠。

清热燥湿类(用于湿热病症)食物:香椿、荞麦。

清热凉血类(用于血热病症)食物:藕、茄子、黑木耳、蕹菜、向日葵子、食盐、芹菜、丝瓜。

清热解毒类(用于热毒病症)食物:绿豆、赤小豆、豌豆、苦瓜、马齿苋、荠菜、南瓜、苣荬菜。

清热利咽类(用于内热咽喉肿痛病症)食物:橄榄、罗汉果、荸荠、鸡蛋白。

清热解暑类(用于暑热病症)食物:西瓜、绿豆、赤小豆、绿茶、椰汁。

清化热痰类（用于热痰病症）食物：白萝卜、冬瓜子、荸荠、紫菜、海蜇、海藻、海带、鹿角菜。

温化寒痰类（用于寒痰病症）食物：洋葱、杏子、芥子、生姜、佛手、香橼、桂花、橘皮。

止咳平喘类（用于咳嗽喘息病症）食物：百合、梨、枇杷、落花生、杏仁、白果、乌梅、小白菜。

健脾和胃类（用于脾胃不和病症）食物：南瓜、包心菜、芋头、猪肚、牛奶、芒果、柚、木瓜、栗子、大枣、粳米、糯米、扁豆、玉米、无花果、胡萝卜、山药、白鸭肉、醋、芫荽。

健脾化湿类（用于湿阻脾胃病症）食物：薏苡仁、蚕豆、香椿、大头菜。

驱虫类（用于虫积病症）食物：榧子、大蒜、南瓜子、椰子肉、石榴、醋、乌梅。

消导类（用于食积病症）食物：萝卜、山楂、茶叶、神曲、麦芽、鸡内金、薄荷叶。

温里类（用于里寒病症）食物：辣椒、胡椒、花椒、八角茴香、小茴香、丁香、干姜、蒜、葱、韭菜、刀豆、桂花、羊肉、鸡肉。

祛风湿类（用于风湿病症）食物：樱桃、木瓜、五加皮、薏苡仁、鹌鹑、黄鳝、鸡血。

利尿类（用于小便不利、水肿病症）食物：玉米、赤小豆、黑豆、西瓜、冬瓜、葫芦、白菜、白鸭肉、鲤鱼、鲫鱼。

通便类（用于便秘病症）食物：菠菜、竹笋、番茄、香蕉、蜂蜜。

安神类（用于神经衰弱、失眠病症）食物：莲子、百合、龙眼肉、酸枣仁、小麦、秫米、蘑菇、猪心、石首鱼。

行气类（用于气滞病症）食物：香橼、橙子、柑皮、佛手、柑、荞麦、高粱米、刀豆、菠菜、白萝卜、韭菜、茴香菜、大蒜。

活血类（用于血瘀病症）食物：桃仁、油菜、慈菇、茄子、山楂、酒、醋、蚯蚓、蚶肉。

止血类（用于出血病症）食物：黄花菜、栗子、茄子、黑木耳、刺菜、乌梅、香蕉、莴苣、枇杷、藕节、槐花、猪肠。

收涩类（用于滑脱不固病症）食物：石榴、乌梅、芡实、高粱、苹果、莲子、黄鱼、鲇鱼。

平肝类（用于肝阳上亢病症）食物：芹菜、番茄、绿茶。

补气类（用于气虚病症）食物：粳米、糯米、小米、黄米、大麦、山药、莜麦、籼米、马铃薯、大枣、胡萝卜、香菇、豆腐、鸡肉、鹅肉、鹌鹑、牛肉、兔肉、狗肉、青鱼、鲢鱼。

补血类（用于血虚病症）食物：桑椹、荔枝、松子、黑木耳、菠菜、胡萝卜、猪肉、羊肉、牛肝、羊肝、甲鱼、海参、草鱼。

助阳类（用于阳虚病症）食物：枸杞菜、枸杞子、核桃仁、豇豆、韭菜、丁香、刀豆、羊乳、羊肉、狗肉、鹿肉、鸽蛋、雀肉、鳝鱼、海虾、淡菜。

滋阴类（用于阴虚病症）食物：银耳、黑木耳、大白菜、梨、葡萄、桑椹、牛奶、鸡蛋黄、甲鱼、乌贼鱼、猪皮。

第七章

亚健康的中西医结合管理

第一节 健康管理与亚健康防治

一、健康管理

(一)健康管理的概述

1. 管理的概念 何为管理？管理是指在特定的环境条件下，以人为中心，对组织所拥有的资源进行有效的决策、计划、组织、领导、控制，以便达到既定组织目标的过程。具体地说，管理是指制订战略计划和目标、使用完成任务所需要的人力和财务资本、衡量结果的组织过程，其目的是节约资源、节省时间，充分利用、发挥现有设备技术的作用和人的积极性，以最小的投入获取最大的效益。

2. 健康管理的起源及概念 现代健康管理的思路最早起源于美国。30多年来，随着美国健康管理计划的逐步推行，健康管理在其国内得到了广泛的实践及应用性研究，也收到了相当的成效。然而，到目前为止仍未能见到全面系统的理论研究和权威的专著。随后英国、德国、芬兰、日本、中国等国家也逐步形成了具有各自国家特色的健康管理组织，但其发展成果亦未及美国。可以说，世界上还没有一个大家都能接受的健康管理的定义，结合我国健康管理工作的特点，目前将健康管理定义为：健康管理是应用现代医学、心理学、营养学、运动学、社会学、管理学等方面知识，以及中医学"治未病"理论，对个体和群体健康状况以及影响健康的危险因素进行全面监测、评估、干预的过程。通过开展健康教育和健康指导，有效增强居民健康意识、改善人群健康行为，降低发病风险，延缓慢性非传染性疾病发生、发展，从而提高居民的健康水平和生活质量。

3. 健康管理的理论基础 健康管理作为一门新兴学科，其发展历史并不算很长，但仍能够受到世界各国重视并不断发展、创新，这与其科学的理论基础是分不开的。人体的周围时刻都充斥着各种致病的危险因素，当危险因素对机体的消极影响达到一定程度时，人体的免疫力就会逐渐下降，并最终导致亚健康、疾病状态的发生。而人体具有相当复杂的自我调整和修复系统，当机体面临亚健康状态或者在亚健康、疾病的发生、发展的过程中，可以采取适当的措施来干预各种致病危险因素，从而预防亚健康的发生或者实现亚健康、疾病的恢复，这是施行健康管理的基本科学基础。个体从健康状态发展为冠心病、糖尿病、痛风等疾病时要经历一个相当长的发展过程，一般从健康状态进入疾病状态需要经历一个过渡状态,即亚健康状态,随着各种致病危险因素的增加,个体逐渐从亚健康状态出现疾病早期的生理病理改变,最后出现疾病的临床症状。倘若能对健康个体及时地进行健康教育及宣传,对处于亚健康状态或者疾病早期的个体上采取针对性的措施进行预防及干预,或者就能在一定程度上阻断或延缓疾病的发生、发展,以达到维护健康的目的。

4. 健康管理的宗旨和特点　健康管理的宗旨是调动个体和群体以及整个社会的积极性,有效利用有限资源达到最大的健康效果。健康管理以对个体或者人群的健康进行管理为主线,不涉及疾病的诊断和治疗过程,目标人群包括健康人群、亚健康人群以及慢性非传染性疾病早期或者康复期人群。工作的重点是对亚健康、慢性非传染性疾病及其危险因素进行干预指导。健康管理模式是一种前瞻性的卫生服务模式,其以较少的投入获得较大的健康效果,从而控制和减少亚健康或疾病风险,降低医疗卫生费用,节约有限的卫生资源,提高医疗服务的效益。

5. 健康管理的基本步骤　健康管理一般情况下有以下4个步骤:

(1) 收集并建立个人健康信息,即健康档案。个人健康信息包括个人一般情况(性别、年龄等)、目前健康状况和疾病家族史、生活方式(身体活动、膳食、吸烟、饮酒等)、心理问题、体格检查(身高、体重、血压等)和实验室检查(血尿常规、血脂、血糖等)。信息收集工具包括调查问卷及医院健康体检等。通过对个人的健康信息全面了解后,可以为后续的健康评估及干预手段提供有效的信息基础。

(2) 对每个个体进行健康、亚健康及疾病的风险评估,即健康评估。健康风险评估是一个广义的概念,它包括了简单的个体健康风险分级方法和复杂的群体健康风险评估模型,目前的评估模型主要是指对患病危险性的评估,是慢性非传染性疾病健康管理的技术核心。通过分析个人健康史、家族史、生活方式、心理问题,结合体格检查及实验室检查等资料,为每个个体提供一系列评估报告,包括健康体检报告、生活方式评估报告、总体健康评估报告、精神压力评估报告、亚健康及疾病风险报告等。其主要目的是帮助个体综合认识健康风险,鼓励和帮助人们纠正不健康的行为和习惯,制定个性化的健康干预措施并对其效果进行评估。

(3) 根据健康评估报告,制定健康干预计划和实施方案,即健康干预。健康管理过程中的健康干预强调个性化,个性化的健康管理计划是鉴别及有效控制个体健康危险因素的关键。根据个体的健康危险因素,由健康管理师进行个体指导,设定健康改善的目标,采取多种手段来帮助个体纠正不良的生活方式和习惯,控制甚至消除健康危险因素,实现个体健康管理计划的目标。如一位高血压高危个体,除血压偏高外,可能还存在超重、吸烟及饮酒等危险因素,因此除了控制血压、定时监测血压外,健康管理师对个体的指导还应包括减轻体重(饮食控制、增加体育锻炼、保持平和心态等)、控制摄盐和戒烟限酒等内容。

(4) 对健康改善的状态进行跟踪随访,以进一步调整方案,即健康跟踪及调整。动态跟踪随访是健康管理工作必要的一个手段。随访的主要内容是检查健康管理计划的实现状况,检查(必要时测量)主要危险因素的变化情况,综合分析评价阶段性的管理效果并做出必要的调整。只有如此周而复始,长期坚持,才能达到健康管理的预期效果。

整个流程步骤体现健康管理标准化、个体化及系统化的特点。标准化的特点贯穿于健康管理的整个过程,其信息收集、评估方法、干预措施、方案调整,均必须依据循证医学、循证保健的标准或学术界公认的预防和控制指南及规范来确定及实施。健康管理是针对个体或群体进行的，根据建立的个性化健康档案，为每个个体有针对性地提供具体的干预计划，体现以人为本的医学模式。所有的健康管理步骤可以通过互联网的服务平台及相应的用户端计算机系统来帮助实施，并有专人系统管理，强调管理的调控弹性、可重复性及有效性。

（二）国外健康管理的历史及发展现状

现代健康管理的概念提出和实践最初出现在美国，生存环境恶化、人口老龄化加剧、慢性病人群不断增长直接导致美国医疗卫生需求过度增长。传统的以疾病诊治为中心的卫生服务模式应对不了新的挑战，以健康管理为中心的卫生服务模式应运而生。

健康管理的思路和实践萌芽于20世纪20年代末，美国蓝十字和蓝盾保险公司最先对健康管理进行了实践探索。直到60年代，美国保险业首先提出了健康管理的概念。医疗保险业的管理者通过长期观察发现，大部分健康人仅用很少的医疗费用，而一小部分人却用掉了大部分医疗费用。因此管理者试图寻找可能导致高费用的人，并采取措施来减少他们的医疗费用，这对保险业来说尤为重要。应用健康管理技术可以早期鉴别出高危人群，通过健康管理减少投保人的患病风险，从而减少保险的赔付费用。健康管理既能提高个人对健康保险的信任度，又能增加行业收益，使投保人与保险公司双方受益。这种卫生服务模式受到了政府的注意和重视。1969年，美国政府将健康维护组织纳入了国家医疗保障计划体系并于1973年为其提供了立法支持。

1990年，美国政府制订了"健康人民"的健康管理计划，每10年1次，该计划现已进入了第三个10年，其主要包括两个目标：一是提高健康生活质量，延长健康寿命；二是消除健康差距。现时，美国健康管理服务队伍有了较大的规模，包括医疗集团、健康促进中心、大中型企业、社区服务组织等，都为大众提供各种形式、内容多样的健康管理项目及相关服务，成为美国医疗保健系统的一支重要力量。美国健康管理研究人员经过20多年的研究得出一个结论：健康管理将使人获得一个90%和10%的比例。即90%的个人和企业通过健康管理后，医疗费用降到原来的10%。而未做健康管理的10%的人，医疗费用比原来上升90%。美国数据又表明，通过健康管理计划，胆固醇水平下降了2%，高血压水平下降了4%，冠心病发病率下降了16%。美国政府在全民的健康管理中起到了积极的倡导作用，不仅指明了方向，更在政策上大力支持，使美国健康管理取得了显著的成就。

随着美国健康管理计划的展开，世界各国也意识到健康管理的重要性，芬兰、英国、日本、韩国等国亦逐步建立了不同形式的健康管理组织。芬兰政府从1972年开始探索通过改变人群生活习惯的、从源头上控制疾病危险因素的新型健康管理模式，并陆续进行一系列卫生管理保健改革，提出以社区卫生服务为中心的新型健康管理模式，目前已推广至全国，此项工作也得到了世界卫生组织的认可，并倡议在全世界推广。英国政府特别重视社区健康服务在卫生系统中的地位，并在2001年推出一项针对60岁以上老年人享受卫生服务的10年计划——NSFOP（the national service framework for older people）。德国政府对民众进行健康知识的普及教育，建立了多种形式的健康管理组织，使更多的人得到更多的健康服务，国民慢性非传染性疾病的患病率明显下降。日本建立"健康促进支持体系"，健康组织多且成熟；日本家庭普遍都享有健康管理机构的保健医师长期跟踪服务，为家庭建立健康档案，负责家庭的健康管理。韩国充分利用其网络技术优势，在信息平台的建设中运用可扩展标识语言（XML）技术，有效避免了在健康信息共享时可能出现的各种信息不对接现象，提高了健康管理的效率。

（三）国内健康管理的发展现状及前景

现代健康管理的概念相当于我国古代"养生"、"治未病"等涵义。"养生"一词最早见于《庄子·内篇》，"养"指保养、调养、补养、护养；"生"指生命、生存、生长。可见，2000多年前我国古代人们就已经萌生了健身、防病的思想，实为先进。而成书于汉代的《黄帝内经·素问》中则说道："圣人不治已病治未病，不治已乱治未乱，此之谓也。夫病已成而后药之，乱已成而后治之，譬犹渴而穿井，斗而铸锥，不亦晚乎。"这也是目前发现的中医最早有关"治未病"的文字记载。至唐代，孙思邈对中医"治未病"思想进行了进一步阐述，他在《备急千金要方》里写道"上医医未病之病，中医医欲病之病，下医医已病之病"，把"治未病"视为医生的最高境界。元代的朱丹溪在《丹溪心法》中说："与其救疗于有疾之后，不若摄养于无疾之先。盖疾成而后药者，徒劳而已。是故已病而不治，所以为医家之法；未病而先治，所以明摄生之理。长如是则思患而预防之者，何患之有哉？此圣人不治已病治未病之意也。"预防疾病思想在此得到了更好的诠释，也反映了健康管理的重要性。英国学者李约瑟曾说："在世界文化当中，唯独中国人的养生学是其他民族所没有的。中医'治未病'的理念像一列满载着丰富资源的列车，承载着几千年的文化，闪烁着东方智慧的光芒，为全人类健康管理做出贡献。"

我国现代意义上的健康管理是最近10年才开始兴起，实践应用先行于理论研究，处于探索阶段但发展迅速。2001年国内第一家健康管理公司注册，健康管理作为固有名词首次在我国出现。2003年12月25日原卫生部、劳动和社会保障部和《中国保监会》在北京召开了《健康管理与医疗保障（险）高层论坛会》，使健康管理受到广泛重视并取得共识。2005年，原劳动和社会保障部正式发布了第四批健康管理师、公共营养师、芳香保健师（SPA）、医疗救护员、紧急救助员等在内的11个新职业。2006年，陈君石、黄建始等专家编写并出版《健康管理师》。2007年，中华医学会健康管理学分会成立大会在北京召开；《健康管理师国家职业标准》发布；由中国科协主管、中华医学会主办并编辑出版的国内健康管理学领域的学术期刊——《中华健康管理学杂志》创刊。2009年，中华医学会健康管理学分会在《健康管理概念与学科体系的初步专家共识》中将健康管理定义为："以现代健康概念（生理、心理和社会适应能力）和新的医学模式（生理—心理—社会）以及中医治未病为指导，通过运用管理学的方法和手段，对个体或群体整体健康状况以及影响健康的危险因素进行全面监测、评估、有效干预与连续跟踪服务的医学行为及过程，其目的是以最小投入获取最大的健康效益"。2011年"国家健康管理人才培养专项基金管理委员会"在北京成立。2003年至2014年共召开了10届中国健康产业论坛与健康管理学术会议，以健康管理为主题的各类会议、论坛蓬勃开展，相关论文数量逐年增加，中国的健康管理行业在探索中不断前行。

健康管理能在国内如此迅速发展，主要是由于我国对健康管理的需求迫切而且巨大。其需求主要包括三个方面：①人口老龄化的迅速发展：1999年，我国60岁及以上老人总数为1.26亿；2006年为1.47亿；2010年达到1.77亿，预计到2050年将达到4.1亿，占总人数的30%左右。在人均收入不高、社会保障和医疗保健体系不够健全的情况下，我国提前进入了老龄化社会，将造成沉重的经济和社会负担。健康管理计划可通过健康信息收集、风险评估，对老年人进行健康指导和预防，从而节约有限的医疗卫生资源，缓解社会压力。②亚健康患有率、慢性病患病率及死亡率迅速上升：当前，亚健康或慢性病正严重威胁人类的健康和生命。世界卫生组织指出，在慢性病的形成过程中，8%取决于医疗条件，10%取决于社会因素,7% 取决于环境因素,15% 取决于遗传因素,60% 取决于生活方式。在生活方式因素中,膳食不合理、运动不足及吸烟是三大危险行为因素。通过健康管理,鼓励和促使人群采取针对性的健康管理计划来改善其不良生活方式,不仅可以提高危险人群的生活质量而且可以降低卫生服务成本。③医疗费用快速上涨:巨额的医疗费用给个人、家庭和社会造成了沉重的经济负担。据统计,我国 1995 年卫生总费用为 2155.1 亿元,而 2005 年为 8659.9 亿元,10 年增长了 302%;人均医疗支出由 1995 年的 1700 元增加到 2006 年的 4800 元。在过去 20 年里,美国 90% 的个人和企业通过实施健康管理,慢性病的患病率下降了 70%,医疗费用下降了 90%,平均每投资 1 美元可以减少 3~6 美元的医疗费用,加上由此产生的劳动生产率提高的回报,可以获得 7~10 美元的健康回报。健康管理具有"不治已病治未病"、"防患于未然"的特点,重视监测危险因素,预防亚健康及疾病的发生、发展,追踪和保护重点人群,因而能降低疾病风险,维护人们的健康,最终能够降低医疗卫生费用。因此,加强健康管理能降低亚健康或疾病的风险和减少医疗费用的支出,是解决民众看病难、看病贵的必要之路。

健康管理行业虽然能在国内得到飞速发展,但其与国际水平仍存在着一定的差距,具有中国特色的健康管理服务系统和运营模式都有待发展。目前在我国健康管理模式存在的问题主要有:①理念先进,但学科理论与技术研究相对滞后。自 2001 年国内第一家健康管理公司注册至今,其先进的健康管理理念逐步获得了社会的认可和追捧。然而,国内的健康管理研究工作主要集中在慢性疾病(如高血压、糖尿病等)人群的认识、态度和行为调查,以及健康教育及其效果评价上,对健康管理的基础性研究相对不足。我国民众健康水平监测等基础数据库尚未建立,有关健康评估、健康需求、健康管理服务模式以及系统的理论框架等研究也相对较少,与国际健康管理研究水平尚存在较大的差距。②涉及学科广泛,但专业人员匮乏。健康管理是一门综合性的交叉学科,涉及现代医学、中医学、运动学、统计学、生物信息学、健康促进学(包括心理学、社会学、行为科学等)和营养学等。2005 年国家建立健康管理师职业,希望通过正规有序的培训尽快填补我国健康管理专业人才的空白,但目前人员的配备仍是远远不够的。③健康需求迫切,但服务形式单一,手段落后。随着中国社会经济的飞速发展,人们的健康意识发生着巨大的变化,追求健康已经成为人们最基本和最首要的需求,其迫切性是显而易见的。然而我国的总体健康管理服务水平较为低下,大多数的健康管理服务机构都是遵从促进医疗消费的贵族化管理思路,仅仅服务于特殊高收入人群,这与更需要健康服务的普通群众利益关系不大,谈不上降低医疗费用或只是降低了有钱人的医疗费用,不能达到健康服务效果好、效率高、覆盖面广、节约资源的目的。④健康管理行业流行,但市场混乱,运作机制尚不成熟。目前国内的健康管理市场发展还处于初级阶段,品牌企业和产品服务还未真正确立,具有中国特色的健康管理服务系统与运营模式尚未建立,健康管理常停留在一个十分时髦的名词上。许多体检中心、健身会所、导医机构、保健品推销商、休闲娱乐中心等都称自己从事的是健康管理,其中大多是混淆视听、商业炒作。一个健康管理机构应该包含哪些运营项目,如健康体检、数据库建立、健康风险评估、效果评价、服务于普通群众等环节,在目前看来,国内极少数运营机构能够全面覆盖。

尽管目前我国的健康管理行业发展尚未成熟,但其发展前景是非常光明的。健康管理可以广泛应用于医疗、企业、保险公司、社区服务等机构,通过对个体实施个性化管理,可以有效预防亚健康及疾病、节约医疗支出。2008 年初,原卫生部部长陈竺在全国卫生工作会议上明确指出：中国将实施《健康中国 2020》战略，到 2020 年，中国将建立起比较完善的、覆盖城乡居民的基本医疗卫生制度，全民健康水平接近中等发达国家。政府在健康管理的发展中发挥了积极的引导作用，如卫生部、保监会及劳动和社会保障部出台政策，明确健康管理是医疗保险控制的有效策略等，这些都为健康管理的行业发展指明了方向。因此，国内健康管理的发展势在必行。

二、亚健康的防治

（一）亚健康防治的基本原则

亚健康的概念最多见于中医文献当中，中医理论在亚健康状态的防治中起到十分重要的作用。早在两千多年前的《素问》中就提出"消患于未兆"、"济羸劣以获安"。"未兆"即是指未有显著疾病征兆之时；"羸劣"则是指虚损或不太健康，但不一定为疾病。即防治疾病为之先，治病为其后。《内经·四气调神大论》指出："圣人不治已病治未病，不治已乱治未乱，此之谓也。夫病已成而后药之，乱已成而后治之，譬犹渴而穿井，斗而铸锥，不亦晚乎！"所谓"治未病"，即指对还没发生明确疾病的先期征兆的治疗，当然包括疾病前期状态——亚健康状态。由于亚健康状态是心理、社会、自然等多方面因素综合作用于人体，导致人体的阴阳气血失调，脏腑形神失养所致。《素问·上古天真论》云："虚邪贼风，避之有时，恬淡虚无，真气从之，精神内守，病安从业？"因此，调整阴阳失衡状态，调养脏腑精气神形，是中医防治亚健康状态的基本原则。

（二）现代医学对亚健康的认识及实践

亚健康状态是世界卫生组织（WHO）提出的，介于健康与疾病的一种边缘状态，又称次健康状态、第三状态、灰色状态，由于其主诉症状多而不固定，又称其为不定陈述综合征。现代医学以实验室检查为主要依据，以对抗疗法为主要治疗手段，以疾病为主要治疗目标，然而，对以"不固定陈述"为主的亚健康状态难以准确定性。亚健康是一种现代文明病，体检及实验室检查无阳性及器质性病变，均未达到相应疾病诊断标准，故常被西医诊断为神经官能症。目前普遍认为，亚健康状态是由于心理、社会、生物三方面因素导致机体的神经系统、内分泌系统、免疫系统整体协调失衡、功能紊乱而致。现代医学认为导致亚健康状态的主要原因是生活、工作节奏加快，长期处于紧张状态，心理承受能力低下，社会压力不断加重，饮食不规律、不合理，过度疲劳，睡眠不足，人体自然衰老等。

针对亚健康状态，现代医学对其的干预手段较少，亦未深入实践，大多从神经官能症进行治疗。常用的主要药物治疗有：谷维素及维生素 B_1 合用，可起到维持和调节神经系统正常功能、调节自主神经功能，减少内分泌平衡障碍，改善神经失调症状的作用；维生素 C 有平衡心理压力的作用；碳酸钙 D 片具有安定情绪、强筋健骨、缓解肌肉酸痛的效果。另外，现代医学治疗还包括健康宣教、心理疗法、氧疗、音乐治疗等。

（三）亚健康中医药防治的方法

我国古代医家经过长期反复的临床实践，总结了一整套养生健康防病之法，其中健康的生活行为、工作方式是提高生命质量，预防"亚健康"及疾病的根本。中医学在对亚健康状态本质的认识、诊断、干预及治疗等方面较现代医学具有全方位的优势。

《备急千金要方》云："上医医国，中医医人，下医医病。上医医未病，中医医欲病，下医医已病。""治未病"的思想是中医的一笔宝贵财富，也是现代预防医学的思想根源。将预防措施放至首位,对防止亚健康状态的发生极其重要。《黄帝内经》中包含了极其丰富的养生调摄方法,结合这些方法可以从心理、饮食、运动等各方面进行调摄,从而防止亚健康的产生:①心理:即精神的摄养、良好心态的保持,《内经》曰:"真气从之,精神内守"、"漠然无所动于中"、"志闲而少欲,心安而不惧"、"外不劳形于事,内无思想之患"、"得神则昌、失神则亡"。心理防卫机制低下的人群易导致机体受外邪袭入,因此,亚健康的防治应强调身心并治。②饮食:即合理膳食,《内经》曰:"饮食有节",不可"以酒为浆,以妄为常"。中医倡导的饮食原则为饮食有节,食宜清淡,不宜偏嗜,不勉强进食,怒后进食,饮食不可过热、过冷,食后不剧烈运动。养成良好的饮食习惯,通过搭配合理的饮食,以保持体内正气。③运动:即注意锻炼身体。强调劳逸适度,避免"久视"、"久立"、"久行"、"久卧"及"久坐"等。可以选择锻炼强度为中度的运动方式,根据时间、场所和锻炼者的身体条件做适当安排,如可选太极拳、气功、步行、跑步、快走、游泳等。必要的运动和休息可以消除疲劳,恢复体力和脑力,远离亚健康。④其他调摄方法:如重视自身健康、适应外界自然环境变化、保持良好睡眠习惯等,这些方法都能很好地从源头上遏止亚健康的发生。

除了上述的养生调摄方法外,中药治疗、食疗、针灸、推拿、药浴等都是防治亚健康状态的行之有效的调治方法。因前文已有详述,这里不再赘述,具体请参照有关章节。

第二节 "二三九四"中西医结合亚健康管理模式的探索与实践

一、亚健康的中西医结合管理

(一)亚健康的临床表现及流行特点

亚健康的临床表现以主观感受为主,如疲劳乏力、睡眠质量差、情绪低落等,可表现为活力、反应能力、适应能力等各方面功能的减退,具有既可向疾病发展,又可向健康逆转的双向性特点。世界卫生组织的一项全球性预测调查显示,亚健康状态人群占据75%。可见,亚健康的现患率是相当高的。这与国内的流行病学调查结果是相吻合的。中国保健科技学会国际传统医药保健研究会对全国16个省、直辖市辖区内各百万人口以上的城市调查发现,平均亚健康率是64%,其中北京、上海、广州分别为75%、73%、73%,经济发达地区的亚健康率明显高于其他地区。亚健康人群如此之多,而且是疾病早期的过渡阶段,倘若能对这一类人群进行有效的健康管理,将对节约社会医疗资源、降低医疗卫生成本、减少疾病风险具有重要的意义。

(二)亚健康危险因素及健康信息收集

亚健康的病因及发病机制至今尚未清楚,研究发现可能与多种危险因素相关。关于亚健康的危险因素前面的章节已经反复提及过,主要包括生物因素(年龄、性别、肥胖等)、环境因素(地理、社会、家庭环境等)、生活方式因素(膳食营养、身体活动、精神压力、吸烟饮酒等)等。在亚健康管理的过程中,建立详尽的个人健康信息档案是实施管理工作的关键步骤,特别是收集亚健康危险因素的相关信息。主要内容应包括个人一般情况(性别、年龄、学历等)、疾病家族史、生活方式(膳食、身体活动、吸烟、饮酒等)、体格检查(身高、体重等)、目前健康状况、药物使用情况、心理社会因素(包括家庭情况、工作环境、文化程度及有无精神创伤史等)以及体检数据(如血脂、血糖、血尿酸等实验室检验以及心电图、胸片结果等)。

（三）亚健康高危人群筛查

2007 年世界中医药学会联合会亚健康专业委员会制定了《亚健康的中医临床研究指导原则（试行）》中提出了亚健康的判断标准：①持续 3 个月以上反复出现的以疲劳为主要表现的不适状态或适应能力显著减退，但能维持正常工作；②无重大器官器质性疾病及精神心理疾病；③尽管具有明确的非重大器官器质性疾病或精神心理疾病诊断，但无需用药维持，且与目前不适状态或适应能力的减退无因果联系。对于亚健康高危易患人群，应重点筛查识别，以便早发现、早诊断、早干预，避免进一步发展进入疾病状态。

根据已经收集所有的健康信息，全面评估人群的亚健康状态。如：①询问个人有无高血压、糖尿病、血脂异常、冠心病、脑卒中或肾脏病的家族史；②目前及既往有无慢性支气管炎、慢性咽喉炎、慢性胃炎、血管疾病、糖尿病、血脂异常、痛风、睡眠呼吸暂停综合征和肾脏疾病等症状及治疗情况；③生活方式：膳食（总能量、脂肪、盐、酒的摄入）、吸烟、身体活动量以及体质指数变化等情况；④询问家庭生活、情感压力、工作环境等情况；⑤血脂、血糖、血液流变学、心电图、胸片、超声波等检查结果。根据以上情况，排除可能的疾病状态，参照诊断标准，再结合个人的自我感觉症状，如乏力、失眠、心悸等症状，进行综合评估。目前亚健康概念逐渐受到人们的重视，亚健康状态也是健康状态向疾病状态转化的重要中间阶段，相对于疾病的风险评估，亚健康的量化评估手段尚且明显不足。因此，为亚健康危险性评估建立量化的数学模型也应是健康管理工作值得关注的方面。

（四）亚健康人群的健康指导与干预

亚健康健康管理的原则是以预防为主，三级干预并重，对其开展评估—干预—再评估—再干预的循环过程，最终达到防治亚健康的目的。从控制危险因素水平、早诊断、早干预和亚健康患者的规范化管理三个环节入手，构筑亚健康防治的全面战线。努力提高人群亚健康的知晓率、干预率和控制率，以防止或延缓疾病的发生和发展。

亚健康已经成为危害人类健康的一个重要的公共卫生问题，应引起全社会的关注与支持。针对面临亚健康的健康人群或者亚健康人群，健康指导与干预的主要措施包括健康教育和健康促进。通过监测和管理，及时发现高危个体，并及时进行相应的具体指导与干预。其具体手段可包括以下几个方面：

1. 健康教育 通过健康教育，改变高危人群的知识、观念、态度和行为，并使他们认识到不良环境和生活方式因素对亚健康的发生可起促进作用这一趋势，而改变膳食、加强身体活动、保持心情舒畅等是预防亚健康的重要措施，以此增加该群体的知识和技能，减少发生亚健康或疾病的危险因素。健康管理师或医务工作者可通过对学校、社团、社区、工作场所人群的筛查发现高危个体，并通过亚健康专题讲座、宣告栏等形式，提高个体对亚健康的预防意识。

2. 膳食平衡 控制膳食总能量，调整能量结构。在控制总能量的情况下，合理安排蛋白质、脂肪、碳水化合物比例，蛋白质占总能量的 15%～20%、脂肪占 20%～25%、碳水化合物占 55%～65%。限制动物性脂肪的摄入，适当增加不饱和脂肪酸比例；注意控制动物蛋白占总蛋白质 20%，适量食用鲜奶、鱼类、禽类、瘦肉等动物性食品，多吃豆类及其制品；多进食富含膳食纤维的食物，如蔬菜、水果和粗粮等。

3. 适量运动 合理的体育运动可降低体重、改善心肺功能、提高机体抵抗力和对外界环境的应激能力，对亚健康的预防有重要的意义。运动的种类可以根据自己的爱好灵活选择,如步行、快走、慢跑、游泳、气功、太极拳等项目均可。运动强度可通过心率来反映,一般认为,运动后最大心率(170～180 次/分钟)减去年龄为适宜的运动强度。如 40 岁的人运动时,心率为 130～140 次/分钟为适宜的运动强度。运动频度一般要求每周 3～5 次,每次持续 30～60 分钟。应注意量力而行,循序渐进。

4. 控制体重 体重控制的目标为 BMI $<$ 24kg/m^2,男性腰围 $<$ 85cm、女性腰围 $<$ 80cm。

5. 戒烟限酒 研究已表明,吸烟、大量饮酒对人体的生命健康会产生不良的影响,应倡议全人群戒烟限酒。如饮酒,建议每日饮酒量应为少量,即葡萄酒小于 100～150ml,或啤酒小于 250～500ml,或白酒小于 25～50ml。女性则减半量。不提倡饮高度烈性酒。

6. 减轻精神压力,保持心理平衡 长期精神压力和心情抑郁是引起亚健康的重要原因之一,可明显增加亚健康的发病率。对有精神压力和心理不平衡的个体,应积极倡导正确对待自己、他人和社会,多参加社会和集体活动,主动融入社会,保持自信。

(五)再评估与调整

根据亚健康程度的不同,确定不同的评估频度。对高危人群及亚健康患者,定期进行较全面的健康检查,以评价在干预后所处的状态,及时反馈,调整干预措施。可通过建立健康管理卡的形式监督管理人群的情况,定期随访评估危险水平,提出调整、改善建议。健康管理卡内容可由以下内容构成:健康教育时间、内容;存在的危险因素与评价;身体新出现的状况;随访建议(如改变干预方法、膳食运动处方等);下次随访时间等。随访与再评估有助于患者对生活危险因素的持续改进,并增强对其的管理效果,这对于任何健康管理来说是不可或缺的一大环节。

二、“二三九四”中西医结合亚健康管理模式

(一)“二三九四”中西医结合亚健康管理模式的构建背景

目前我国对国民健康的管理主要是临床和公共卫生相整合的三级预防,一级预防以易感人群为主,主要措施是不断向社区人群进行健康宣教、疫苗接种等;二级预防主要针对疾病早期,做到早发现、早诊断、早治疗,降低死亡率;三级预防主要针对慢性病患者,采用一切治疗和康复手段,尽量减少伤残和提高生存质量。但这些措施主要针对慢性病患者及易感人群,以西医管理为主,虽有明确的目标,但内容上缺乏中医药的特色和优势;实施上属于大众化的健康教育,缺乏针对性的个体化综合管理;整体上尚未形成成熟的中西医结合综合管理模式。而科学的健康管理模式应包含健康、亚健康及疾病人群的防治,遵循生物—心理—社会医学模式,提供全方位、多角度的健康服务。

近年来,亚健康已经成为我国医学研究的热点领域之一,其研究涉及亚健康的理论基础、评价体系、病因学、中医证型、中医体质及干预方案等领域。亚健康的研究成果,特别是在基础理论和评价体系领域的成果,为进一步发展亚健康临床应用奠定了基础。国际上“预防为主”的健康管理理念与亚健康管理的研究思路异曲同工。罗仁教授基于大样本的亚健康流行病学调查及实践,结合中医理论,创制了“二三九四”中西医结合亚健康管理模式,其不仅针对心理健康,对生理健康也提供主动的、全面的、个性化的专业指导与咨询。

(二)“二三九四”中西医结合亚健康管理模式的构建内容

“二三九四”是两种体检、三种状态、九种体质、四种干预方法的简称。其中“二”是指西医和中医两种体检,主要包括以下几个方面:①西医常规体检:包含血常规、肝肾功能、血

脂、尿常规、粪便常规等实验室检查及 X 片、B 超、心电图等检查；②亚健康状态辨识；③中医体质辨识；④中医证候检测；⑤健康促进生活方式水平辨识。"三"是指健康、亚健康、疾病三种状态的评估和干预。"九"是指一种平和体质和八种偏颇体质的评估和调理。"四"是指运动、饮食、心理、中医药保健治疗四个方面的干预。

1. 两种体检辨别三种状态和九种体质　首先，进行西医常规体检。确定是否存在符合现代医学有关临床诊断标准的疾病，有则判断为疾病状态。其次，进行亚健康状态辨识。如果存在目前医学上不能解释的症状表现，且持续三个月以上，或原有疾病相关检查指标改变与现有的临床表现无明显内在联系，则可判断为亚健康状态，通过《亚健康状态评定量表》（sub-health measurement scale，SHMS）调查进一步判断亚健康的症状特点、严重程度及类别（躯体、心理、社会亚健康）。第三，进行中医体质辨识。目前学术界公认的中医体质分类方法是九分法，即平和质、气虚质、阳虚质、阴虚质、痰湿质、湿热质、血瘀质、气郁质、特禀质，主要通过国家中医药管理局颁布的《中医体质分类与判定》调查量表及其判定标准进行辨识。另外，还要进行中医证候检测，辨别脏腑气血虚实，有利于更好地给予个性化的健康调理方案，这主要通过中医的望、闻、问、切或中医证候调查问卷进行综合分析。最后，进行健康促进生活方式水平辨识。通过国内外常用的健康促进生活方式量表 -Ⅱ（health promoting lifestyle profile，HPLP-Ⅱ），从自我实现、健康职责、体育运动、营养、人际关系和压力管理 6 个方面测试受检者对自己健康的关注程度、生活方式的健康程度以及存在的危险因素。

2. 四种方法对三种状态和九种体质进行综合管理

（1）四种健康干预方法的内容：依据中医证候、体质及健康促进生活方式而提出的个体化的运动、饮食、心理、中医药保健治疗四个方面的健康干预方法，符合生物—心理—社会医学模式，为亚健康人群的管理提供了全方位、多角度的健康服务。①运动：养成每天运动的习惯，选择有兴趣的运动项目，同时要根据青年、壮年、老年、疾病等不同人群开出不同运动处方。②饮食：合理调节饮食，要求早餐好，中餐饱，晚餐少，早晚一杯水，再根据体质的不同及个体状况开出适宜的饮食处方。③心理：保持自我心理平衡，适时地释放压力，培养正确、理性地对待生活、工作、自身健康及人际关系的态度，争取做到良好的个性、良好的处事能力和良好的人际关系。④中医药保健治疗：以中医辨证论治为基本理论，详细收集四诊资料，使用药茶、药膳、中药汤剂、针灸、推拿、按摩、理疗等干预方法，对受检者进行全面的中医药保健治疗。

（2）三种状态及九种体质的综合管理：亚健康状态可以向健康状态或疾病状态转化，亚健康的管理离不开对此三种状态的综合管理，且无论是健康、亚健康还是疾病状态，都存在九种中医体质，每一种健康状态、体质的管理都离不开四种干预方法，"三"、"九"、"四"三者密不可分。因此，健康、亚健康、疾病三级管理方案可为亚健康的综合管理提供指导，其方案具体如下：

一级管理：健康状态的管理。健康状态是无不适感觉的状态，但可能存在体质的偏颇和不良的生活方式，这一阶段可根据受检者《中医体质分类与判定》和 HPLP-Ⅱ的调查结果，从四种干预方法对其进行偏颇体质和健康促进生活方式的干预，抑制健康状态向亚健康状态的转化。

二级管理：亚健康状态的管理。亚健康状况处于健康和疾病中间，或不适状态与所确诊的疾病无明显内在联。这一阶段可根据 SHMS 判断出受检者亚健康的严重程度及其类型,以中医辨证论治为基本理论,体质调理为特色,结合四种干预方式对不同种类的亚健康进行有目的的干预。

三级管理:疾病状态的管理。当亚健康状态转化成为疾病状态时需对疾病进行管理。对于慢性病患者,除了依据现阶段公布的高血压、糖尿病、高血脂等具体慢性病的管理规范,还要结合中医证候、九种体质、健康促进生活方式和四种健康干预方法,主动给予慢性病患者以个性化的综合管理方案。如对于正常高值血压,食疗、导引、养生功法等可使平均血压下降;对高血压患者,食疗、导引及养生功法有助于血压的控制,配合中药内服,能使部分患者血压恢复正常。

以上三级管理方案全面涉及健康、亚健康、疾病人群,从预防做起,以健康帮扶、体质调理为特色,对中西医结合亚健康管理模式有一定的参考价值。

(三)"二三九四"中西医结合亚健康管理模式的初步实践

"二三九四"中西医结合亚健康管理模式的实现需要一定的平台和技术支持,罗仁、赵晓山等人在初步探索此模式时借助社会和企事业单位的支持,采取了一些实践措施,产生了一定的社会影响。

1. 进行亚健康管理的健康宣教 健康宣教有利于提高群众的健康保健意识,是实施亚健康管理的重要方式之一。罗仁等人对不同单位、社区人群进行了亚健康管理的健康宣教(包括运动、饮食、心理指导、健康生活方式促进),开展讲座累计200多场,参加人数达5万余人,包括腾讯大粤网、韶关大讲堂等视频讲解,起到了一定的社会影响,普及了健康调理、亚健康及慢性疾病危险因素防控的知识,提高了居民对自身健康的关注度及对亚健康与慢性病的防控观念。

2. 建立个人与单位健康档案 对参加调查人群进行亚健康、中医体质与健康促进生活方式调查,并利用软件进行数据录入和保存,结合各单位提供的体检报告,给每一位参与者建立一份健康档案,同时为合作单位建立一份整体健康状态档案,以及整体健康状况分析报告。

3. 提供亚健康管理的建议及方案 由于"二三九四"亚健康管理模式的进行和健康档案的建立产生大量的数据,需要技术软件支撑,可以依据录入数据快捷方便地产生一对一的亚健康管理方案,大大减少人力、物力。罗仁等成功研制中医体质与亚健康管理软件,依据已获取的有关体质类别、生活方式的健康程度等有效资料,将其录入软件可以自动生成的亚健康管理的方案,从心理、运动、饮食、中医药保健等各方面,给参与者以一对一的亚健康管理建议和方案。

4. 出版相关辅助读物及建立网站调查 为更好地普及亚健康管理的知识,加强"二三九四"中西医结合亚健康管理模式的推广应用,罗仁等人撰写并出版了专著《亚健康评估与干预》、《我的健康我做主》、《养生格言》等书籍,编撰了《不治已病治未病——干预亚健康》、《体质养生》及《员工健康管理指导》等宣传手册,在社区、企事业单位、中高等院校进行发放,加强了亚健康或慢性病管理的科普宣传。另外,亦开通了亚健康与体质在线调查健康管理网站,参与者可以在网站上填写完《中医体质亚健康调查量表》之后立即得到符合自身状况的健康调理建议和方案,使参与者更方便快捷地关注自身健康状况,提高"二三九四"中西医结合亚健康管理的意识。

5. 与社区卫生服务中心或企事业单位的初步合作 罗仁、赵晓山等认为,第一,"二三九四"

亚健康管理模式的实施，需要一定的实施平台做依托；第二，有关社区卫生服务中心和企事业单位已经对社区居民和员工进行了体检等部分健康资料储存，在这些资料的基础上完善中医体质、生活方式、心理特点等内容的补充，并进一步主动进行个性化健康方案的制作，发放到居民和员工的手中，大大减轻了人力、财力的浪费；第三，可以帮助社区和企事业单位建设健康文化，逐渐形成健康帮扶、健康促进、体质调理的亚健康管理氛围，树立健康文化品牌，促进全民健康。他们分别与广东两个政府机构进行合作，并选取另外两个政府机构做对照。干预组（A、B 两单位）运用"二三九四"慢性病管理模式，进行中医体质、亚健康及健康促进生活方式调查，并用电子邮件或邮寄的方式给予一对一的健康管理方案，对照组（C、D 两单位）不予干预。结果显示，对照组实验前后比较，公务员亚健康的现患率比较无显著性差异（$Z=-0.139$，$P=0.889$）。而实验组干预前后比较，公务员亚健康状态的现患率有显著性差异（$Z=-5.796$，$P=0.000$）。经过干预后公务员亚健康的现患率下降了16.09%，而健康人群上升了 11.72%。他们的初步实践结论得出，"二三九四"中西医结合亚健康管理模式是切实可行的亚健康管理模式。

参 与 文 献

[1] 韦莉萍. 健康管理师 [M]. 广州：广东高等教育出版社，2013.

[2] Hader, Richard. The changing face of chronic illness management in primary care: a qualitative study of underlying influences and unintended outcomes[J]. Nursing Management, 2012, 43(1): 6.

[3] 黄建始. 美国的健康管理源自无法遏制的医疗费用增长 [J]. 中华医学杂志，2006, 86(15): 1011-1113.

[4] McCarver P. Success of a diabetes health management program in employer based health care centers[J]. AAOHN J, 2011, 59(12): 513-518.

[5] Kant Patel, Mark Rushefsky. Health care politics and policy in America[M]. Armonk, N.Y.: M.E. Sharpe, 2006.

[6] 黄建始. 美国的全民健康管理 [J]. 中国医疗前沿，2007(2): 16.

[7] 孙爱萍. 健康管理实用技术 [M]. 北京：中国医药科技出版社，2009.

[8] 宋艳丽，解颖. 健康管理的研究进展 [J]. 护理研究，2009, 23(4): 1042-1043.

[9] 郝楠，郭明华. 健康管理发展现状及研究进展 [J]. 解放军医院管理杂志，2013, 20(6): 562-564.

[10] Manthorpe J, Clough R, Cornes M, et al. Four years on: the impact of the National Service Framework for Older People on the experiences, expections and views of older people[J]. Age Ageing, 2007, 36(5): 501-507.

[11] Nakano M, Nojiri M, Sato Y, et al. Development of a health administration system for inhabitants in local community without abnormal findings by health examination[J]. Medinfo, 1995, 8(1): 484.

[12] 王烨. 健康管理与健康产业现状与发展趋势 [J]. 河北医学，2012, 18(1): 134-137.

[13] Goetzel R Z, Ozminkoswski R J. What is the ROI: A systematic review of return on investment(ROI) studies of corporate health and productivity management initiatives[J]. AWHP's Worksite Health. 1999: 12-21.

[14] 肖献忠. 病理生理学 [M]. 第 2 版. 北京：高等教育出版社，2008: 5.

[15] 张宗卫. 三级预防概念图解 [J]. 中国慢性病预防与控制，1996(5): 222.

[16] 陈晶，于征淼，赵晓山，等. 我国亚健康研究的现状与分析 [J]. 中国组织工程研究与临床康复，2007, 11(47): 9566-9569.

[17] 陈晶，于征淼，赵晓山，等. 亚健康量表的研制思路 [J]. 医学与哲学：人文社会医学版，2009, 30(1): 29-31.

[18] Bi J, Huang Y, Xiao Y, et al. Association of lifestyle factors and suboptimal health status: a cross-sectional study of Chinese students. BMJ Open 2014; 4: e005156.

[19] 赖名慧, 严美花, 余克强, 等. 亚健康状态一、二级干预方案的临床随机对照研究 [J]. 广东医学, 2012, 33(1): 34-36.

[20] 程静茹, 罗仁, 等. 论"二三九四"中西医结合慢性病管理模式 [J]. 医学与哲学, 2014, 35(5A): 40-42.

[21] 冯丽仪, 许军, 罗仁, 等. 亚健康评价指标体系的研究与建立 [J]. 中国全科医学, 2011, 14(1): 37-40.

[22] Pender NJ, Walker SN, Sechrist KR, et al. Predicting health-promoting lifestyles in the workplace[J]. Nurs Res, 1990, 39(6): 326-332.